U0386500

肿瘤患者心脏管理决策
肿瘤心脏病临床手册

Cardiac Management of Oncology Patients
Clinical Handbook for Cardio-Oncology

原　著　Gonzalo Báron-Esquivias　Riccardo Asteggiano

主　译　朱天刚

副主译　王　殊　杨申淼　惠周光

译　者（以姓氏笔画为序）

丁　茜（北京大学人民医院）　　　　　　杨　阳（北京大学人民医院）

于　超（北京大学人民医院）　　　　　　杨申淼（北京大学人民医院）

王　殊（北京大学人民医院）　　　　　　沈光前（北京大学人民医院）

王之龙（北京大学人民医院）　　　　　　宋　婧（北京大学人民医院）

王健仰（中国医学科学院肿瘤医院）　　　张　锋（北京大学人民医院）

朱天刚（北京大学人民医院）　　　　　　张椿英（北京大学人民医院）

伍满燕（北京大学人民医院）　　　　　　崔淯夏（北京大学人民医院）

刘思尧（北京大学人民医院）　　　　　　惠周光（中国医学科学院肿瘤医院）

孙　鑫（中国医学科学院肿瘤医院）　　　靳文英（北京大学人民医院）

杜　炜（北京大学人民医院）

人民卫生出版社

图书在版编目（CIP）数据

肿瘤患者心脏管理决策 /（西）冈萨活·巴龙–埃斯基维亚斯原著；朱天刚主译. —北京：人民卫生出版社，2019
ISBN 978-7-117-28054-9

Ⅰ. ①肿⋯ Ⅱ. ①冈⋯②朱⋯ Ⅲ. ①抗癌药－毒性－影响－心脏－防治 Ⅳ. ①R979.1

中国版本图书馆 CIP 数据核字（2019）第 024234 号

人卫智网	www.ipmph.com	医学教育、学术、考试、健康，购书智慧智能综合服务平台
人卫官网	www.pmph.com	人卫官方资讯发布平台

肿瘤患者心脏管理决策

主　　译：朱天刚
出版发行：人民卫生出版社（中继线 010-59780011）
地　　址：北京市朝阳区潘家园南里 19 号
邮　　编：100021
E - mail：pmph @ pmph.com
购书热线：010-59787592　010-59787584　010-65264830
印　　刷：北京盛通印刷股份有限公司
经　　销：新华书店
开　　本：710×1000　1/16　　印张：14
字　　数：267 千字
版　　次：2019 年 2 月第 1 版　2019 年 2 月第 1 版第 1 次印刷
标准书号：ISBN 978-7-117-28054-9
定　　价：99.00 元

打击盗版举报电话：**010-59787491**　E-mail：**WQ @ pmph.com**
（凡属印装质量问题请与本社市场营销中心联系退换）

主译简介

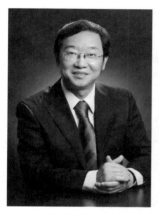

朱天刚
主任医师，
心血管内科博士后，
硕士生导师

北京大学人民医院超声心动图室主任，长期从事心血管疾病的临床、科研和教学工作，擅长先天性心脏病、心肌病、风心病和冠心病的诊断和治疗。现兼任美国超声心动图学会终身荣誉会员、亚太心脏协会委员、亚太心脏协会心衰学组成员、亚太超声心动图协会执行理事、中国医疗保健国际交流促进会超声医学分会副主任委员、中国医疗保健国际交流促进会健康大数据和数字化医疗学分会副主任委员、中国医师协会心血管内科医师分会委员、中华医学会心血管病分会影像学组成员、中国超声医学工程学会超声心动图分会常委、北京超声医学学会副理事长和国家自然科学研究基金初审评委。并担任 *Case of American Society Echocardiography*、*Chinese Medicine Journal*、《中华全科医师杂志》、《临床心血管病杂志》、《中国循环杂志》、《中华心血管病杂志》等杂志编委或特邀审稿人。主编《心血管专科医师超声心动图规范化培训教材》等专著 3 部，参与《冠心病》等十余部心血管专著的编写，曾参与国家"973"子项目及国家"十一五"攻关科子课题，国家自然科学研究基金和国家体育总局科研基金负责人。在研国家自然基金面上项目和国家自然基金重点项目各一项。现已在 *European Heart Journal*、*Heart Rhythm*、*Circulation* 和《中华心血管病杂志》等国内外杂志发表论文 120 余篇。多次受邀在美国超声心动图年会及欧洲心血管影像学会和亚太超声心动图协会等学会年会大会发言和担任主持。

原著编者

Riccardo Asteggiano, MD, FESC Out-of-Hospital Cardiology Service, Azienda Sanitaria Locale Torino 3, Regione Piemonte, Turin, Italy

Gonzalo Baron Esquivias, MD, PhD, FESC Cardiology Department, Hospital Universitario Virgen del Rocio, Universidad de Sevilla, Sevilla, Spain

Alessandro Bonzano, MD Cardiology Unit, Service Department, IRCCS Candiolo, Turin, Italy

Xavier Garcia-Moll, MD, FESC Cardiology Department, Hospital de la Santa Creu i Sant Pau, University Hospital, Barcelona, Spain

Iris Parrini, MD Cardiology Department, Mauriziano Hospital, Turin, Italy

Christopher Tillmanns, MD Division of Cardiology, Diagnostikum Berlin, Berlin, Germany

序　言

　　进入 21 世纪以来，肿瘤已成为严重影响我国人民健康的第二位杀手，其危害仅次于包括脑卒中和冠心病在内的动脉粥样硬化性心血管疾病。近十年来，随着肿瘤诊断和治疗水平的不断提高，尤其是精准医学和靶向治疗的进步，肿瘤患者的生存期逐渐延长，越来越多的肿瘤患者处于"带瘤生存"的状态。然而，流行病学研究显示，许多肿瘤幸存者最终并非死于肿瘤本身，而是死于心血管疾病。造成这种现象的原因，一方面是由于肿瘤治疗包括化疗和放疗本身伴随着潜在的心血管毒性，另一方面是由于人类寿命的延长，高龄人群在罹患心血管疾病的基础上合并肿瘤。与此同时，基础和临床研究的进步极大地推动了肿瘤和心血管两大学科的迅猛发展，使得其中任一学科的医师很难掌握对方学科的进展，这对于同时罹患心血管疾病和肿瘤患者的早期诊断和正确治疗造成了极大的困难，而这些患者数量的与日俱增已形成了肿瘤科和心内科医师所面临的重大挑战。

　　为了应对这一新的挑战，肿瘤心脏病学（oncocardiology）这一新兴学科应运而生。2000 年国际上首个"肿瘤心脏病学病房"（onco-cardiology unit）在德克萨斯大学安德森癌症中心建立，2009 年国际心脏肿瘤学会（International Cardioncology Society，ICOS）在欧洲癌症中心成立。2014 年，欧洲启动了全球首个针对肿瘤心脏病患者的临床注册研究。2016 年，欧洲心脏病学学会（ESC）发表了"ESC癌症治疗与心血管毒性立场性文件"。2016 年 6 月 23 日，我国首个由肿瘤和心血管病专家共同组织的肿瘤心脏病研讨会在大连召开；2016 年 8 月，大连医科大学第一临床学院设立了我国首个肿瘤心脏病专科门诊；2016 年 9 月，在中华心血管病学会年会期间，我和大连医科大学第一临床学院夏云龙教授共同发布了肿瘤心脏病学大连倡议书；2016 年 11 月，我国首届肿瘤心脏病学学术盛会在大连召开；2017 年《中华心血管病杂志》第三期发表了由夏云龙教授和我共同撰写的题为"萌芽中的肿瘤心脏病学：机遇与挑战"的专题评论；2017 年 6 月，成立了中国医师协会肿瘤心脏病学专业委员会。这些学术活动，点燃了我国肿瘤心脏病学的星星之火。目前，肿瘤心脏病学的学科内涵主要包括以下 4 个方面：①抗肿瘤治疗引起的心血管毒性；②肿瘤合并心血管疾病；③肿瘤和心血管疾病的共同危险因素及其干预；④心脏占位病变（良性与恶性）。积极开展肿瘤心脏病学的基础和临床研究，已成为我国心血管病工作者面临的重要任务。

　　由北京大学人民医院心脏中心朱天刚教授组织翻译的《肿瘤患者心脏管理决策》是一部非常重要和及时的学术专著，这部著作由西班牙心血管病专家 Gonzalo Báron-Esquivias 和意大利心血管病专家 Riccardo Asteggiano 组织编写，该书主要针对肿瘤心脏病学的第一部分内容，即抗肿瘤治疗引起的心血管毒性，介绍了全球在此领域中的研究进展和临床经验。全书分为 7 章，包括：绪论；化疗药物的病理生理学及心脏毒性作用；放疗对心脏的作用；心脏影像学技术在肿瘤心脏病学中的应用；肿瘤患者化疗前中后期的评估以及癌症治疗相关心脏毒性并发症的临床问题。尤其值得称赞的是，作者在第 7 章将化疗药物与可能的心血管并发症及其发生率和量效关系、不同肿瘤化疗的方案与可能的心血管并发症，以表格的形式呈现给读者，方便临床医师快速查阅，体现出本书的高度实用性。本书内容新颖、层次分明、数据可靠、图表生动，译者的语言准确、文笔流畅，体现了作为译著的"信、达、雅"的高水准。本书的翻译和出版，不仅将使肿瘤科和心内科的广大医师获益良多，有助于改善肿瘤患者的心血管病预后，同时对于我国肿瘤心脏病学的快速发展，必将起到重要的推动作用。有感于此，欣为作序。

张　运

中国工程院院士

2018 年 10 月 28 日

目 录

第1章
绪　　论

Riccardo Asteggiano and Gonalo Báron-Esquivias

　　摘要　对于非肿瘤诊治中心的心血管临床医师和内科医师来讲，面对肿瘤患者必须知道的几件事情包括：①化疗药物或放疗的可能毒性；②发生心血管毒性的易患因素：包括危险因素或已存在的心血管疾病；③心血管毒性治疗中的防治措施。

　　专家之间的协作可降低心脏毒性起始治疗的延误或心脏损害的风险。

　　化疗时代始于第二次世界大战，人们偶然发现氮芥有骨髓抑制的作用。1950 年至 1960 年期间开始了临床试验观察常见化疗药物的疗效。

　　在尝试了单药治疗之后开始了不同药物的联合治疗方案，同时也得益于细胞生物学知识的飞速进展和使用酪氨酸激酶抑制剂及单克隆抗体的靶向治疗的飞速进展。

　　关键词　心脏病学　肿瘤病学　化疗　放疗　毒性　预防　化疗历史　肿瘤流行病学　肿瘤发生率　肿瘤死亡率

1.1　本书的针对人群

　　本书特别献给那些不在肿瘤诊治中心工作的心血管临床医师和内科医师，他们在临床工作中总会遇到化疗或放疗后的肿瘤患者。

　　本书并非针对那些肿瘤心脏病学领域的专业人士，在研究机构或专门的肿瘤心脏病部门工作的人士，这些人士会经常对这两个领域进行综合诊治。

　　本书特别针对那些没有在肿瘤心脏病学专业团队的医院或医院外诊所工作的心血管临床医师。肿瘤心脏病学专业团队可以在内科、血液科、手术科室等各个部门应邀进行临床会诊，也可以针对全科医师或其他专家推荐过来的门诊患者的特殊问题进行心脏评估，评估的范围包括肿瘤患者对化疗或放射治疗的耐受性、抗肿瘤治疗所可能产生的心脏毒性以及患者症状是否与治疗相关。

　　那些对肿瘤患者治疗过程中可能出现的心脏毒性感兴趣的肿瘤学医师同样可以从本书中获益。

1.2　编写肿瘤心脏病学书籍的意义

化疗药物（主要为蒽环类药物或其他不同药物）以及放射治疗均可能导致心血管永久性或可逆性的损伤。面对肿瘤患者，每一位医师都必须知道：①化疗药物或放疗的可能毒性；②导致心血管毒性的易患因素，包括危险因素或已存在的心血管疾病；③心脏毒性治疗过程中的防治措施。

近几年，肿瘤治疗取得了巨大的进展，极大地改善了恶性肿瘤患者的预后。

在美国，肿瘤患者的 5 年生存率从 1975 年至 1977 年的 50% 增长到 1999 年至 2005 年的 68%[1~3]。

在欧洲也观察到类似的趋势[4]。

蒽环类及其同类药米妥蒽醌是化疗药物中的里程碑式药物，这类药物具有直接的细胞毒性，是最强效的抗肿瘤药物之一。但是其心脏毒性也广为人知，并已被研究了超过 35 年[5]。

至今已有多种化疗药物均显示有不同形式的心血管毒性。

乳腺癌或胸部肿瘤的放射治疗所导致的心脏损害也为人熟知，心脏的所有结构均可被累及。

同时，抗肿瘤治疗中的一个关键性突破是诸如 VEGF 抑制剂或 HERB2 抑制剂等信号通路分子抑制剂的引入。这些药物可单独使用或与其他直接细胞毒性的药物联合应用。

这些信号通路的分子抑制剂亦可以作用于心血管信号通路，因此可对心肌细胞的功能或结构产生影响，从而导致心脏毒性。尤其是当这些药物与直接细胞毒性药物合用，在急性肿瘤病理应激状态下时，这种心脏毒性更显著。

这种心脏毒性的临床表现可以是永久性的或可逆的，伴有整体心功能受损和一些主要不良反应，致病率、死亡率增加及生活质量下降。

并且某些抗肿瘤治疗：如蒽环类药物和放疗，除了急性严重不良反应外，还有长期的累积效应可持续数年，在长期的无临床表现期后可出现心脏不良反应。

抗肿瘤治疗的急性和慢性心脏毒性反应也可以相互作用。

对于已有实体肿瘤转移的患者来讲，因预期寿命较短而只能采取一些保守性的抗肿瘤药物治疗，此时应避免任何可进一步恶化患者生活质量的心脏并发症或相关症状的出现。显而易见，此时无需考虑长期的慢性心脏毒性。

另一方面，对于一个很有可能通过抗肿瘤治疗可以治愈的患者，可以接受暂时的可完全逆转的心脏毒性所致的症状。

最重要的原则是不能将一个可治愈的肿瘤患者变为未来的心力衰竭患者。

　　这些基本概念对于肿瘤心脏病学家来讲是熟知的，但是对整个心脏病学领域或普通肿瘤学医师来讲可能并不普及。

　　然而将来我们可能面对的肿瘤患者急速增长，可能有多种临床表现，医院或门诊部工作的心脏医师应该具备正确的相关知识和技能来处理这些状况。

　　面对一个肿瘤患者，每一名肿瘤学医师和每一名心脏医师在诊治过程中都需要考虑：

　　（1）警惕蒽环类药物、其他化疗药物和新型靶向治疗药物的心脏毒性，制定合理的治疗方案，减少心脏毒性的同时又确保不影响抗肿瘤治疗的疗效。

　　（2）使用潜在心脏毒性药物时，将对潜在的心血管反应的监测纳入常规治疗流程中，必须进行仔细的临床评估，尤其需关注运动耐量的轻微下降和静息心动过速等症状和体征的出现。

　　（3）预防所有可能的心血管不良反应：使用有明显心脏毒性药物的化疗前应进行认真的心血管系统评估，关注患者的诸如冠脉疾病和高血压等合并症，治疗前和治疗中均应控制理想。

　　并且，每位从事肿瘤心脏病学的医师均应牢记：临床试验中治疗群体的异质性可导致临床表现的不确定性；生存率、治疗和监测策略尚缺乏长期的前瞻性研究数据；老年患者的临床数据尚不足。因此，至今有关肿瘤心脏病学的临床指南在以下方面的建议仍不明确：①心血管风险的评估和预防；②抗肿瘤治疗期间心脏功能的监测和随访（综合考虑检测手段的结果分析、可行性和花费）；③已存在的心脏疾患的治疗以允许最有效的抗肿瘤治疗的实施；④化放疗导致心脏毒性的治疗。

1.3 "滑动门"概念

　　如果肿瘤科医师和心脏科医师没有在一起合作诊治，一个肿瘤合并心血管疾病的患者可能要经历不同的诊断和治疗流程，导致出现本可以避免的治疗延误或严重心脏损害的风险。

　　心脏科医师和肿瘤科医师在肿瘤心脏病专病部门以外协同合作或医院外诊所日常合作的必要性可以用"滑动门"理论很好地进行阐述（图1.1）[6]。

　　这一理论的概念是说合并有心脏疾患的肿瘤患者如果只接触其中一个专科，而没有经过两个部门专家的联合诊治的话，该患者的治疗和预后可能差异会相当大。

　　如果患者只频繁接触心脏学专家，很有可能他进行了有效的心脏疾病的治疗却极大地延误了肿瘤的诊断或者因考虑到抗肿瘤治疗所导致的心脏毒性会减弱心脏病的治疗效果从而使抗肿瘤治疗不完善。抗肿瘤治疗可能不能正确或彻底地施行，降低了肿瘤完全治愈的可能性。

另一方面，如果患者只是遵从肿瘤科医师的意见，则心脏疾患问题可能会被忽略。他可能因接受心脏毒性药物和（或）放射治疗而导致心脏疾患进展并出现不良临床后果。抗肿瘤治疗可能会使肿瘤消退但患者却发生心肌损伤导致将来心力衰竭的进展。

但如果患者是在心脏科医师和肿瘤科医师的协同合作的基础上接受治疗，他可接受同时针对两种病理状态的更好的治疗方案，既降低了心脏毒性又改善了肿瘤的预后。

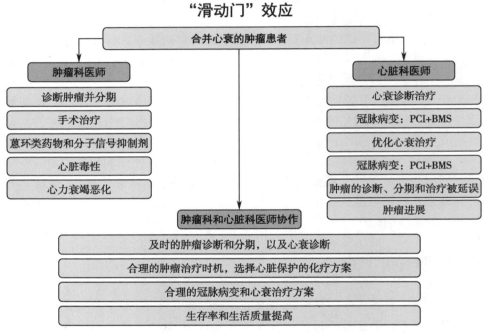

图 1.1 "滑动门"效应概念：合并心血管疾病的肿瘤患者可能会经历不同的治疗途径，如果没有肿瘤科和心脏科医师的协同诊治，可能会导致抗肿瘤治疗的延误和心脏毒性增加

1.4 化疗的简史数据

第二次世界大战后氮芥被发现有骨髓抑制的作用，从此开启了化疗时代。在 1950 年至 1960 年期间开始了临床试验观察一些常见化疗药物的疗效，包括氮芥衍生的烷化剂、叶酸拮抗剂、长春花碱、铂类衍生物、蒽环类和紫杉烷类药物。若肿瘤是激素依赖性的，如生殖系统疾病，激素衍生物和激素抑制剂被证

实可有效抑制肿瘤生长。在尝试单药治疗后人们又开始尝试不同种类药物的联合治疗。化疗史上一个关键性突破得益于细胞生物学知识的进展以及细胞生长和功能的内在调控机制的认识，在20世纪80年代开始利用酪氨酸激酶抑制剂及单克隆抗体进行靶向治疗。

1.4.1　起始阶段

"化学治疗"一词最初是由德国细菌学家Paul Ehrlich（1854—1915）在1900年前首次命名的。

他合成并检验了治疗梅毒的上百种有机砷剂复合物，发现了第一个合成的化学药物砷凡纳明（Salvarsan）可用于治疗人类寄生虫病。

第一个用于癌症治疗的化学药物可能是一个偶然发现。

硫芥子气，通常称为芥子气（1, 5-二氯-3-硫醚戊烷），最初并不是作为化疗药物，而是一类具有细胞毒性的糜烂毒气的化学武器，可在皮肤暴露部位形成大水疱。

芥子气在第一次世界大战和第二次世界大战期间作为化学武器使用，至今在一些国家仍然是化学武器装备的一部分。

第一次世界大战期间，德国军队在1917年7月首次使用芥子气来对抗伊普尔（Ypres）附近的英军（因此芥子气又被称为Yprite）。

芥子气的致死率只有1%。

据说在第二次世界大战的一场军事战役中，意大利Bari港的一次爆炸使一队海军暴露于芥子气中。数周后这些海军发生了骨髓抑制和淋巴发育不良，这一发现使得研究者有了利用芥子气类似物来治疗淋巴瘤的想法。这一观察之后开始使用烷化剂，如氮芥和白消安来治疗肿瘤[7]。

1.4.2　氮芥衍生物

两位著名的药剂学家Louis S. Goodman和Alfred Gilman开始研究这些化学药剂的潜在治疗效果。在尸检观察中发现，接触芥子气的人存在明显的淋巴和髓系抑制。

这种药剂被假定其既然可以作用于快速生长的白细胞，也很有可能对肿瘤细胞和淋巴瘤有类似的作用。

科学家在一个小鼠动物模型中证实了氮芥治疗淋巴瘤的可能性。接着他们对一个非霍奇金淋巴瘤的患者使用了氮芥治疗并观察到该患者的肿瘤出现了同步的消退。虽然这一效果仅持续了一段时间，但这是人类首次证实了化学药物可以治疗肿瘤。

烷化剂是第一批进入临床用于治疗肿瘤的药物，并且至今仍用于一些白血病和实体瘤的治疗。

不久后,药剂学家和化学家开始研究寻求更多的可以治疗肿瘤的药物。

1.4.3　叶酸拮抗剂

叶酸是微生物生长过程的关键物质,可由其前体物质产生。磺胺类药物是抑制叶酸合成途径的抗生素,其化学分子结构与叶酸前体物质类似,阻止叶酸的生成。缺乏叶酸细菌不能进行复制。

同时,叶酸参与人体细胞中 DNA 的合成过程,这一过程中与叶酸相关异常可妨碍细胞分裂,细胞生长可能会被延缓或停止。

基于这一理论,人们开始研究人体细胞核酸形成的化学途径以及干预这一途径的可能性。

第二次世界大战后的最初几年,叶酸被用于研究在白血病患者中的疗效。

这些经验促使了第一个叶酸类似物氨基蝶呤和甲氨蝶呤的应用。这些化合物拮抗叶酸,抑制叶酸依赖性酶的功能。

这些药物首次诱导了儿童急性淋巴细胞白血病的缓解,尽管缓解期短暂,但证实了抗叶酸制剂可以抑制肿瘤细胞的增殖。

1.4.4　长春花生物碱

20 世纪 50 年代,一个用了几百年的民间偏方——马达加斯加的长春花被发现是具有多种生物学活性的生物碱。白血病小鼠使用长春花处理后显示骨髓抑制,生存期延长。长春花碱的作用机制是通过抑制细胞分裂所必需的微管聚合过程。

1.4.5　顺铂

20 世纪 60 年代,人们观察到铂电极水解后可产生顺铂,后者可与 DNA 碱基对形成不可逆的交联从而抑制大肠杆菌的繁殖。该药经检测后被证实可以抑制大鼠植入性肉瘤的生长。

1.4.6　蒽环类药物

蒽环类药物是迄今最有效的抗肿瘤药物,相较其他种类化疗药物,蒽环类药物对大多数肿瘤都有疗效。柔红霉素是第一个被发现的蒽环类药物。它由一种放线菌,波塞链霉菌天然产生。不久开发出了多柔比星(阿霉素)。

蒽环类药物的一个主要不良反应是 1967 年发现的心脏毒性[8],这也极大限制了此类药物的临床应用。

这是化疗药物导致心脏毒性的首证。

1.4.7　紫杉烷

同样在 20 世纪 60 年代，人们发现了从太平洋紫衫树皮里提取出的紫杉醇可以抑制肿瘤生长。紫杉醇是几世纪以来用于治疗不同疾病的上百种自然草药之一。

紫杉烷类是红豆杉属植物（紫衫）产生的二萜。最初这类药物由自然物质提取出来，随后的几年一些被人工合成。

紫杉烷被用来合成多种化疗药物。紫杉烷类药物的主要作用机制是稳定 GDP 结合微管蛋白，从而导致对细胞分裂起关键作用的微管功能障碍。与紫杉烷不同，长春花碱破坏有丝分裂纺锤体的形成；尽管它们的作用机制略有不同，紫杉烷类和长春花碱也因此根据它们的作用机制而被命名为纺锤体毒性药物或有丝分裂毒性药物。紫杉烷类也有放射性增敏的作用。

1.4.8　激素

19 世纪末 20 世纪初，致力于研究激素对人体作用的科学家们同时也发现激素和某些肿瘤存在着某种联系。20 世纪 30 年代，科学家在狗的动物实验中首次证实切除卵巢可以改善乳腺癌的预后，而通过阉割或雌激素治疗可以改善前列腺癌的预后。

通过使用外源性特定激素，特别是类固醇类激素，或者通过一些可以抑制激素活性或激素产生的药物来改变人体内分泌系统是激素治疗癌症的理论基础。在一些对激素敏感的肿瘤组织，如乳腺、前列腺、子宫内膜和肾上腺皮质中，某些激素水平或活性的改变可有效改变某些肿瘤细胞内基因的表达，从而终止肿瘤细胞的生长甚至导致细胞死亡。

1.4.9　现阶段

自从化学药物开始治疗肿瘤以来，许多其他抗肿瘤的药物陆续被开发出来。

从 1955 年至 1967 年期间，超过 114 000 种合成药物和天然提取物被用来检测是否能成为更有效抗肿瘤和耐受性更好的化疗药物。

然而在早期研究者的发现之后，化学药物治疗的基本原则和主要局限性至今未变。

1.4.10　联合治疗

考虑到单药治疗的局限性，在 1965 年联合化疗药物治疗的概念被提出。不同作用机制的药物联合使用的化疗方案开始施行，而这一策略至今仍运用于结核的抗生素治疗中。肿瘤细胞可能会对一种药物有抗药性，同时联合使用不同的药物可以降低抗药性的可能性。

联合使用甲氨蝶呤、长春新碱、6-巯基嘌呤和泼尼松的 POMP 化疗方案可以诱导儿童急性淋巴细胞白血病的长期缓解。

这一方案同 MOPP 方案一起在 1963 年被延伸运用于霍奇金和非霍奇金淋巴瘤的治疗，MOPP 方案为氮芥、长春新碱、甲基苄肼和泼尼松的联合使用。

1.4.11 辅助治疗和新辅助治疗

化学药物治疗中另一个重大进展是辅助治疗的成功推行。这指的是一些通常在手术后给予的辅助措施，当手术切除肿块后，因潜在疾病仍有相当可观的复发风险。辅助治疗就是为了降低这种潜在的复发风险而不是针对已经显现出的肿瘤本身，因此已经成功接受手术切除了肿瘤的一些患者仍然需要接受治疗。辅助治疗的目的是改善肿瘤存活率和整体存活率。辅助化疗和辅助放疗通常在一些实体肿瘤手术后进行，如直肠癌、肺癌、胰腺癌、乳腺癌、前列腺癌和一些妇科肿瘤。

相反，新辅助治疗，包括辅助化疗和辅助放疗，是在手术前进行，其目的是减小术前肿块的大小以增加手术的成功率。

1.4.12 自体骨髓移植

采集病人骨髓的办法使得一些既往被认为是致命剂量的化疗方案可用于治疗。方法是病人先接受极高剂量的化疗药物治疗，几天后再移植入采集的骨髓。

高剂量化疗后自体骨髓移植的有效性已在霍奇金淋巴瘤患者中得到证实，这些患者经传统联合化疗无效。虽然自体骨髓移植方案仍持续用于一大类血液系统恶性肿瘤的治疗，然而由于高风险和较低获益，其不能用在实体肿瘤的治疗中。

1.4.13 化疗中的支持治疗

显然由于其作用机制，化疗药物均具有相当的毒性。

接受化疗的患者通常都有严重的急性和慢性不良反应，这些副作用限制了可使用的药物治疗剂量和有效性，降低了生活质量，对骨髓、肾脏、肝脏和心脏等机体功能造成损伤。

治疗并减小这些毒副作用对于成功化疗至关重要。

支持性输注血小板和红细胞，骨髓抑制期间合并感染时广谱抗生素的应用，这些都是关乎患者能否康复的关键。

化疗导致的恶心、呕吐（CINV）虽然不会直接导致患者死亡，但在高剂量时患者无法耐受。新型预防恶心的药物（其原型是昂丹司琼）也有了极大的进步。

1.4.14 靶向治疗

当肿瘤学似乎已到达了研究顶点难以有进一步进展的时候,近年来分子生物学的发展使得肿瘤疾病潜在的内在细胞分子机制得到阐明。

细胞生物学的研究提示,调控诸如增殖和存活等细胞活性的新的信号通路网络在肿瘤细胞内有根本性的变化。这些变化具有随机的体细胞突变所造成的遗传学基础。

对于细胞功能的生物化学和分子生物学基础的理解,以及调控这些机制的技术进步使研究者们可以掌握肿瘤的核心,才有可能发现新的干预措施来抑制肿瘤的生长。

既往化疗药物通常都是被偶然发现,或是通过抑制细胞分裂关键性的代谢途径来发挥作用。现如今,新的治疗措施有望能够特异性针对肿瘤细胞进行治疗。

1.4.15 酪氨酸激酶抑制剂

甲磺酸伊马替尼是抑制分子信号通路激酶的小分子物质。许多年来我们已经知道染色体移位导致的基因变异是慢性髓系白血病的发病机制,BCR-ABL融合基因形成产生异常的融合蛋白——BCR-ABL激酶。这种异常蛋白可导致白血病细胞无限增殖。伊马替尼特异性地抑制这种激酶,可有效控制疾病进展而不影响正常细胞。Brian Druker[9]首次证实这种小分子物质可以诱导绝大多数(>90%)慢性期CML患者的完全缓解。

这是靶向治疗的经典药物,其药理发现得益于针对特异靶点的特异分子制剂研究领域的大规模研发。

1.4.16 单克隆抗体

每一种物质理论上都可以产生与之特异性结合的单克隆抗体。单克隆抗体(mAb或moAb)是由一个特定类型的单一免疫细胞克隆产生的相同的特异抗体。最初单克隆抗体是因诊断目的用于探测特定物质(如生物变量),后来用于提纯物质或特异性拮抗某物质,成为生物化学、分子细胞学和医学领域中重要的诊断和治疗工具。单克隆抗体制成的药物英文名传统上以"mab"结尾。

过去单克隆抗体是从小鼠中获得的,这也导致当其运用于人体时会产生强烈的过敏反应,但很快抗体从循环中被迅速清除。

20世纪80年代"人源化"单克隆抗体成为可能,通过基因转化可以最大程度地与人体的抗体相似。用于淋巴瘤治疗的利妥昔单抗是这一类高效的抗体家族的早期代表。

西妥昔单抗是针对表皮生长因子(EGFR)的人类和小鼠嵌合型单克隆抗

体，干扰介导细胞增殖、血管生成、浸润和迁移的分子信号通路。

2004 年单克隆抗体被批准用于转移性结直肠癌的治疗。

1.5 流行病学资料：肿瘤心脏病患者的数量

在 2012 年有超过 1400 万的新发肿瘤患者，其死亡率超过 800 万，5 岁以上癌症的患病率超过 3200 万。男性发病率（205/100 000）高于女性（165/100 000），不同地区发病率也不同，例如大洋洲（365/100 000）明显高于西非国家（79/100 000）。肿瘤发病率最高的三个部位为乳腺、前列腺和肺部。肿瘤也是发展中国家的一大负担，肿瘤发病率为 57%，死亡率为 65%。2003 年至 2009 年期间 18 个 SEER 地理区域内 5 年整体存活率为 65.8%，且预后明显在改善，30 年来存活率提高了将近 40%。来自美国和欧洲的数据相似。近期有统计结果显示在儿童期诊断肿瘤（多数为血液系统恶性肿瘤）的患者存活率超过 85%，而且至少有 30% 的肿瘤患者是在 30 岁前接受治疗。但是，超过 70% 的肿瘤长期幸存者都会面临着化疗导致的严重的、致残性的或者致命性的并发症。心脏并发症是这些患者最常见的死亡原因。

1.5.1 全球肿瘤发病率 [10, 11]

在 2008 年全球有超过 1270 万新发肿瘤患者。除外非黑色素皮肤癌，所有肿瘤的发生率估计为 12 487 496，1 年患病率为 7 744 226（比例为 157.5/100 000），3 年患病率为 19 489 848（比例为 396.4/100 000），5 年为 28 803 166（比例为 585.8/100 000）[9]。在 2012 年全球新发肿瘤 1410 万，总死亡率为 820 万，5 年患病率为 3260 万。年龄矫正后的发病率在男性较女性高将近 25%（205 vs 165，每 10 万人），同时世界各地的发病率差别较大，大洋洲发病率为 365/100 000 而西非国家只有 79/100 000。相较而言女性肿瘤发病率差异没有这么大，北非国家为 295/100 000，而亚洲中南部为 103/100 000，见图 1.2。常见的肿瘤发病部位为乳腺、前列腺和肺部（图 1.3）。世界较发达国家中最常见的肿瘤类型为乳腺癌、前列腺癌、肺癌和直肠癌，而在发展中国家还可以见到另一些癌症类型如宫颈癌、胃癌、肝癌（主要是东亚国家）和淋巴瘤（非洲多见）[10]。

据欠发达国家统计，新发病例占 57%（800 万），死亡率为 65%（530 万），5 年带癌存活率为 48%（1560 万）。

癌症死亡率的地区差异性较小，东欧和中欧国家死亡率最高（173/100 000），西非国家最少（69/100 000）。女性癌症死亡率最高的地区是美拉尼西亚（119/100 000）和东非（111/100 000），最低的地区为美国中部（72/100 000）和亚洲中南部（65/100 000）。

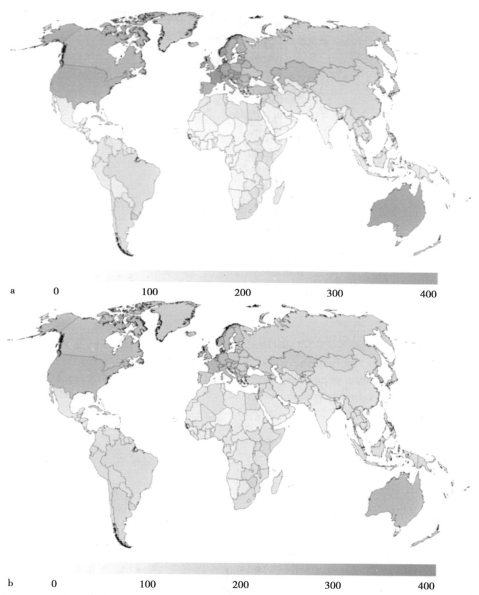

图 1.2　（a）全球肿瘤发病率的估测 - 男性（来自 Ferlay J，Soerjomataram I，Ervik M，Dikshit R，Eser S，Mather C，Rebelo M，Parkin DM，Forman D，Bray F. GLOBOCAN 2012 v1.0, cancer incidence and mortality worldwide：IARC CancerBase No. 11（Internet）. Lyon：International Agency for research on Cancer；2013. Available from：http://globocan.iarc.fr. Accessed 1 Aug 2014 [11]. 已得到作者授权转载）。（b）全球肿瘤发病率的估测 - 女性（来自：Ferlay J，Soerjomataram I，Ervik M，Dikshit R，Eser S，Mather C，Rebelo M，Parkin DM，Forman D，Bray F. GLOBOCAN 2012 v1.0, cancer incidence and mortality worldwide：IARC CancerBase No. 11（Internet）. Lyon：International Agency for research on cancer；2013. Available from：http://globocan.iarc.fr. Accessed 1 Aug 2014 [11]. 已得到作者授权转载）

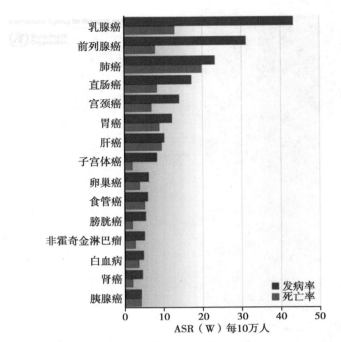

图 1.3　年龄矫正后的全球肿瘤发病率和死亡率：包括所有性别（来自：Ferlay J, Soerjomataram I, Ervik M, Dikshit R, Eser S, Mather C, Rebelo M, Parkin DM, Forman D, Bray F. GLOBOCAN 2012 v1.0, cancer incidence and mortality worldwide: IARC CancerBase No. 11（Internet）. Lyon: International Agency for research on cancer; 2013. Available from: http://globocan.iarc.fr. Accessed 1 Aug 2014 [11]. 已得到作者授权转载）

1.5.1.1　美国数据 [11]

据美国癌症协会统计，2006 年美国新发肿瘤病例约为 1 399 790 人。2012 年此数据为 1 603 600 人 [10]。

发病率为 1 年内某一肿瘤类型的新发病例数占特定人群的比例，通常以每 10 万人中的发病人数来表示。在美国，癌症总体发病率从 1995 年至 1999 年较稳定，而癌症死亡率从 1993 年至 1995 年在持续下降，这可能也反映出了提高癌症筛查率、癌症预防和治疗的综合影响。毫无疑问，癌症仍然是威胁人类健康和致死的主要原因，现已证实，癌症一旦出现转移，传统细胞毒性化疗将不能治愈大多数癌症。

美国在 2010 年 1 月 1 日统计的全美现有人群中现在或既往患肿瘤的人数为 13 027 914 人，其中男性 6 078 974 人，女性 6 948 940 人。这一数据是所有在 2010 年 1 月 1 日前曾诊断任何部位肿瘤且存活的患者，包括那些现在带瘤生存者和肿瘤已治愈的患者。2012 年成人中 5 年患病人数为 4 775 200，比例为

1892.1/100 000[10]。2012 年最常见的肿瘤为前列腺癌、乳腺癌和肺癌（图 1.4[10]）。

癌症的相对生存率以存活的癌症患者占总人口的比例来估算癌症的影响。

2003 年至 2009 年来自 18 个 SEER 地区的数据显示总体 5 年相对生存率为 65.8%（表 1.1）。按种族和性别不同 5 年相对存活率在白人男性和白人女性中分别为 66.8% 和 66.1%，黑人男性和黑人女性分别为 62.3% 和 55.7%。

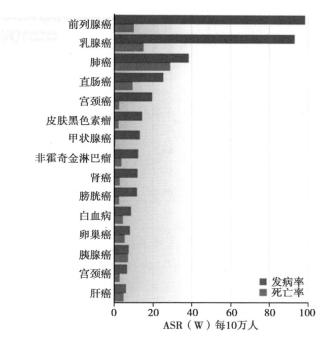

图 1.4 经年龄矫正的美国肿瘤发病率和死亡率：所有性别（来自：Ferlay J，Soerjomataram I，Ervik M，Dikshit R，Eser S，Mather C，Rebelo M，Parkin DM，Forman D，Bray F. GLOBOCAN 2012 v1.0，cancer incidence and mortality worldwide：IARC CancerBase No. 11（Internet）. Lyon：International Agency for research on cancer；2013. Available from：http://globocan.iarc.fr. Accessed 1 Aug 2014 [11]. 已得到作者授权转载）

表 1.1 五年存活率

年份	所有种族			白种人			黑人		
	平均	男性	女性	平均	男性	女性	平均	男性	女性
2009	66.7	67.3	66.1	67.3	67.8	66.8	60.2	63.1	57.0

数值以百分比表示

表 1.2 显示了诊断时间和 5 年存活率的关系：30 年来肿瘤患者的预后在持续改善中，相对存活率提高了将近 40%。

表 1.2　按诊断时间划分的 5 年相对存活率

诊断年	所有种族			白种人			黑人		
	平均	男性	女性	平均	男性	女性	平均	男性	女性
1960—1963	—	—	—	39	—	—	27	—	—
1970—1973	—	—	—	43	—	—	31	—	—
1975—1977	48.9	41.7	55.8	49.8	42.7	56.5	39.0	32.7	46.2
1978—1980	49.0	43.1	54.9	50.0	44.3	55.6	38.9	33.3	45.5
1981—1983	50.2	45.2	55.1	51.3	46.5	56.0	38.8	34.1	44.3
1984—1986	52.4	47.1	57.6	53.6	48.6	58.5	40.1	35.4	45.4
1987—1989	55.3	51.1	59.6	56.6	52.8	60.6	42.9	38.8	47.7
1990—1992	59.9	59.1	60.9	61.3	60.8	62.0	47.7	47.5	48.1
1993—1995	61.2	60.8	61.7	62.4	62.0	62.8	52.6	54.3	50.5
1996—1998	63.3	63.0	63.6	64.3	64.0	64.7	55.0	57.7	51.9
1999—2001	66.3	66.7	65.9	67.5	67.9	67.1	58.1	61.7	54.0
2003—2009	68.1	68.8	67.3	69.2	69.9	68.4	60.8	64.4	56.9

数值以百分比表示

诊断时的年龄明显会影响 5 年存活率（表 1.3）。65 岁以下和 65 岁以上的不同人群可观察到的存活率的差异有 14%。45 岁以下人群的 5 年存活率可超过 80%。

表 1.3　2003 年至 2009 年期间按诊断时的年龄划分的 5 年相对存活率

诊断时的年龄	所有种族			白种人			黑人		
	平均	男性	女性	平均	男性	女性	平均	男性	女性
<45 岁	80.6	75.7	83.8	82.2	77.7	85.2	69.0	62.2	73.0
45~54 岁	72.5	67.0	77.1	74.0	68.3	78.8	61.6	59.9	63.3
55~64 岁	69.4	69.4	69.4	70.3	70.0	70.6	62.3	65.6	57.4
65~74 岁	65.2	68.5	60.4	65.7	68.7	61.5	60.0	66.6	50.5
75 岁以上	52.1	56.7	47.6	52.8	56.9	48.8	43.2	50.7	36.9
<65 岁	72.7	69.8	75.7	73.9	70.8	77.0	63.4	63.3	63.6
65 岁以上	58.7	63.2	53.3	59.2	63.3	54.3	53.1	60.9	43.8

数值以百分比表示

根据 2008 年至 2010 年的数据推断，今天出生的男性或女性中有 40.76% 的人未来某一天可能会被诊断出患有肿瘤。这一数据也可以这样表达：2 名男性和女性中就有一位将来可能会被诊断癌症（癌症的终生风险）。有时，考虑两个不同年龄组人群发生癌症的风险性可能更有意义。例如，男性中 20.37% 的人可能在 50 岁至 70 岁之间发生癌症，而女性中则为 15.3%。

1.5.1.2　欧洲数据 [12]

据统计，2012 年欧洲所有恶性肿瘤的发病人数为男性 1 830 500 人，女性 1 611 700 人，所有新发病例数为 3 442 300。癌症导致死亡人数为男性 976 600 人，女性 779 200 人，年龄矫正后的发病率为男性 147.5，女性 87.6。东欧国家的新发病例数最少（216.1），但死亡率最高（123.4）。西欧国家肿瘤发病率最高（298.7）但死亡率较低（105.0）。

欧洲 2012 年最常见的肿瘤和常见癌症死因见图 1.5。

全欧洲从 1975 年至 2010 年，无论男性还是女性，新发肿瘤的比例在逐年增长。

图 1.6 显示了几个欧洲国家男性患者肿瘤发病率的变化趋势，图 1.7 则显示了女性肿瘤发病率的变化趋势。

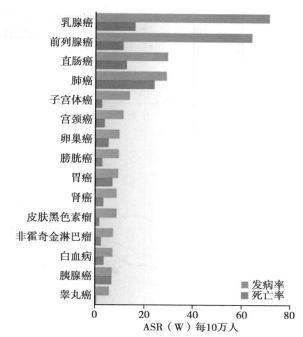

图 1.5　经年龄矫正的欧洲肿瘤发病率和死亡率：所有性别（来自：Ferlay J，Soerjomataram I，Ervik M，Dikshit R，Eser S，Mather C，Rebelo M，Parkin DM，Forman D，Bray F. GLOBOCAN 2012 v1.0，cancer incidence and mortality worldwide：IARC CancerBase No. 11（Internet）. Lyon: International Agency for research on cancer；2013. Available from: http://globocan.iarc.fr. Accessed 1 Aug 2014 [11]. 已得到作者授权转载）

图 1.6　欧洲男性肿瘤发病率趋势（来自：Ferlay J，Soerjomataram I，Ervik M，Dikshit R，Eser S，Mather C，Rebelo M，Parkin DM，Forman D，Bray F. GLOBOCAN 2012 v1.0，cancer incidence and mortality worldwide：IARC CancerBase No. 11（Internet）. Lyon：International Agency for research on cancer；2013. Available from：http://globocan.iarc.fr. Accessed 1 Aug 2014[11]. 已得到作者授权转载）

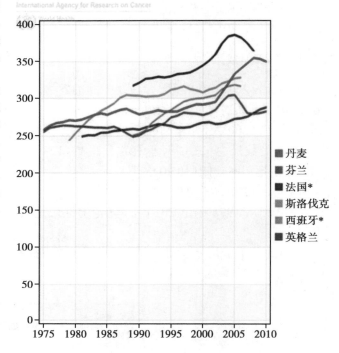

图 1.7　欧洲女性肿瘤发病率趋势（来自：Ferlay J，Soerjomataram I，Ervik M，Dikshit R，Eser S，Mather C，Rebelo M，Parkin DM，Forman D，Bray F. GLOBOCAN 2012 v1.0，cancer incidence and mortality worldwide：IARC CancerBase No. 11（Internet）. Lyon：International Agency for research on cancer；2013. Available from：http://globocan.iarc.fr. Accessed 1 Aug 2014[11]. 已得到作者授权转载）

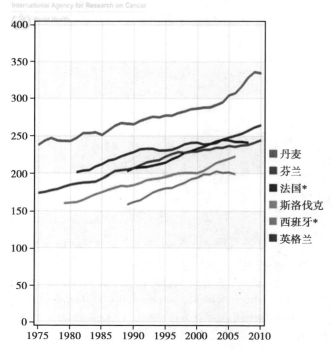

图 1.8 显示了欧洲男性肿瘤患者死亡率的变化趋势。

图 1.9 显示了欧洲女性肿瘤患者死亡率的变化趋势。

图 1.8　欧洲男性肿瘤患者死亡率趋势（来自：Ferlay J，Soerjomataram I，Ervik M，Dikshit R，Eser S，Mather C，Rebelo M，Parkin DM，Forman D，Bray F. GLOBOCAN 2012 v1.0，cancer incidence and mortality worldwide：IARC CancerBase No. 11（Internet）. Lyon：International Agency for research on cancer；2013. Available from：http://globocan.iarc.fr. Accessed 1 Aug 2014 [11]. 已得到作者授权转载）

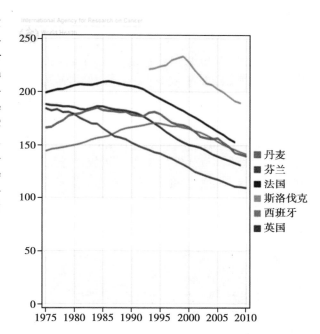

图 1.9　欧洲女性肿瘤患者死亡率趋势（来自：Ferlay J，Soerjomataram I，Ervik M，Dikshit R，Eser S，Mather C，Rebelo M，Parkin DM，Forman D，Bray F. GLOBOCAN 2012 v1.0，cancer incidence and mortality worldwide：IARC CancerBase No. 11（Internet）. Lyon：International Agency for research on cancer；2013. Available from：http://globocan.iarc.fr. Accessed 1 Aug 2014 [11]. 已得到作者授权转载）

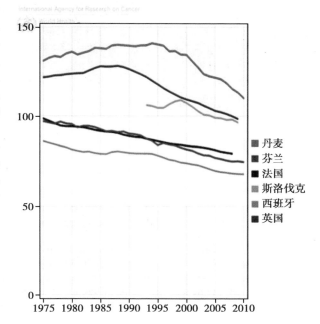

　　存活率最高的癌症是唇癌、睾丸癌、恶性黑色素瘤和霍奇金淋巴瘤,它们的
5 年存活率超过 80%。肺癌、胰腺癌、食道癌、脑癌和肝癌的预后较差,其 5 年
死亡率在 80% 以上。

1.5.2　儿童期癌症幸存者

　　在美国,儿童肿瘤的年发生率超过 1 万,但儿童肿瘤的生存率近年来有了
极大的改善,目前在 85% 以上。因此肿瘤幸存者的比例明显增长,估计人数已
超过 30 万人。这些肿瘤幸存者中大多数人(20% 以上)在确诊后的生存期在 30
年以上。

　　超过 70% 的肿瘤长期幸存者面临着抗肿瘤治疗所诱发或加重的慢性严重
的、致残性的或致死性的疾患。化放疗导致的第二肿瘤、心脏或肺部疾患,以及
其他病理状态的累积死亡率已超过了原发肿瘤复发或进展所导致的死亡率。这
些导致死亡的其他原因似乎仍在增长中。

　　儿童期癌症的长期幸存者中最常见的死因是心脏疾病。

小结
- 本书针对临床心血管病医师
- 肿瘤治愈的患者不应该发展为心衰患者
- 抗肿瘤治疗所导致的影响可能在治疗后数年发生
- 老年患者可同时合并有肿瘤和心血管疾病
- 接受抗肿瘤治疗的心血管疾病的人数在增长
- "滑动门"效应:肿瘤心脏病患者分别由肿瘤科医师或心血管病医师诊治的效果差别
  很大,最好的治疗方案应该是由肿瘤科医师和心血管病医师协同进行诊治
- 2008 年全球新发肿瘤的发病率为 1270 万,5 年发病率为 2880 万
- 肿瘤发病率在增长,同时存活率也在增长

（靳文英　译）

参考文献

1. Jemal A. Cancer statistics, 2010. CA Cancer J Clin. 2010;60:277.
2. American Cancer Society. Cancer facts & figures 2010 (online). 2010.
3. National Cancer Institute. SEER cancer statistic review 1975–2006. Table 1.21 (online). 2009.
4. Ferlay J. Estimates of cancer incidence and mortality in Europe in 2008. Eur J Cancer. 2010;46:765.
5. Ever MS. A historical perspective of anthracycline cardiotoxicity. Heart Fail Clin. 2011;7:363.
6. Albini A. Cardio-oncology in targeting the HER receptor family: the puzzle of different cardiotoxicities of HER2 inhibitors. Future Cardiol. 2011;7:693.
7. Weisse AB. Medical odysseys: the different and sometimes unexpected pathways to twentieth-century medical discoveries. New Brunswick: Rutgers University Press; 1991. p. 127.

8. Tan C. Daunomycin, an antitumor antibiotic, in the treatment of neoplastic disease. Clinical evaluation with special reference to childhood leukemia. Cancer. 1967;20(3):333.

9. Druker BJ. Five-year follow-up of patients receiving imatinib for chronic myeloid leukemia. N Engl J Med. 2006;355:2408.

10. GLOBOCAN 2012. Cancer incidence and mortality worldwide – IARC, 2010. http://globocan.iarc.fr.

11. Ferlay J, Soerjomataram I, Ervik M, Dikshit R, Eser S, Mather C, Rebelo M, Parkin DM, Forman D, Bray F. GLOBOCAN 2012 v1.0, cancer incidence and mortality worldwide: IARC CancerBase No. 11 (Internet). Lyon: International Agency for research on Cancer; 2013. Available from: http://globocan.iarc.fr. Accessed 1 Aug 2014.

12. Howlader N, Noone AM, Krapcho M, editors. SEER cancer statistics review, 1975–2010. Bethesda: National Cancer Institute. http://seer.cancer.gov/csr/1975_2010/, based on November 2012 SEER data submission, posted to the SEER web site, April 2013.

13. Cancer Research UK. http://www.cancerresearchuk.org/cancer-info/cancerstats/.

第 2 章
化疗药物的病理生理学及心脏毒性作用

Riccardo Asteggiano

摘要 化疗药物的毒性取决于药物的作用机制、剂量、给药方式以及潜在的诱发因素，例如患者的心脏情况、基因类型以及年龄。化疗药物的毒性可立即出现，也可于多年后发生。此外，多种化疗药物联合治疗和放疗都会影响毒性作用。Ⅰ型化疗药物可引起不可逆的细胞毒性，Ⅱ型化疗药物可非直接地引起影响心肌细胞功能的毒性，这些化疗药物都可能导致心衰的出现。除此之外，高血压、静脉或动脉血栓栓塞、心肌缺血、心肌梗死和心律失常都可能由多种化疗药物引起。

化疗药物引起细胞毒性的作用机制可分为如下几种：对于蒽环类药物，毒性与 ROS 生成、线粒体功能障碍、SERCA 功能障碍以及肌节降解有关；对于氟尿嘧啶类药物，毒性与 RNA 及 DNA 合成受抑制有关；对于烷化剂，毒性与 DNA 链交联而展开受阻，从而导致 DNA 断裂和细胞凋亡有关；对于抗微管类药物，毒性与有丝分裂中纺锤体的微管形成受阻和断裂有关；对于 VEGF 抑制剂，毒性与血管变薄、NO 生成障碍有关；毒性还与抑制 HER2 通路有关，HER2 通路发挥着保护、促进生长和抗凋亡的作用。

对于不同药物，急性毒性的发生可能非常罕见或极其常见。同样地，对于不同药物，慢性毒性的发生率也不同，并可能在较长时期内缓慢进展。

通过临床症状和体征、心电图、胸部 X 光片、肌钙蛋白和利钠肽的升高，以及超声心动图征象（LVEF 和应变力的检测），可能发现化疗药物的毒性。

目前已经提出了许多预防和治疗不同化疗药物毒性的策略，这些策略包括对患者的准确筛选、毒性的监测，以及出现左室功能障碍时 ACE 抑制剂和 β 受体阻滞剂的使用。

关键字 心脏病学 肿瘤学 化疗 放疗 毒性 蒽环类药物 氟尿嘧啶 烷化剂 抗微管类药物 单克隆抗体

2.1 总则

化疗药物毒性的严重程度取决于药物作用的分子机制、剂量、给药方式以及潜在的诱发因素,例如患者的心脏情况、基因类型和年龄。同时服用其他抗肿瘤药物或既往放疗史可以改变化疗药物的毒性。化疗药物的心脏毒性可以立即发生,也可能于治疗数月或数年后显现出来。心血管毒性可能引起亚临床损伤,即仅在心内膜心肌活检时显示出生化或组织学损伤,也可能引起临床事件。

细胞毒性的化疗药物可导致心衰,引发心肌细胞凋亡或坏死,以及心肌重构。历史上第一例化疗药物的心血管副作用报道于蒽环类药物,该病例中患者出现了进展性和非可逆性的心肌损伤。相比之下,信号通路抑制剂以及其他新型化疗药物可能与心脏中发挥功能的区域相互作用,但是它们没有直接的心脏毒性。因此,这些药物具有不同的作用方式:其导致的心脏毒性具有可逆性,心功能障碍可以逐渐恢复。

因此,将Ⅰ型化疗药物定义为可以导致潜在永久性心脏毒性的药物,将Ⅱ型化疗药物定义为可以引起可逆性功能障碍,干扰某些心肌细胞结构或功能,但不引起细胞死亡的药物。此外,也可以存在重叠的情况:曲妥珠单抗作为一种Ⅱ型化疗药物,在20%的病例中引起了永久性的心脏损伤。

在化疗的发展进步中,治疗的理念也发生了巨大变化。既往的治疗理念认为应予晚期的恶性肿瘤患者使用作用强、剂量大的化疗药物,以期望将患者的生存期延长几个月,但这种观点忽视了化疗药物的副作用及患者的生活质量。目前化疗的理念已转变为予患者调整性地联合使用Ⅰ型和Ⅱ型化疗药物,延长信号通路抑制剂的用药时间,治疗过程中不仅应当关注患者的生存期,而且应当关注药物的副作用以及患者的生活质量。

长期的化疗导致了随着年龄的增加,患者对于化疗药物毒性作用的不耐受性也增加,而这种情况也出现于Ⅱ型化疗药物。

近年来,肿瘤治疗领域的发展非常迅速。由于化疗药物的发展,目前许多类型肿瘤的发病率和死亡率已经明显降低。现在肿瘤已被认为与高血压或糖尿病类似,是一种可控制的疾病,需要预防、早期发现、规律监测,并不断调整治疗方案。

因此,对于癌症幸存者来说,限制合并疾病的出现是非常重要的。事实上,许多癌症幸存者的心脏毒性风险比肿瘤复发风险更高。目前肿瘤患者可选择的治疗包括复杂的药物联合化疗、放疗以及外科手术干预。而在这些治疗中,许多都具有潜在的心脏不良反应,可能对患者的预后产生不良影响。因此,掌握这些不良反应,才能对其进行有效地预防和处理。

抗肿瘤药物的心脏毒性可以导致严重的并发症,从而影响患者进行各种恶性肿瘤的治疗。这些毒性的严重程度取决于多种因素,例如药物作用的分子机制、即刻和累积剂量、给药方式、潜在的心脏病诱因、基因类型以及患者的年龄。

毒性可因现有或既往其他抗肿瘤药物的治疗或既往放疗而改变。

心脏毒性作用可在使用药物同时立即发生，也可能在患者治疗数月或数年后逐渐显现出来。

心血管毒性可表现为亚临床和临床事件。亚临床毒性可能被组织病理或生化技术检测出来；例如，多柔比星导致的心肌毒性可能在心内膜心肌活检标本上有阳性结果，但肌钙蛋白 T 或肌钙蛋白 I 水平可能并不升高。

由于化疗药物的不同特征和作用方式，每种化疗药物具有各自特异的心脏毒性，并且可能增强其他药物的不良反应。此外，放疗也能同时增加心脏毒性。

具有细胞毒性的化疗药物，例如蒽环类药物、抗代谢药物和烷化剂，可导致心衰，引起心肌细胞坏死、凋亡、心肌重构[1]。

在历史上第一例心血管副作用报道于蒽环类药物，该病例中患者出现了进展性和非可逆性的心脏损伤。

相比之下，信号通路抑制剂以及其他新型化疗药物可能与心脏中发挥功能的区域相互作用，而并没有直接的心脏毒性，例如这类药物可以影响心肌代谢和收缩蛋白的功能。

这类药物显示出不同作用方式：在大多数患者中，长期使用该类药物引起的心脏毒性是可逆的，心功能障碍也可以逐渐恢复。

区别各类化疗药物特征的第一步应该判断该药物引起的心脏损伤是可逆的还是不可逆。

目前普遍认为，Ⅰ型化疗药物可引起细胞损伤，从而潜在地导致永久性的心脏损害，Ⅱ型化疗药物可暂时地影响心肌细胞的结构或功能，但不引起细胞死亡，从而导致可逆性的心功能障碍[2]。

也可以存在重叠的情况：例如，曲妥珠单抗被认为是Ⅱ型化疗药物，可在 20%的病例中导致永久性的心脏损伤，主要发生在既往有心脏病史的患者中，此外，在不恰当的时间联合使用蒽环类药物治疗的患者也容易出现心脏毒性[3]。

在化疗评估时，还需要注意以下这些重要方面。

第一就是化疗的理念发生了变化。既往的理念认为应予晚期的恶性肿瘤患者使用相对作用强、大剂量的化疗，以期望将患者生存期延长几个月，但这种观点忽视了患者的生活质量及化疗药物的副作用。目前化疗的理念已转变为予患者调整性地联合使用Ⅰ型和Ⅱ型化疗药物，延长信号通路抑制剂的用药时间，甚至可延长至数年，治疗过程中不仅应当关注患者的生存期，还应当关注药物的副作用及患者的生活质量。

长期化疗带来了患者生存期的延长，年龄的增加。随着年龄的增加、可能的合并症的出现、修复和保护机制的降低，患者对于化疗药物毒性作用的不耐受性增加，这种情况同样出现在Ⅱ型药物。

应该记住,癌症患者在病情非常严重时接受强化治疗,但用药 - 效果两者间关系常常不明确。

治疗中还需要注意另一个问题,随着时间推移,第一诊断为癌症的年轻肿瘤患者也将会变老,因此同样可能出现如上问题。

所以长期地进行持续的心血管临床综合评估是非常必要的,评估应该在服用Ⅰ型化疗药物和Ⅱ型化疗药物期间,治疗结束后第一年,甚至终身可能需要进行心血管评估[4]。

2.2 不仅限于心衰

在使用Ⅰ型化疗药物和Ⅱ型化疗药物时,均可能发生除心脏收缩功能障碍以外的毒性。在使用血管生成抑制剂时可能发生高血压;在患者有潜在心功能障碍时,高血压可能是一个应激源和心衰的触发因素,或是其他易感器官的并发症的触发因素,这在恶性肿瘤患者中极其常见。许多化疗药物可能增强促凝作用,从而导致静脉和动脉血栓栓塞、肺栓塞、外周静脉或动脉血栓形成。促凝作用的增强和直接的毒性作用可以导致心肌缺血和心肌梗死。最后,许多化疗药物可以触发心室去极化的延长(QTC 间期),在那些存在心律失常触发条件的患者中,例如存在电解质紊乱或代谢障碍的患者中,易发生不同机制的心律失常。

在提出了化疗可逆性概念,以及提出了化疗可导致收缩功能和心衰的产生后,这里需要强调的是Ⅰ型药物和Ⅱ型药物中也可以诱发其他的心脏毒性(图 2.1)[5]。

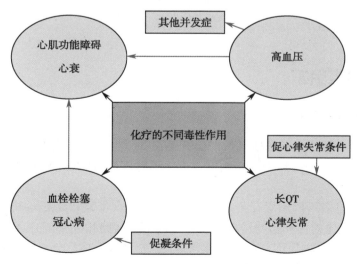

图 2.1 可能的化疗毒性作用和它们的关系

首先是诱发高血压,主要出现于血管生成抑制剂的使用。高血压在具有潜在心功能障碍的患者中是一个应激源,也是心衰的可能诱因,并且可能引发对高血压敏感的其他系统和器官的并发症。

促凝状态在恶性肿瘤患者中非常常见。许多化疗药物可以增强促凝作用,从而导致静脉和动脉血栓栓塞、肺栓塞的发生、外周静脉或动脉血栓形成。

心肌缺血和心肌梗死部分地与凝血状态改变有关,部分地与化疗药物的直接毒性有关。

针对高凝引起的并发症和冠状动脉疾病,需要对恶性肿瘤患者的不同情况进行治疗,例如必要时使用抗凝药物,或植入冠脉支架。

最后,许多化疗药物可以导致心室去极化的延长,以及 QT 间期的延长,或不同机制的心律失常的出现。

在存在心律失常易患条件的患者中,例如存在电解质紊乱或代谢障碍的患者中,同时使用这些化疗药物可以导致心律失常,以及诱发猝死。在这些情况下,必须对心脏节律进行定期评估随访,并严格纠正致心律失常的因素。

框 2.1 化疗药物的病理生理和心脏毒性作用(一般原则)
- Ⅰ型毒性(细胞坏死 - 永久性心脏损害)
- Ⅱ型毒性(细胞功能障碍 - 可逆性心脏损害)
- Ⅰ型化疗药物和Ⅱ型化疗药物使用时间不恰当,从而增强毒性作用
- 在晚期肿瘤患者中集中使用高剂量化疗药物,可改变为调整性地联合使用不同类型的化疗药物(Ⅰ型和Ⅱ型),采用低剂量,延长给药时间
- 理念由延长生存期,转变为注重副作用和生活质量
- 老龄患者
- 不仅限于心衰

2.3 Ⅰ型药物

2.3.1 蒽环类药物

最早对于抗生素抗肿瘤活性的研究是在 20 世纪 50 年代末完成的,1967 年第一次提出了蒽环类药物的心脏毒性。从那时以后,研究逐渐开始关注药物的毒性。

毒性与许多不同因素有关:①总剂量;②年龄(年轻和高龄);③个体遗传易感性(与抗氧化损伤和药物转运机制有关的保护通路相关基因);④已有心血管疾病(高血压、多种原因引起的左室功能障碍)导致个体敏感性增加;⑤当前或既往放疗或其他化疗药物(环磷酰胺、曲妥珠单抗、紫杉醇)的使用。

组织病理损伤类似于典型的扩张性心肌病,可见间质纤维化、肌原纤维丢失的空泡化心肌细胞(Adria 细胞)、染色体解体以及炎症细胞的浸润。

蒽环类药物的主要毒性机制包括:在线粒体中形成铁复合物,从而引起列活性氧簇(ROS)的产生;与 DNA 发生异常相互作用,从而抑制了 DNA 合成,并抑制了拓扑异构酶,不仅引发了凋亡,而且导致了线粒体功能障碍、钙超载、蛋白降解、心肌肌浆网 Ca^{2+}-ATP 酶(SERCA)功能障碍伴肌节中断;此外,毒性机制也包括抗氧化活性的降低和干细胞生成的减少、肌联蛋白的破坏以及结构蛋白基因表达的改变。

临床上毒性的发生可能表现为急性(1 天至 1 周)、早期慢性(1 周至 1 年)或晚期慢性进展(1 年至大于 20 年)。急性期发生在 1%~11% 患者中,常常没有症状而被忽视,仅表现为肌钙蛋白的升高或通过活检标本发现异常。患者有时出现胸痛,心电图可显示多种形式的心律失常伴 QT 间期延长。早期慢性毒性和晚期慢性毒性以左室射血分数(LVEF)降低为主要特征,LVEF 降低最初时无症状,之后可以出现典型的心衰症状和体征。慢性毒性在 2 年治疗的患者中占 2%,在 15 年治疗的患者中占 5%,这个比例在儿童癌症幸存者中会更高。当出现明显心衰时,预后极差,在短期有 50% 的死亡率。

毒性的诊断需要收集详细的病史,并进行体格检查、心电图、胸部 X 光片、BNP 和肌钙蛋白的评估,但是所有这些检查都是非特异的。相比之下,活检则可以显示蒽环类药物损伤引起的典型的 Adria 细胞。

不同影像学方法,例如超声心动图(ECHO)、平衡法核素心室造影(RNA)、心脏磁共振成像(CMR)、心脏计算机断层扫描(CT),可用于 LVEF 的评估,每种方法都有其优点和缺点(辐射、声窗差);然而应当使用相同的方法进行随访评估,从而进行结果的比较。对于无症状患者的随访时间仍存在争议:目前认为评估心功能的时间点应在化疗结束后 6 个月、1 年、2 年、3 年,随后每 3~5 年至终身。

不同药物被用于毒性的预防:β 受体阻滞剂(卡维地洛)、RAAS 抑制剂(依那普利、缬沙坦),最近出现的雷诺嗪,以及铁螯合剂等类右丙亚胺抗氧化剂。同时,长春新碱的联合使用可以降低蒽环类药物的毒性。另一方面,也出现了不同的方法,通过改变药代动力学特点,来改变心肌细胞对蒽环类药物的摄取和释放。然而,仅有基于肿瘤科医生和心脏科医生两者的正确预防决策才可能降低患者的毒性风险。对于每种情况,需要正确计算效益比:如果患者没有心血管危险因素,且使用蒽环类药物具有很大的优势,他 / 她应该接受蒽环类药物治疗;如果没有上述情况,他 / 她不应该接受这类药物。必须特别注意介于两者之间的情况,这时应运用严格有效的临床手段来诊断早期心脏损害、评估继续治疗的可能性。然而不太乐观的是,在那些无症状的 LVEF 下降进展的患者中,仅有三分之一的患者接受了预防措施,仅有半数患者得到心内科会诊。在使用蒽环类药物的患者中对有症状的心衰进行治疗,与其他原因导致的心衰的治疗是相同的。

2.3.1.1　概述

从土壤微生物中寻找抗癌抗生素的想法出现于 20 世纪 50 年代。

20 世纪 50 年代,第一次从链霉菌的一个新品系中分离出了一种抗生素,发现这种抗生素具有良好的抗小鼠肿瘤的活性。临床试验开始于 20 世纪 60 年代,该药物被证明能够成功地治疗急性白血病和淋巴瘤。

1967 年第一次提出了柔红霉素可以引起致死性的心脏毒性[6]。后来发现,化合物结构的微小变化可以导致生物活性的变化,从而限制了毒性作用。一个链霉菌变异的品系产生了不同的抗生素,命名为阿霉素;后来改名为多柔比星,以符合既定命名规则。多柔比星也显示出比柔红霉素更好的抗小鼠肿瘤的活性,特别是更好的抗实体肿瘤的活性。

虽然相对柔红霉素具有更高的治疗系数,多柔比星的心脏毒性仍然存在。柔红霉素和多柔比星是蒽环类药物家族的原型,这类药物目前已有 2000 多个已知的阿霉素类似物。蒽环类和非蒽环类药物类似物米托蒽醌仍是目前最有效和最常用的化疗药物,主要用于实体肿瘤,例如乳腺癌,还有淋巴瘤、白血病和肉瘤。

2.3.1.2　蒽环类药物的心脏毒性的剂量关系及危险因素

心脏毒性和给药的累积剂量之间存在典型的相关性。

在无一般危险因素或心脏危险因素的患者中,可以耐受多柔比星的剂量为 $300mg/m^2$,心衰发生率小于 2%[12]。在累积剂量为 400~450mg/m^2 时,预期的心衰发生率增加至 5%。当剂量为 551~600mg/m^2 时,心衰发生率为 18%。当剂量超过 600mg/m^2 时,心衰发生率为 36%[13]。

基于这些观察结果,对于多柔比星,降低累积毒性的合理剂量是 240~360mg/m^2,对于表柔比星是 450~600mg/m^2,在超过 5 年的时间内,预期的心衰风险是 2%~3%。

在儿童和青少年时期进行癌症治疗,是成年时出现多柔比星心脏毒性的触发因素。年龄影响着多柔比星心脏毒性的发生风险,非常年轻或非常高龄的患者更容易出现这种并发症。儿童或 65 岁以上的患者可能会出现心衰,在低剂量的发生比例也可高达 10%[12~14]。

在儿童中,由于儿童心脏尚未发育完全,蒽环类药物的毒性可能起到特殊的作用,干扰了心脏的发育成熟,尽管这种作用机制尚不清楚。因此,在儿科人群中进行心脏的保护和严格的监测应当是强制性的[14]。

个体对于蒽环类药物的心脏毒性的敏感性存在着巨大差异。

遗传因素在一些患者中可能导致了蒽环类药物相关心脏毒性的发生，识别与蒽环类药物心脏毒性作用敏感性相关的基因多态性目前正备受关注。在一项对非霍奇金淋巴瘤患者的研究中，对于 82 个候选基因的单核苷酸多态性进行评估，观察其是否与蒽环类药物心脏毒性的发生有关[8~11, 15]，研究发现了编码 3 个蛋白的基因多态性可能参与了心脏毒性的发生，包括活性氧生成中的 NADP（H）氧化酶、多柔比星外排转运体 MRP1 和 MRP2。

在高危儿童急性淋巴细胞白血病幸存者中，多柔比星相关的心肌损伤风险特别在具有 C282Y 突变的患者中升高，与遗传性血色素沉着症相关[60]。

然而，这些研究都集中在特定的基因，目前没有全基因组研究来确定其他的基因，以识别蒽环类药物心脏毒性风险增加的个体。

心脏毒性的一个危险因素是心血管病病史，例如高血压和治疗前左室射血分数降低。

高血压、既往心血管病病史、联合胸部放疗、或与烷化剂或抗微管药物联合治疗、尤其是联合环磷酰胺、曲妥珠单抗或紫杉醇治疗，能增加蒽环类药物的心脏毒性（表 2.1）。然而，每种能引起心肌对于外部损伤的易感性增加或降低心肌细胞修复能力的情况，都可能在与蒽环类药物联合使用时增强心脏毒性作用[28]。

表 2.1　化疗药物的心脏毒性

药物种类/名称	心脏副作用	频率	要点
Ⅰ型化疗药物			
蒽环类药物/蒽醌类药物			
多柔比星	慢性心衰/左室功能障碍	频繁	左室功能障碍继发于自由基的产生和多种机制；风险取决于累积剂量和使用时间、年龄、放疗、女性、既往心脏病史；持续输注可降低毒性。脂质体输注；右丙亚胺
柔红霉素			
表柔比星，去甲氧柔红霉素			
米托蒽醌	慢性心衰/左室功能障碍	相对频繁	急性心肌炎和输注时心律失常
烷化剂			
白消安	心内膜纤维化	少见	
	心包填塞	少见	
顺铂	缺血	相对频繁	
	高血压	非常频繁	
	慢性心衰	相对频繁	风险取决于年龄、放疗、既往蒽环类药物使用史

药物种类 / 名称	心脏副作用	频率	要点
环磷酰胺	心包炎 / 心肌炎	频繁	高剂量时发生出血性心肌炎
	慢性心衰		风险取决于累积剂量、年龄、放疗、既往蒽环类药物使用史
异环磷酰胺	慢性心衰	相对频繁	风险取决于累积剂量、既往蒽环类药物使用史
	心律失常	相对频繁	
丝裂霉素	慢性心衰	相对频繁	风险取决于累积剂量、年龄、放疗、既往蒽环类药物使用史
抗代谢药物			
卡培他滨	缺血	少见	在既往有冠心病病史的患者中更常见；机制可能是血管痉挛或血栓形成
阿糖胞苷	心包炎	少见	高剂量或与环磷酰胺联合使用后可出现心肌病（少见）
	慢性心衰	少见	
氟尿嘧啶	缺血	相对频繁	风险取决于冠心病病史、放疗、顺铂、速率和剂量；可能的机制是血管痉挛
	心源性休克	少见	
抗微管药			
紫杉醇	窦性心动过缓、房室传导阻滞、室性心动过速	少见	
	低血压	少见	高敏感性；多柔比星联合使用可能引起慢性心衰
	慢性心衰	相对频繁	
长春碱类	缺血	相对频繁	风险取决于冠心病或放疗
Ⅱ型化疗药物			
生物制剂			
单克隆抗体			
阿仑单抗	低血压	频繁	输液反应
	慢性心衰	少见	
贝伐单抗	高血压	频繁	严重高血压（>200/110mmHg）频繁并发症
	慢性心衰	相对频繁	同时使用蒽环类药物
	深静脉血栓	少见	
西妥昔单抗	低血压	少见	严重输液反应（支气管痉挛、哮鸣音、荨麻疹）
利妥昔单抗	低血压	相对频繁	输液反应（低血压、缺氧、支气管痉挛）
	血管性水肿		
	心律失常	相对频繁	罕见致死性心衰

续表

药物种类 / 名称	心脏副作用	频率	要点
曲妥珠单抗	慢性心衰 / 左室功能障碍	相对频繁	单药使用时，左室功能障碍不常见，风险取决于联合使用环磷酰胺、蒽环类药物和（或）紫杉醇
白介素			
IL-2	低血压	非常频繁	高剂量出现血管渗漏综合征（低血压、低灌注、水肿和渗出）；输注过程中出现一过性左室功能障碍
	心律失常	相对频繁	
地尼白介素	低血压	非常频繁	血管渗漏综合征（低血压、水肿、低蛋白血症）
α 干扰素	低血压	频繁	风险取决于已有心功能障碍或既往心脏毒性治疗
	缺血	相对频繁	
	左室功能障碍	少见	
其他			
全反式维 A 酸	慢性心衰低血压	相对频繁	维 A 酸综合征（呼吸窘迫、发热、肺部浸润）
	心包积液	相对频繁	
		少见	
三氧化二砷	QT 延长	非常频繁	监测 QTc 和电解质 - 停用延长 QT 药物
伊马替尼	心包积液	相对频繁	
	慢性心衰水肿	频繁	剂量相关（> 300mg/d）
喷司他丁	慢性心衰	相对频繁	骨髓移植前使用高剂量环磷酰胺后
沙利度胺	水肿	相对频繁	
	低血压	少见	
	深静脉血栓	相对频繁	
	心动过缓	相对频繁	
依托泊苷	低血压	相对频繁	快速输液过程中

与使用其他化疗药物的患者相比，接受蒽环类药物的治疗能将心衰的风险提高 5 倍[16]。

应该特别关注蒽环类药物（例如多柔比星）与曲妥珠单抗的相互作用，曲妥珠单抗是目前较常用的对于乳腺癌的辅助治疗。一篇文章近期回顾了两个大型的临床试验，比较了使用多柔比星和环磷酰胺化疗，与使用两种药物联合曲妥珠单抗辅助治疗，发现充血性心衰在化疗组的发生率为 0.45%，在化疗联合曲妥珠单抗辅助治疗组的发生率为 2.0%[48]。

　　蒽环类药物与其他化疗药物如曲妥珠单抗的联合使用引发的问题将在后续讨论。

框 2.2　增加蒽环类药物诱导的心脏毒性相关的因素

- 年龄 > 65 岁或 < 4 岁
- 女性
- 高血压
- 合并心脏病
- 纵隔照射放疗
- 同时使用环磷酰胺、紫杉醇或曲妥珠单抗
- 蒽环类药物累积剂量
- 蒽环类药物剂量较高

2.3.1.3　蒽环类药物毒性引起的心脏形态和组织病理改变

　　在接受低至 240mg/m^2 多柔比星治疗的患者的心内膜心肌活检组织中，即可见到组织病理的改变。多柔比星心肌病的心脏形态和功能变化类似于扩张性心肌病的改变。在多柔比星心肌病中，可见成片的心肌间质纤维化和散在的空泡化心肌细胞（Adria 细胞；图 2.2 和图 2.3 [20]）。多柔比星心肌病的本质表现是心肌空泡样变性，伴肌原纤维部分或全部丢失（图 2.3 [20]），可见 Z 盘的残留，并可见肌浆网和 T 管的扩张，心肌细胞空泡的聚合形成较大的膜结合空间。细胞核 - 染色质解体，染色质被白丝替代也是多柔比星心肌病的特征 [20, 25~27]。

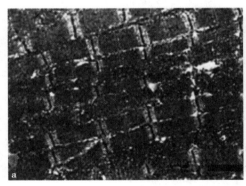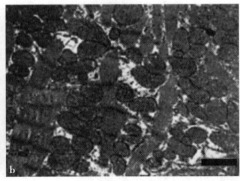

图 2.2　（a）正常的心肌细胞结构，无异常的间质纤维化。（b）肌原纤维丢失和空泡（Adria 细胞）和广泛弥散性纤维化。（Takemura 等人许可发表）

　　然而，急性心肌细胞损伤的区域并不常见。

　　纤维化的区域常常比较广泛，在心肌愈合的区域，可见组织细胞浸润以及成纤维细胞的增殖。

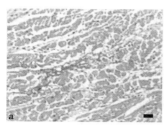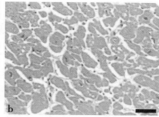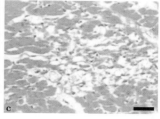

图 2.3 （a）正常心肌，很少或没有细胞外基质的改变，心肌细胞完整。（b）放大倍数具有相同的特征。（c）心肌细胞丢失、基质紊乱、弥漫性纤维化。（Takemura 等人许可发表）

多柔比星心肌病的收缩功能和心室射血分数降低，同时所有心腔可能扩张，虽然其表现没有缺血性和非缺血性扩张型心肌病那样严重。多柔比星心肌病可同时伴随舒张功能障碍，左室壁厚度的微小变化导致了室壁应力的增加。此外，在一些患者中还可见到附壁血栓。

2.3.1.4 蒽环类药物毒性的机制

蒽环类药物对心肌细胞的毒性机制非常复杂，在细胞水平尚未得以充分解释。该过程的第一步是药物进入心肌细胞。

多柔比星对肿瘤细胞的治疗作用机制可能不同于它对于心脏毒性的作用机制。这些抗肿瘤的作用机制包括活性氧的产生、插入 DNA 从而抑制大分子的合成、与 DNA 结合、与 DNA 交联；此外通过对拓扑异构酶 IIB 的抑制和毒性从而造成 DNA 的损伤，并通过对拓扑异构酶 II 的抑制导致细胞凋亡[20, 25, 26]。多柔比星心脏毒性的主要机制是氧化应激的增加，即提高活性氧（ROS）和脂质过氧化的水平[20]。多柔比星诱导了心肌线粒体的毒性损伤。

细胞内的第一个机制是铁复合物的形成，活性氧（ROS）的产生导致线粒体功能的损伤。

许多线粒体酶，例如 NADH 脱氢酶、细胞色素 P-450 还原酶、黄嘌呤氧化酶，参与了氧自由基（ROS）的产生。多柔比星也能通过增加内皮细胞一氧化氮合酶，来增加过氧化物的生成。

对多柔比星心脏毒性作用的改善进一步证明了在转基因小鼠模型中调节活性氧产生的重要性。锰依赖性超氧化物歧化酶（Mn-SOD）的过表达降低了凋亡、改善了接受多柔比星治疗小鼠的左室功能，而 Mn-SOD 缺失增加了药物的心脏毒性作用[33, 34]。已证明转录因子的激活、芳香羟受体参与了多柔比星在心肌细胞中的代谢，增加了药物代谢蛋白的表达[35]。小鼠中芳香羟受体的缺失可引起多柔比星治疗诱发的心肌细胞活性氧的产生和凋亡，以及增加左室功能不全的发生[36]。

多柔比星在心肌细胞中代谢产生的活性氧可以随后通过凋亡通路导致细胞坏死（图 2.4）[36~38]，最开始引起 caspase 9 和 caspase 3 的激活 [39, 40]，从而导致线粒体渗透性转换孔的开放，继而引起细胞色素 C 释放入细胞质 [41, 42]。多柔比星可以直接结合心磷脂，破坏线粒体膜蛋白与心磷脂的结合；这种作用可以促进氧化应激下细胞色素 C 的释放。

蒽环类药物毒性机制

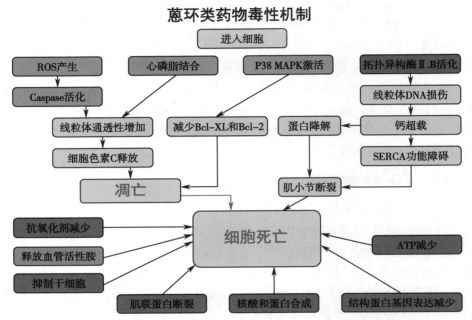

图 2.4　多柔比星治疗时心肌细胞凋亡和死亡增加的细胞机制。红色表示抑制机制，绿色表示激活机制

多柔比星的另一种线粒体损伤机制可以通过干扰拓扑异构酶Ⅱβ 激活，来干扰线粒体基因组 [61]。这种 ATP 依赖的核酶在线粒体 DNA 复制过程中，对于调节细胞分裂和聚合的过程起到了重要作用。多柔比星稳定了拓扑异构酶Ⅱ-DNA 复合物，从而防止 DNA 链断裂的重组，这一作用可以阻碍线粒体 DNA 编码呼吸链单元的合成 [62]。

多柔比星诱导的凋亡也可以在不同通路下激活，部分由 p38 MAPK 激活而介导。在多柔比星治疗的早期，有证据表明有抗凋亡蛋白表达的上调，包括 Bcl-XL 和 Bcl-2，随后它们表达降低；增加 Bcl-XL 或 Bcl-2 的表达可以对多柔比星诱导的心脏毒性起到保护作用。

心肌细胞死亡是由细胞毒性通路与细胞保护通路之间的平衡决定的。对这些细胞保护通路的认识可以给降低蒽环类药物的毒性提供新思路和提供可能途径。

抗氧化治疗可以导致 Akt 的激活 [43~45]，已经证明了通过腺病毒载体传递结构性活化的 Akt 来增加 Akt 活性，可以提高多柔比星治疗后的左室功能。此外，Akt 活化的保护作用包括通过引起 caspase 9 和 caspase 3 失活而抑制凋亡。另外，Akt 活化与抗凋亡蛋白（Bcl-2）的表达增加有关[46, 47]。

基于临床兴趣，一项研究表明，神经调节蛋白 -1β（neuregulin--1β），即表皮受体激酶（ErbB2）的配体，可以激活在成年大鼠心室肌细胞的 Akt，减少心肌细胞紊乱[3]。ErbB2 是曲妥珠单抗的靶点，该药被认为在乳腺癌细胞中抑制 ErbB2 受体信号，并已显示能够导致左室心功能障碍。此外，该蛋白的缺失能刺激多柔比星诱导的自由基的产生，从而阻止治疗后左室功能下降。

线粒体衰竭导致钙稳态的变化，从而引起心肌收缩功能受损。

线粒体损伤可以解释最初发现的蒽环类药物的心脏毒性中的舒张功能不全[13]。蒽环类药物剂量增加可能导致 SERCA 功能障碍，这是由于肌浆网兰尼碱受体出现钙超载，从而导致蛋白的降解、收缩蛋白和肌小节的断裂。

蒽环类药物剂量的进一步增加会导致细胞凋亡和坏死。

其他发现的机制[20]包括抗氧化剂和巯基的降低、核酸和蛋白合成的抑制、血管活性胺的释放、肾上腺功能的变化以及心脏特异基因表达的降低。多柔比星引起蛋白合成的基因的下调也被认为是心脏毒性的可能机制，这些蛋白包括 α 肌动蛋白，肌球蛋白轻链和重链，肌钙蛋白 I 和结蛋白。

收缩蛋白产生的减少与肌原纤维的丢失以及心肌收缩功能的降低有关。舒张功能异常可能是由肌浆网 ATP 酶的下调引起的。

已经发现，多柔比星能抑制细胞外信号调节激酶（ERK）的活性。此外，有证据表明多柔比星能通过过氧化氢和超氧化物的生成诱导心肌细胞的凋亡，这是通过诱导活化 p53，从而促进心肌细胞的凋亡。

在这个阶段的心内膜心肌活检证实了细胞破碎和丢失[19]。多柔比星引起的许多作用可能造成心肌细胞功能障碍，包括细胞内 ATP 的转录变化、肌浆网钙 -ATP 信使 RNA 的表达、对于调节细胞存活和肌小节蛋白合成的转录因子的抑制、肌节蛋白和肌联蛋白的断裂[63]。

最后，其他的负性作用也可能通过抑制心肌干细胞来介导，心肌干细胞即能分化为心脏收缩心肌细胞的内源性心肌细胞（祖细胞）[64]。这些细胞参与了青春期的心肌生长，并为替换成年人心脏中的受损细胞提供储备。由多柔比星毒性作用引起的祖细胞的减少以及带来的再生能力的降低，可能进一步引起心脏功能障碍。

总之，蒽环类药物引起的心肌功能障碍的机制有多种，但这些作用机制有的尚不明确。

虽然右丙亚胺减轻损伤的疗效表明毒性可能通过自由基的产生而介导，但与电生理相关的心脏毒性的根本原因尚不清楚。

2.3.1.5　蒽环类毒性的临床表现

根据毒性征象和症状出现时间的不同,蒽环类毒性可分为 3 种(急性、早发、迟发慢性进展),这些分类和治疗结束时间、毒性发展速度以及心衰恶化速度相关。

心脏损害出现在暴露于蒽环类药物的第一阶段,即用药后即刻或者早期。这些心脏损害作用被蒽环类药物治疗后的心内膜心肌活检结果以及 TNI 的升高所证实[17, 18]。

使用蒽环类药物的早期临床效应可能会被患者和临床医师完全忽略。

根据不同的研究,急性心脏毒性的发生率在 1%～11%[7, 19],发生于用药之后 2～3 天内,通常不晚于用药之后 1 周。

临床表现通常为心肌心包炎引起的胸痛,以及由于窦性心动过速、阵发性非持续性室上性心动过速、房性早搏、室性早搏引起的心悸,以及窦房结功能异常。心电图可能显示非特异性 ST-T 改变、电轴左偏、QRS 波幅下降和室性晚电位。所有蒽环类均能延长体表心电图的 QT(QTc)间期[65]。

这些急性改变的机制尚不明确,可能是因为阿霉素引起急性炎症反应后导致的可逆性心肌水肿[19, 20],这些急性改变的机制不同于既往广泛认可的慢性蒽环类心脏毒性的原因,这点在之前的内容中已经讨论过。

近期的一篇案例报道提出蒽环类药物治疗可能导致应激性(Tako-Tsubo)心肌病[21]。

急性左心功能衰竭是急性心脏毒性的罕见表现,但是可以通过合适的预防措施逆转。

急性蒽环类药物应用相关的心律失常通常是短暂的,不需要特殊干预[57]。但是据报道,仅小剂量(累积剂量 120mg/m²)蒽环类药物的应用即可引起患者的晕厥和完全性房室传导阻滞,并且需要植入起搏器[66]。同样地,对于阿霉素,这种看似心脏毒性较小的药物也出现过此类的不良反应。

目前仍不清楚这些出现过早期副作用的患者是否比那些没有出现过的患者更容易发生迟发毒性。

心力衰竭通常是迟发事件,可能经过多年之后依然有心力衰竭的风险。

如前述,慢性阿霉素的心脏毒性发生率相对较低(约 1.7%)[22],并且与剂量相关。

早发慢性进展性心脏毒性在完成治疗后 1 周至 1 年内发生,通常在最后一次用药后的 30 天内最明显,发生率为 1.6%～2.1%。迟发慢性心脏毒性可能性在第一年之后出现,甚至能够在化疗后 6～20 年出现,并不清楚是否存在发病的时间界限。

在阿霉素的累积剂量 >350mg/m² 后,使用蒽环类化疗后左室射血分数(LVEF)的改变会较明显。通常左室功能下降是无症状的,如果心脏毒性不超过中度(LVEF 下降≥15%,且 LVEF 30%~45%),停用蒽环类药物能够使 LVEF 趋于稳定。

长期存活患者的心脏毒性的发生率增加,其发生率从 2 年后的 2% 至 15 年后的 15%。

以下的特别情况与儿童时期发生恶性肿瘤的成人存活者有关。有高达 65%的儿童时期患恶性肿瘤并且使用阿霉素治疗的患者,在超声心动图上显示出左室收缩功能异常的证据[23]。

在儿童癌症存活调查研究中,对 14 538 例儿童时期患恶性肿瘤的 5 年存活者的调查发现,使用 <250mg/m² 蒽环类较不使用蒽环类的患者,充血性心力衰竭发生风险增加 2.4 倍[24]。若阿霉素≥250mg/m²,则风险增加到 5.2 倍。

在儿童霍奇金淋巴瘤存活者中,评估不同超声心动图的变量后发现,即使在无症状存活者中,超声心动图仍能发现[67] 高概率的舒张功能不全,证实了蒽环类治疗后心脏舒张功能不全很常见,即使在没有接受放疗的患者中,以及在使用阿霉素中位剂量 150mg/m² 的患者中,心脏舒张功能均很常见,其中 69% 的患者接受阿霉素的治疗剂量 <300mg/m²,300mg/m² 被认为是具有收缩功能障碍发生最大风险的临界值[68]。

在接受包含蒽环类药物辅助化疗的成人乳腺癌患者中,Abu Khalaf 等人发现,在使用蒽环类药物 7 年后,LVEF 的中位绝对值改变较基线下降 5.5%[24]。并且 12% 的患者在化疗后 LVEF 低于正常值下限。

一项包含 72 例成人的研究观察了蒽环类毒性导致的心室收缩功能异常和心律失常之间关系[69]。蒽环类药物治疗后的 QTC 和 LV 扩大程度(r = 0.43)及射血分数(r = −0.46)之间存在中等程度的相关性,射血分数下降与 QTC 延长之间存在负相关。QTC 与 LV 舒张功能之间不存在相关性,LV 舒张功能异常通常被认为是蒽环类药物心肌损害的第一步。但是 1981 年的一项病例报告中描述,一例患者在 8 个月前给予了高累积剂量阿霉素(490mg/m²),突发了心脏猝死,并没有 CHF 证据或者既往心律失常病史[70]。尸检发现了心脏纤维化和心肌肥厚,提示即使缺乏显性心力衰竭的临床证据,也不能排除心律失常性死亡时存在显著的心脏功能不全。

发生 CHF 的患者预后很差,第一年死亡率接近 50%。

2.3.1.6 蒽环类毒性的诊断

诊断阿霉素心肌病的第一步是采集病史,评估诊断的可能性。
心血管系统的全面检查对于发现显性心力衰竭的证据至关重要,比如颈静脉压力升高和 S3 奔马律。

每一个患者都应当行心电图检查：通常 ECG 表现出非特异性 ST-T 改变，有时表现为 QRS 波低电压，更少见的表现为心脏节律和心室复极异常。

胸片对诊断心脏扩大和肺静脉淤血有帮助。

通常这些检查手段发现的异常不具有特异性和诊断价值。通过 ^{111}In 标记的单克隆抗肌球蛋白抗体进行的抗肌球蛋白抗体检测有助于诊断心肌炎，已经被用于阿霉素心脏毒性的诊断。在阿霉素治疗患者中，抗肌球蛋白抗体检测的敏感性很高[49]。

多种组织核素检测被尝试在动物模型中用于凋亡的检测，膜联蛋白 V 已经被用于检测阿霉素诱导的凋亡。

更多研究已经探索神经体液因子和心肌酶的检测用于诊断阿霉素心脏毒性和心力衰竭的价值。

血浆 BNP 水平与 CHF 严重程度相关。

不同研究发现，TNT 和 TNI 水平升高提示心肌损害。

但是神经体液因子和心肌酶的变化在其他类型心肌病中同样可见，并不是阿霉素心肌病的特异性改变。

在心脏形态和组织病理学上，心内膜心肌活检能够显示阿霉素心肌病的特异性诊断特征。支持阿霉素心肌病诊断的病理特点包括心肌纤维减少、肌浆网扩张、胞浆空泡化（所谓的 Adria 细胞）。心内膜心肌活检有助于评估阿霉素毒性的严重程度。但是这种技术是有创的，需要大量经验和训练，因此心肌活检没有被广泛应用于阿霉素毒性和严重程度的诊断。

2.3.1.7   左室功能评价

左室收缩和舒张功能能够通过无创成像技术评价，包括经胸超声心动图（ECHO）、平衡法核素心室造影（RNA）、心脏磁共振成像（CMR）、心脏计算机断层扫描 CT。这些成像技术的特殊作用，详见第 4 章。

临床上常在接受具有潜在心脏毒性化疗药物的患者进行 ECHO 和 RNA 的检查，用于检测是否存在左室功能异常。

RNA 以计算为基础，因此是量化的，但是患者需要暴露在 5 豪西弗的射线下，如果新型的 γ 摄像机采用更敏感的晶体，那么射线量可以更少，可减少 5 倍。核素心室造影已经被用于评估左室收缩和舒张功能。

类似于其他心肌病，心脏去交感神经化可见于阿霉素心肌病，MIBG 核素显像能够评估心脏去交感神经化。

阿霉素心肌病也显示出葡萄糖和脂肪酸代谢异常。通过 ^{18}F- 脱氧葡萄糖 PET 可显示心肌葡萄糖摄取障碍，通过 ^{123}I-BMIPP 可评估脂肪酸代谢异常。

相比之下，ECHO 没有射线暴露，如果用左室面积法细致地评估，所有声窗好的患者均能获得准确的 LVEF 数值。而且心脏多普勒超声常常用于检查早期心脏收缩及舒张功能异常。

运动负荷心脏超声或者药物 ECHO 检查有助于评估左室收缩功能的储备。

除此之外，超声心动图能够评估心肌、瓣膜结构和大血管的解剖异常，这些无法通过 RNA 获得。

对于声窗不好、无法获得清晰图形的患者，可使用超声造影或 RNA 评估 LVEF。

虽然 ECHO 和 RNA 均能够评估化疗患者的左室功能，但在随访过程中，应当确保使用相同的技术以避免不同方法产生的差异。

CMR 也可用于评估 LV 收缩功能。然而，这些检查方法对于阿霉素心脏毒性都是非特异的。

更多信息见第 4 章。

对于所有使用蒽环类药物的患者，对心脏功能的重复评估非常重要，可以发现无症状患者潜在的进行性心脏损害；如果 LVEF 下降 15% 或 10%，并且 <50%，3 周后重复测量仍是相同结果，或者肌钙蛋白、BNP 升高，应该考虑换用其他化疗药物，因为继续蒽环类药物治疗可能导致严重的心脏毒性。

对于无症状患者应当随访多长时间，目前没有明确的共识。结束治疗后 6 个月，应当评估收缩功能；之后 2～3 年内，每年随访一次；之后如果没有意外，每隔 3～5 年随访一次，直至终生。如果随访过程中出现了 CV 事件，应当进行更加严密的控制。在高风险患者中，例如在那些存在 CV 疾病或者接受 ≥300mg/m² 阿霉素或等同剂量的患者中，应当更加频繁监测，尽管至今没有数据表明这种策略能够获益。

框 2.3　阿霉素毒性

- 心脏毒性与剂量相关
- 特殊危险因素
- 心肌病特异表现（Adria cells）
- 毒性：氧化应激增加（线粒体功能异常 -SERCA 失功能 -CA 超载 - 天冬氨酸蛋白水解酶激活）与细胞保护途径之间的失衡（erbB2 和 Akt 激活）
- 急性毒性在用药后即刻出现（发生率 11%）
- 胸痛，室上性早搏（SVPB），室性早搏（VPB），室上速（SVT）和非特异 ST-T 改变
- 迟发毒性在用药后 30 天至 10 年间（发生率 1.7%）
- 诊断基于病史、症状和心衰证据 - 神经体液因子和肌钙蛋白升高（非特异）
- ECHO 和核素心室造影评估 LVEF

2.3.1.8　蒽环类心脏毒性的预防 [30~32, 50]

根据 ACC 和 AHA 心衰指南，化疗患者可认为是 A 阶段 HF 人群，发生心功能不全的风险增加。β 受体阻滞剂和 ACEI 是这类患者的药物选择。

蒽环类心脏毒性的主要机制是，心肌细胞的自由基产生增加，导致细胞凋亡、LV 功能异常和心力衰竭，降低外源性氧化应激的方法可能降低蒽环类心脏毒性，减轻 LV 功能异常。可以通过多种机制实现这个目标。活性氧化产物可通过阿霉素与非血红素铁之间的相互作用产生。在 β 受体阻滞剂中，卡维地洛能够通过其抗氧化能力预防阿霉素的心脏损伤。在接受高剂量阿霉素（> 500mg/m²）的患者中，使用卡维地洛能够预防 LVEF 的下降。一项随机研究发现，卡维地洛能够预防使用蒽环类药物患者的左室功能异常、减少死亡 [71]。缬沙坦是一种 ARB，它与蒽环类同时使用，能够预防急性心脏损害 [72]。

一项研究发现，给予患者雷诺嗪的治疗，给药后 5 周或 6 个月进行超声心动图和生物体液因子的检测，发现舒张功能异常指标均得到改善 [73]。

其他药物也显示出减少心脏毒性的作用，特别是在高危患者中。在接受阿霉素治疗过程中，TNI 升高的患者是高危人群，依那普利可以预防此类人群晚期 LVEF 下降。

因此，有蒽环类药物心脏毒性风险的患者必须考虑使用 ACEI 和（或）卡维地洛。

在蒽环类心脏毒性的动物模型中，具有抗氧化作用的普罗布考也能预防 LVEF 的下降。然而在阿霉素治疗的动物模型中，维生素 E 的抗氧化作用并不能预防 LV 收缩功能异常。

在成人及儿童中，铁螯合制剂右丙亚胺能够减少蒽环类药物诱发的心脏凋亡，其作用机制是通过超氧歧化酶模拟特性抑制铁催化的自由基产生。由于能够抑制活性氧的生成，这种铁螯合制剂可用于蒽环类药物毒性的预防。多项研究显示，这种制剂能够减少 CHF 和 LVEF 下降的发生。即使在接受了 300mg/m² 阿霉素的患者中，右丙亚胺也具有心脏保护作用。该药能够减少 2/3 蒽环类心脏毒性的发生，而且不影响化疗反应或整体生存期，在儿童患者中还能预防化疗相关 TNT 的升高。

一些研究提出右丙亚胺可能会降低蒽环类药物的肿瘤治疗效果，因此其使用受到限制。这些担忧使得 USFDA 推荐仅在给予高剂量蒽环类（> 300mg/m² 阿霉素）时应用右丙亚胺。其他一些调查未发现其应用降低蒽环类肿瘤治疗效果。

长春新碱对暴露于化疗或氧化应激的成年小鼠心肌培养细胞具有心脏保护作用，该药经常与阿霉素联合应用，可以加强恶性肿瘤的治疗效果 [51]。将培养的心肌细胞暴露于 $15\sim20\mu g/ml$ 的阿霉素接近 24 小时，心肌细胞存活率降低 50%。$10\sim30\mu mol/l$ 长春新碱共同治疗可明显提高心肌细胞的存活率（>85%）。与阿霉素单独治疗相比，长春新碱共同治疗降低细胞色素 C 释放，提示长春新碱可减少氧化应激，抑制线粒体改变。长春新碱与巯基丙酰甘氨酸（具有抗氧化作用）、氨氯地平（二氢吡啶类 CCB）及右丙亚胺（铁螯合制剂）相比：长春新碱优于巯基丙酰甘氨酸和氨氯地平，与右丙亚胺相似。

其他方法也被用于评估能否减少蒽环类心脏毒性。通过脂质体包被改变药代动力学特点，柔红霉素和阿霉素比非脂质体形式药物的心脏毒性少，因为较低比例的药物以脂质体形式作用于心脏。聚乙二醇脂质体阿霉素降低循环中游离阿霉素的浓度，并导致肿瘤细胞对药物的选择性摄取 [29]。聚乙二醇阿霉素已被证实能够有效减少蒽环类心脏毒性，即使剂量 >500mg/m² 时。

另外一种减少毒性的方法是改变药物的化学结构（比如表阿霉素）。

最后，也有人提出改变药物输注方案，通过长时输注减少药物峰浓度的方法，从而减少心脏毒性。

2.3.1.9 蒽环类心脏毒性的预防策略

决定采用包含蒽环类药物的化疗方案治疗恶性肿瘤时，必须权衡治疗方案的可能获益及潜在的心脏风险。这需要心脏专家和肿瘤专家深入讨论支持和反对蒽环类治疗的观点。如果患者没有蒽环类药物引发心脏毒性的危险因素，并且能够从蒽环类药物使用中有很大获益，应当使用此类药物，但需要常规检测左室功能。另一方面，如果蒽环类药物引发的心脏毒性风险很高，并且蒽环类药物获益不明确，不应当使用此类药物。而介于中间的患者，应当谨慎评估蒽环类的相对风险和获益，这决定了是否对这些患者给予更加频繁的监测（比如在每个化疗周期前）以及预防性地使用心脏保护药物。

在治疗过程中患者出现了蒽环类心脏毒性，应当进行类似的风险和获益评估，决定继续或中断治疗。这种情况下，左室功能异常的程度在决定是否继续使用蒽环类药物治疗中起到重要作用。在能够从包含阿霉素的化疗方案中明显获益的患者中，如果 LVEF >40%，在联合使用心脏保护治疗和严密监测左室功能的情况下，应当继续阿霉素治疗。

降低心脏毒性应重点注意阿霉素的累积剂量应当 <450mg/m²。正如前述，降低扩张性心肌病发病风险的方法还包括：使用蒽环类似物，采用其他药物形式，用持续缓慢输注代替标准输注方案。然而，到目前为止，尚无广泛认可的方案可用以预防或降低阿霉素心脏毒性。

框 2.4　可用于降低阿霉素心脏毒性的药物

- MPG
- 普罗布考
- 右丙亚胺
- 氨氯地平
- 卡维地洛
- PDE5 抑制剂（西地那非）
- 一氧化氮
- 超氧化物歧化酶
- 内皮受体拮抗剂（波生坦）
- 促红细胞生成素和促血小板生成素
- 粒细胞集落刺激因子
- 长春新碱

　　上述大部分药物都曾在动物实验中被检测是否具有降低阿霉素心脏毒性的作用。这些药物大多都具有降低氧化应激的作用。据报道，巯基丙酰甘氨酸（MPG，一种合成的具有抗氧化特性的氨基硫醇）、普罗布考、超氧歧化酶以及具有抗氧化特性的右丙亚胺均能降低阿霉素心脏毒性。同样地，既往也曾研究具有抗氧化作用的氨氯地平及 β 和 α 受体阻滞剂卡维地洛。PDE5 抑制剂西地那非、促红细胞生成素和促血小板生成素、粒细胞集落刺激因素也在实验动物模型中被研究探讨。既往也有研究在转基因小鼠模型探索过一氧化氮和超氧化物歧化酶的潜在保护作用。一氧化氮缺乏与心脏损伤相关，含锰超氧歧化酶的升高可降低线粒体损伤。

　　但是对阿霉素心脏毒性的潜在保护作用是在动物中研究的，通常是在短期腹腔内给药之后，建立急性和短期阿霉素暴露模型。不同研究使用了多种方法评估心脏毒性。长春新碱的保护作用因物种有所不同，其对于人类是否有相似的作用仍不明确。仍需要合适的临床试验来探讨这些药物是否在治疗阿霉素心肌病中真正有作用。尽管铁螯合制剂右丙亚胺正在临床中使用，但因其骨髓抑制作用，实际上临床使用很少。

　　总而言之，阿霉素心脏毒性是致死性疾病。大量研究探索阿霉素心脏毒性的机制，已经获得了较大进步。尽管有大量研究努力寻找阿霉素心肌病的有效治疗方案，但目前还没有发现明确有效的治疗方法。

2.3.1.10　治疗和管理

　　一旦确诊蒽环类诱导的心力衰竭，对这些患者并没有特异性的治疗方案。根据 ACC、AHA 和 ESC 的现有指南，CHF 的标准治疗应当使用 ACEI、β 受体阻滞剂和控制容量的袢利尿剂。

利尿剂用于减轻肺循环和体循环静脉淤血。其他形式的收缩性心力衰竭，应当考虑应用 β 受体阻滞剂。除了之前讨论过的卡维地洛，美托洛尔在阿霉素诱发的心肌病中也是安全有效的。但是关于 β 受体阻滞剂是否能够有效阻止心肌重塑、改善预后方面的控制性数据很有限；使用 β 受体阻滞剂前后，阿霉素心肌病预后改变的资料也很欠缺。

应当考虑使用血管紧张素 II 抑制剂。最近的一项研究纳入了蒽环类药物诱导的 LVEF ＜ 45% 的患者，发现使用依那普利和卡维地洛后，42% 的患者 LVEF 恢复正常。与部分反应（LVEF 升高 10%，但未恢复正常）及没有反应的患者相比，这些有反应的患者在 CHF 发生时的 LVEF 更高，而且他们开始治疗的时间更早 [52]。在蒽环类诱导心肌病患者中，心脏功能异常恢复的一个重要因素就是化疗结束和 HF 治疗开始之间使用 ACEI、可耐受情况下加用 β 受体阻滞剂治疗。若在化疗结束后 2 月内开始治疗，那么 LVEF 完全恢复正常的可能性很大。

对于心衰级别高、可耐受血管紧张素 II 抑制剂治疗的患者，低剂量肼苯哒嗪 - 二硝酸异山梨醇酯联合治疗是可采用的，有资料显示这种治疗方案在阿霉素心肌病中有效。

对于恶性心律失常，如相关指南所说，如果患者没有短期内死亡风险，应当考虑胺碘酮和 ICD。

但应当强调的是，没有任何一种应用于缺血性或特发性扩张性心肌病的治疗在改善阿霉素心肌病患者的预后方面有效。

如果在化疗后患者原发恶性肿瘤得到治愈，可采用心脏移植来改善患者的长期预后，但在心脏移植之前，需要安装心室辅助装置作为桥接策略。心脏移植和辅助装置的使用限制与 AICDs 相同。

在蒽环类为基础的化疗中或化疗后出现左心功能异常的患者，也应同时考虑其他心力衰竭的原因。特别地，具有冠脉疾病危险因素的患者应当考虑冠心病可能，并应启动缺血相关评估。如果对于左心功能异常的病因有疑问，或者需要确定是否应该继续给予蒽环类化疗，应当进行心内膜心肌活检，特别是在接受高剂量化疗药的患者中。

不幸的是，关于预防用药的其他方面仍不足，仅仅 1/3 的接受化疗，无症状性 LVEF 下降的患者接受了 ACEI 或者 ARB 和（或）β 受体阻滞剂的治疗，不到 1/2 的患者考虑接受心脏咨询。这再次证明了肿瘤专家与心脏专家之间的交流及化疗心脏毒性常规教育的重要性。

推荐 LVEF 明显受损的患者在 3、6、9 个月时进行心脏方面的监测。

框2.5　蒽环类毒性的预防和管理
- 评估可能的治疗获益和潜在心脏风险比
- 限制阿霉素累积剂量 $<450mg/m^2$
- 抗氧化物
- HF 和无症状 LVEF 下降时使用 β 受体阻滞剂和 ACEI
- 在 3、6、9 个月时进行心脏监护

2.3.1.11　米托蒽醌

　　米托蒽醌是一种具有抗肿瘤作用的蒽二酮,化学结构类似于其他蒽环类。心脏毒性也是米托蒽醌的严重副作用。

　　米托蒽醌诱导的心脏毒性风险也在多发性硬化患者中曾被研究,当累积剂量 $>100mg/m^2$ 体表面积(BSA)时,心脏毒性风险明显增加。但是,当米托蒽醌累积剂量 $<100mg/m^2$ BSA 时,其对早期阶段心脏功能的影响并不明确,尚无从开始治疗就常规监测的心脏功能的数据。

　　阿霉素具有蒽环类结构,它能改变心肌细胞肌浆网 Ca^{2+} 释放和摄取机制,正如前述,这些作用是引起蒽环类心脏毒性的作用机制之一。

　　但是相比之下,米托蒽醌的心脏毒性较小。米托蒽醌对电刺激的心房肌细胞的作用提示米托蒽醌增加 Ca^{2+} 释放。与蒽环类明显抑制肌浆网功能相比,肌浆网功能的加强可能解释了该药相对较轻的心脏毒性。

　　临床试验证实了恶化型多发性硬化患者使用米托蒽醌的治疗作用。对 1378 例多发硬化患者的回顾性分析发现,累积剂量 $<100mg/m^2$ 的患者中,无症状的 LVEF $<50\%$ 发生率为 1.8%;若累积剂量 $>100mg/m^2$,发生率则达到 5%;没有从一开始治疗就持续监测心脏功能。在每次用药前常规检查 UCG,22% 患者在第一次或者第二次米托蒽醌输注后,具有一过性 LVEF 下降 13%~16%。另外 22% 患者具有舒张功能改变,但没有明显的 LVEF 变化[74]。

　　在米托蒽醌应用过程中,也能见到表现为急性心肌炎的偶发病例,以及观察到心律失常的发生。

框2.6a　蒽环类(1)
- 仍然是最有效、最常用的化疗药物之一
- 毒性与剂量相关(最大 240~360mg/m² 的阿霉素和 450~600mg/m² 的表阿霉素)
- 与曲妥株单抗毒性效应相关
- 毒性风险因素(见框2.1)
- 毒性易感与遗传因素相关

- 毒性机制:
  - 细胞氧化应激和 ROS 产生增加
  - 线粒体功能障碍、钙稳态改变和收缩功能异常
  - 肌浆网改变、收缩蛋白降解、肌小节断裂
  - 细胞凋亡激活
  - 凋亡和保护途径失衡

框 2.6b 蒽环类(2)

- 急性心脏毒性发生率 11%,在用药后 2〜3 天内发生
- 心肌心包炎,胸痛,PVCs,PSVCs,NS-SVT,ST 改变,应激性心肌病
- 慢性毒性发生率 1.7%,与急性毒性无明确关系,在用药后 30 天至 6〜10 年内发生
- 特殊人群—儿童恶性肿瘤存活者
- 预后差(1 年死亡率 50%)
- 诊断
- LV 功能的评估
- 预防
- 治疗

2.3.2 氟尿嘧啶(5-FU 和卡培他滨)

5-FU 和卡培他滨能够抑制胸苷酸的合成,因此抑制胸腺嘧啶和尿嘧啶的合成。底物的缺乏抑制了 RNA 和 DNA 合成,从而阻滞如肿瘤细胞的快速分化细胞的生长和分化。

接受此类药物治疗患者心脏毒性的发生率约 1.2%〜18%,通常被误诊,死亡率为 8%,再次暴露患者的死亡率增加 13%。

出现心脏毒性的药物剂量范围很广。

心脏毒性的易感因素是既往存在冠脉血管疾病,阻断 5-FU 代谢的二氢嘧啶脱氢酶的缺乏(8% 正常人群中出现),膳食叶酸的补充,叶酸提高了亚甲基四氢叶酸的水平,使得 5-FU 与胸腺嘧啶合成酶更加稳固的结合。

5-FU 的组织损伤仍存在争议,既有经典的缺血损伤,又有细胞毒性直接损伤。

心脏毒性的机制包括:NO 合成酶减少导致内皮细胞的损伤,从而引起了血管痉挛和内皮破损的细胞毒性,继而导致血栓形成。这种机制是完全可逆的。

这些损伤的临床表现是典型心绞痛、心肌梗死和心律失常,通常发生于用药后 1〜48 小时,这些症状在停止治疗后消失。

ECG 监测对于毒性的预防和及时诊断都很重要。一旦诊断,应当立即停药,

换用其他化疗药物。

在症状发作时,可使用维拉帕米和硝酸酯类药物对抗冠脉痉挛。

2.3.2.1　概述

5-FU 属于化疗药物家族中的抗代谢类药物,是一种嘧啶类似物,通过不可逆的抑制胸苷酸合成发挥作用。5-FU 通过阻断胸腺嘧啶(DNA 复制所需要的一种核苷酸)的合成,从而干扰酶的作用,抑制脱氧尿嘧啶单核苷酸(dUMP)转变成脱氧胸腺嘧啶单核苷酸(dTMP)。dTMP 缺乏引起快分化肿瘤细胞的死亡。因为尿嘧啶是 RNA 的正常成分,开发此药的理论是,肿瘤细胞的基因不稳定增加,与正常细胞相比,它们可能对模拟自然成分的毒性分子的敏感性更高。用特异的尿嘧啶拮抗剂合成药物是一项科技挑战。5-FU 在 1957 年生产并取得专利,至今仍应用于抗肿瘤治疗。

5-FU 在核苷酸复制过程中代替尿嘧啶。因为 5-FU 在形态上与尿嘧啶相似,但是不能维持尿嘧啶的正常化学特性,因此它能抑制 RNA 复制酶,从而阻断 RNA 合成,阻止肿瘤细胞的生长。作为嘧啶类似物,它被细胞转换成不同的细胞毒性代谢产物,产物整合进入核苷酸,干扰细胞周期,诱发细胞凋亡,抑制 DNA 合成。5-FU 仅仅作用于细胞周期的 S 期。5-FU 抑制核糖核酸外切酶的活性,这种酶被包含在外泌体复合物中,对于细胞生存起到至关重要的作用。

2.3.2.2　氟尿嘧啶毒性的流行病学

5-FU 常用于各种恶性肿瘤的化疗中。卡培他滨是一种口服的前体药物,优先在肿瘤细胞内转换为 5-FU,使得 5-FU 在靶向肿瘤组织中的浓度增高。通过这种特殊作用,卡培他滨被认为能够降低氟尿嘧啶相关副作用的发生风险。

5-FU 和其口服前体药物卡培他滨主要用于治疗各种实体肿瘤,包括结肠直肠癌。

药物常见副作用涉及骨髓、皮肤、黏膜、肠道和中枢神经系统,但是临床医生往往不熟悉 5-FU 的心脏毒性。其心脏副作用发生率为 1.2%～7.6%。在其他一些系列研究中,5-FU 和卡培他滨的心脏毒性并不常见,最高发生率被报道为 18%。

心律失常、心肌梗死和心源性猝死也可能发生。

关于 5-FU 的心脏毒性总体死亡率的数据存在矛盾结果:威胁生命的心脏毒性的发生率 <1%[53],而估测整体死亡率达 2.2%～13.3%[54]。

这个领域最重要的一篇综述基于 377 例患者的临床数据,患者的年龄为 14～86 岁,65% 的患者为 55 岁,男女比例为 1.5∶1。其中 14% 的患者具有心脏疾病病史，37%的患者具有心脏危险因素。该研究采用了不同的给药模型：持续输注（72%）、弹丸式注射（22.5%）、中间方式输注（3%）、口服（2%）、腹腔内（1例）。5-FU 给药剂量为 <750mg/(m²·d)(36%)、751~999mg/(m²·d)(16%)、1000mg/(m²·d)(26%)、1001~1499mg/(m²·d)(4%)和 1500mg/(m²·d)(16%)。54%的患者接受 5-FU 联合其他化疗药物（顺铂 44%）的治疗，然而 51%仅接受 5-FU 或者同时使用亚叶酸。仅有 4%的患者既往或同期接受纵隔放疗。大部分（69%）心脏并发症发生在 5-FU 使用的第一周期的 72 小时内，整体而言，出现 5-FU 心脏毒性的患者中，8%的患者发生死亡。除此之外，另有 13%再暴露于 5-FU 的患者发生死亡[55]。

目前为止，有 39 例已发表的病例报告了卡培他滨相关心脏毒性。

心肌病很罕见，仅有 3 例报道[56]。

很重要的一点是，临床医师应当意识到卡培他滨相关的各种罕见、但潜在严重的副作用，并且提醒患者注意这些可能的副作用，包括心脏毒性和神经毒性。

2.3.2.3 氟尿嘧啶心脏毒性的剂量相关性与危险因素

既往研究数据显示[55]，5-FU 引起心脏毒性的剂量范围很广。多数患者首次应用该药物后即出现不良反应，有些患者出现不良反应后再次应用该药物还可出现其他毒性副作用。

冠状动脉疾病是出现心脏毒性反应的危险因素之一：合并冠状动脉疾病的患者发生心脏不良反应的比例更高（4.5%），而无冠状动脉疾病的患者也可能出现缺血事件（1.1%）。

此外，胸部放疗及合并应用顺铂等化疗药物也可增加 5-FU 的心脏毒性风险。

同时，我们也必须强调以下几点：

应用嘧啶类药物时，需警惕部分患者可能存在遗传缺陷而无法代谢该类药物。二氢嘧啶脱氢酶缺陷（dihydropyrimidine dehydrogenase deficiency，DPD）是一种药物遗传学综合征，可造成 5-氟尿嘧啶在肝脏中的转化功能部分或全部缺失，无论口服或静脉应用 5-氟尿嘧啶，均可引起严重或致死性毒性反应。普通人群中约 8%存在 DPD，而 DPD 酶的活性可通过实验室检测进行筛查。文献提示其他一些基因突变也可影响 5-FU 的代谢。如存在可疑药物过敏或毒性副作用，可进行 8 种基因的检测以协助诊断。

如前所述，5-FU 的代谢产物需与胸苷酸合成酶结合后才可发挥其作用。而这一过程必须有亚甲基四氢叶酸的参与才可稳定结合。人体内可将叶酸和甲酰四氢叶酸转化为亚甲基四氢叶酸。动物实验证实，上述前体物质均可增强 5-FU 的作用。美国会强制在某些食物中增加叶酸含量，而欧洲并无这一举措。这或许就是美国人群卡培他滨应用剂量明显小于欧洲人群的原因。叶酸不仅会增加 5-FU 的作用,也会增加其毒性副作用。静脉应用 5-FU 时,会将其与甲酰四氢叶酸混合以增强其作用。叶酸似乎也应有类似的作用。然而动物实验提示,应用同样剂量的 5-FU,食用不含叶酸的饮食较正常饮食而言拥有更好的效果。人体实验中应用大剂量叶酸(40~140mg/m²)并未获得有意义的结果,仍亟待进一步研究。目前而言,对于正常饮食中的叶酸含量及多种维生素对 5-FU 作用的影响仍存在较大争议。

2.3.2.4   氟尿嘧啶心脏毒性的形态学及组织病理学改变

5-FU 相关的心脏副作用的病理生理学机制仍存在较大争议。其结论多基于临床研究和病案报道得出,而缺乏明确的实验证据。临床症状和心电图表现多提示心肌缺血为主要致病因素,可能为冠脉痉挛所引起。组织形态学及生物化学研究则提示多为药物直接介导的细胞毒性作用。

2.3.2.5   氟尿嘧啶心脏毒性的机制

5-FU 的心脏毒性作用似乎与常见的心脏毒性药物即细胞抑制剂(如蒽环类)不同。应用 5-FU 期间偶发的心电图改变提示心肌缺血可能是潜在病因之一。试验研究提示潜在机制可能为 5-FU 类药物对血管内皮(包括内皮一氧化氮合成酶)的毒性作用继而产生的心脏毒性,从而引起冠脉痉挛和蛋白酶 C 通路激活引起的血管收缩。

此外,还应注意流体力学相关的副作用[53]。

目前文献也有不少关于卡培他滨心脏毒性的病案报道,尤其是其易引起冠脉痉挛的报道。动物模型中发现 5-FU 可引起细胞毒性内皮损伤和继发的内皮下血栓形成。由于卡培他滨与 5-FU 的药代动力学特点极其相似,故推测 5-FU 的心脏毒性机制可能也与卡培他滨存在相似之处。应用卡培他滨的患者中也有个案报道曾发生心室颤动。图 2.5 显示一名 49 岁结肠癌转移的患者接受第 5 疗程化疗后出现室颤的心电图和冠状动脉造影表现。a 图提示患者第一份心电图出现广泛导联 ST 段显著抬高,b 图提示冠造正常及典型的心尖球囊样改变,c 图提示数天后各导联 T 波倒置。

既往多数急性并发症(如心律失常)报道多提示:5-FU 的心脏毒性似乎是完全可逆、可治愈的[53]。

2.3.2.6   氟嘧啶心脏毒性的临床表现

患者多表现为心绞痛样胸痛、心律失常或心肌梗死。目前尚无有效的预防或治疗措施。

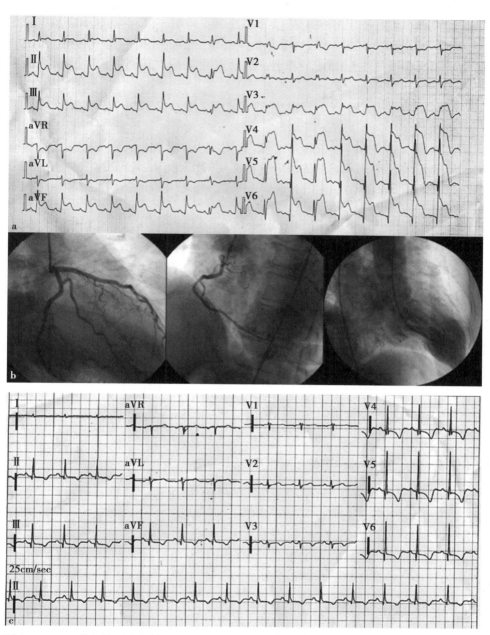

图 2.5　5-FU 的急性心脏毒性表现为 Tako-Tsubo 综合征表现。（a）急性期心电图。（b）冠脉造影及左室造影。（c）恢复期心电图

尽管有少数致死性病例报道，大多数患者在停用 5-FU 后症状即会消失。文献回顾显示[55]，45% 的患者表现为心绞痛症状，22% 的患者出现心肌梗死，23% 的患者表现为心律失常，5% 的患者出现肺水肿，1% 出现心脏骤停，4% 表现为心包炎，2% 出现心力衰竭。

69% 的患者心电图提示缺血或 ST-T 改变，然而仅 12% 的患者出现心肌损伤标志物升高。

对于曾出现心脏事件的患者而言，再次应用该药物后再发心脏副作用的概率较高。47% 曾应用氟嘧啶的患者再次应用时出现了症状再发，其中包括一名患者改为口服 5-FU 治疗也出现了再发症状。患者减少用药剂量或频率仍可症状再发[54]。

文献报道卡培他滨可诱发 Tako-Tsubo 综合征（Tako-Tsubo syndrome，TS）。这些报道显示患者曾出现心源性休克和 ST 段抬高等心肌梗死样心电图改变。患者多于首剂药物应用后 24～48 小时出现症状。超声心动图提示左室弥漫性运动功能减低。心脏核磁提示无延迟现象。临床症状，影像学改变及 1 周内即可恢复的病程改变与卡培他滨引起致死性心源性休克的 Tako-Tsubo 综合征均类似[58]。

此外，还有少数阿糖胞苷引起心肌炎和心肌病的个案报道。

2.3.2.7 氟尿嘧啶心脏毒性的诊断

一般可通过心电图静息态及运动态心肌灌注显像和心肌损伤标志物等化验检查来监测心肌缺血并发症的发生。

2.3.2.8 氟尿嘧啶心脏毒性的预防和预防措施

目前研究数据显示，心脏毒性在氟嘧啶治疗过程中虽是一种相关的副作用，但仍未被广泛认识。

尽管 5-FU 心脏毒性的机制尚未明确，所有进行化疗的患者都需仔细评估心脏风险因素和并发症。且心脏毒性事件一旦发生后，应立即停用氟尿嘧啶并改换为其他化疗药物[54]。

2.3.2.9 氟尿嘧啶心脏毒性的治疗方案

尽管缺乏前瞻性研究数据，维拉帕米类钙拮抗剂和硝酸酯类可能对 5-FU 诱发的冠脉痉挛有效。

文献回顾显示，尽管预防性应用血管扩张剂效果甚微，68% 的患者适用于传统的抗心绞痛治疗[54]。

此外，患者如出现心脏副作用相关症状，应考虑调整细胞抑制剂方案。

框 2.7　氟尿嘧啶

- 其心脏毒性几乎无剂量相关性
- 冠心病既往史为危险因素之一
- 二氢嘧啶脱氢酶缺陷（DPD）可减少 5-FU 的代谢
- 叶酸的干扰作用
- 对一氧化氮合成酶的直接毒性作→冠脉痉挛→急性心肌梗死和 Tako-Tsubo 综合征→心室颤动
- 急性毒性反应（发生率 1%～18%－死亡率 <1%～13.3%）
- 再次应用后的毒性反应－停药后可恢复
- 维拉帕米和 TNG 可作为抗冠脉痉挛药物

2.3.3　烷化剂 [59]

烷化剂可通过其烷基将不同的分子（蛋白质、RNA、DNA）进行烷化。其中一些可直接与靶物质进行反应，另一些则需与中间产物进行反应。氮芥优先与鸟苷酸的 N-7 原子反应，并可与同一条 DNA 链的鸟苷酸进行双价键结合（链内交联），或与不同 DNA 链的鸟苷酸进行结合（链间交联）。

烷化剂在细胞周期的每一时刻均发挥作用（非细胞周期依赖性药物），因此烷化剂是剂量依赖性药物。

烷化剂又可分为：氮芥类、亚硝基脲类、甲磺酸酯类、四嗪类、氮杂环丙烷类和铂衍生物类。

细胞敏感性或耐药性可能受如下因素影响：药物的摄入减少或排出增多，细胞内激活增多，DNA 修复功能增强，DNA 破坏引起的细胞毒性丢失。对烷化剂交联作用的抑制可通过 0-6- 甲基鸟嘌呤 -DNA 甲基转移酶作用的 DNA 修复来实现。其在某些肿瘤细胞中的甲基化作用可提高对化疗药物的敏感性。水和硫醇也可抑制烷化剂。另外，微粒体中可引起烷化剂的活化，灭活或改变其物理特性和毒性反应。

环磷酰胺和其他氮芥类药物在体内经过复杂的修饰过程，这些修饰过程可引起药物的活化、灭活，最终影响其治疗效果和毒性作用。

不同类别烷化剂的化学结构、药理特性、活化作用和临床用途均不一样（主要用于血液系统和中枢神经系统肿瘤）。

毒性反应是与剂量相关的。这里指的剂量主要指单独一个治疗周期的总剂量，而非累积剂量。联合应用蒽环类药物或放疗可增加心脏风险。烷化剂引起的心脏毒性反应的解剖病理学特征包括心脏显著扩大伴有出血性心肌炎、水肿、细胞坏死；心肌内小冠状动脉也可出现特征性改变。

这些病理改变的原因即内皮和心肌细胞损伤以及毛细血管微血栓形成。

心律失常、心力衰竭、抗利尿反应和肺毒性为常见的毒性反应表现。

心力衰竭通常表现急重，可在 10～14 天内导致死亡。患者 1 周内可恢复，目前尚未观察到更远期的并发症。应用二甲磺酸丁酯的患者可在 4～9 年后出现心包或心肌纤维化。异环磷酰胺可引起心律失常。多数该类药物均可造成肾小管损伤而引起抗利尿综合征，表现为体重增加和低钠血症。这一并发症通常可随容量负荷的减少而自行恢复。肺毒性可表现为咳嗽、呼吸困难、发绀和呼吸衰竭，可能与心力衰竭难以鉴别。

超声心动图是评估心脏功能的常规检查，而心电图则是全面评估和监测缺血事件和心律失常的重要手段。抗利尿综合征可通过肾功能检查进行监测。胸片则可协诊肺部并发症。

烷化剂毒性的预防主要包括：适宜剂量的选择和随访频率的确定。

对心力衰竭的治疗可应用 β 受体阻滞剂、ACEI。对抗利尿综合征的治疗可给予呋塞米。

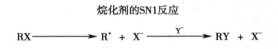

图 2.6   烷化剂的 SN1 类（直接反应）和 SN2 类（形成中间产物）反应

烷化剂是现有化疗药物中最古老的一类。之所以这样命名，是因为它们可以烷化许多生物大分子，如蛋白、RNA 和 DNA 等。烷化反应即一种化学反应使分子的氨基、羧基、巯基和磷酸盐与富含电子的原子以共价键相结合形成烷基（C_nH_{2n+1}）。烷化剂主要分为两类：一种直接与化合物进行反应，另一种先形成中间产物，再与化合物进行反应。根据烷化反应的动力学，我们将上述两类烷化剂分别命名为 SN1 和 SN2。其中 SN1 即单分子亲核取代反应，其反应速率仅取决于反应中间产物的浓度；而 SN2 即双分子亲核取代反应，其反应速率取决于烷化剂和反应物质两种分子的浓度。氮芥类和亚硝基脲类均属于 SN1 类，而甲磺酸酯类则属于 SN2 类（图 2.6）。这一区别对于理解不同类型烷化剂的药代动力学是尤为重要的。

尽管烷化剂可与所有含氮 DNA 进行反应，但根据不同的电子密度和 DNA 结构仍有相对的选择性。例如，氮芥类易与鸟苷酸的 N-7 原子进行结合。这种氮原子电子密度较高，主要是由于 DNA 螺旋结构中盐基的堆积造成的。

烷基通常与 DNA 中鸟嘌呤环的 7 位氮原子进行结合。因此得出猜想，氮芥类可能与 DNA 中的 G-C 碱基对进行交联结合；然而近期研究表明，氮芥类是与鸟苷酸中的 G-X-C 序列进行交联的。丝裂霉素 C 与鸟苷酸中两个氨基进行交联。亚硝基脲的反应基团多与鸟苷酸中的 6 位氧原子进行烷化反应。

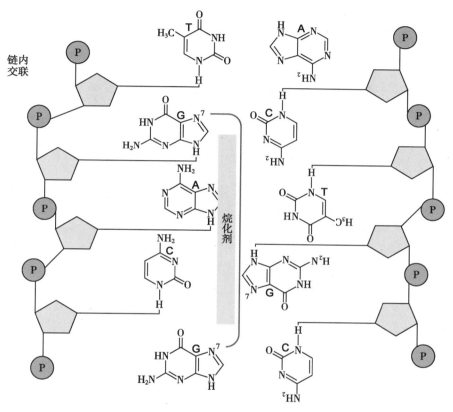

图 2.7　烷化剂反应的机制——DNA 链内交联结合

烷化剂发挥抗肿瘤作用的主要原因可能是其可与 DNA 的单链双结合（链内交联，图 2.7）或与 DNA 的双链同时结合（链间交联，图 2.8）。双功能烷化剂可与两个不同的鸟嘌呤，如果这两个鸟嘌呤分别位于不同的 DNA 链上，则可造成 DNA 链的交联，以阻滞 DNA 双螺旋链的解旋。如果这两个鸟嘌呤位于同一DNA 链上，则会发生所谓的药物对 DNA 的"纠缠性附着"。白消安（1，4 二甲磺酸丁酯）是一种双功能烷化剂。这种甲磺酸盐可以将其最末端的原子与 DNA上两个不同的碱基通过丁烯进行交联，以阻止 DNA 双螺旋链解旋。单功能烷化剂引起的"纠缠性附着"和单烷化可抑制特定 DNA 水解酶的作用。DNA 链可在细胞分裂和修复 DNA 交联时裂解。而 DNA 破裂则可诱导细胞凋亡。

　　甲基亚硝脲、甲苄肼和达卡巴嗪可将 DNA 甲基化，主要作用部位为鸟苷酸的 O-6 和 N-7 位。这一作用可诱导 DNA 单链自发或酶诱导性破坏。DNA 修复过程中的配对错误可能是单功能烷化剂引起细胞毒性的一个主要原因。

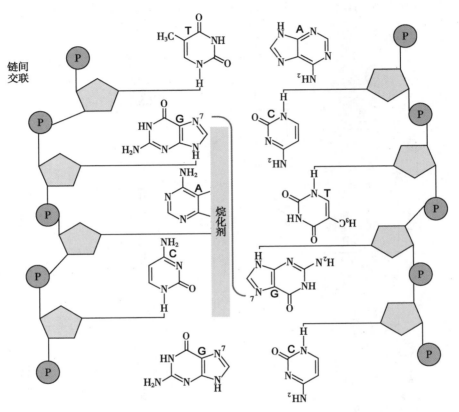

图 2.8　烷化剂反应的机制——DNA 链间交联结合

　　由于肿瘤细胞比正常细胞增殖速度更快且错误修正率更低，故对 DNA 破坏更为敏感。

　　烷化剂可在细胞周期的任何一个间期发挥作用（非细胞周期依赖性药物）。而这一作用是剂量依赖性的，也就是说细胞坏死的数量与药物剂量成正比。

　　烷化剂家族主要分为如下几类：①氮芥类：包括氮芥、环磷酰胺、美法仑、苯丁酸氮芥和异环磷酰胺；② N- 甲基亚硝脲（MNU）、卡莫司汀（BCNU）、洛莫司汀（CCNU）、司莫司汀（MeCCNU）、福莫司汀和链脲霉素；③甲磺酸酯类：包括白消安（上述三类药物被称为"经典型烷化剂"）；④达卡巴嗪、米托唑胺和替莫唑胺；⑤氮杂环丙烷类：包括塞替派、丝裂霉素和替莫唑胺；⑥顺铂及其衍生物、卡铂和奥沙利铂。铂类似物虽然不含有烷基，但其持续与 DNA 相互作用并干扰 DNA 修复的机制与烷化剂类似，故被称为烷化剂类似物。甲苄肼和六甲蜜胺被称为"非经典型烷化剂"。

一些烷化剂只在体内进入细胞后转化为活性物质时才发挥作用（如环磷酰胺）。

耐药机制是药物选择性的基础，也为健康细胞中正常治疗剂量的选择和某些肿瘤细胞治疗效果欠佳提供了解释。

烷化剂的药理学及化学特性提示其可能存在四种耐药机制：①细胞摄入减少或排出增多；②细胞内失活增多；③烷化剂引起的 DNA 破坏修复增强；④ DNA 破坏引起的细胞内毒性机制缺失。

烷化剂活性受 DNA 修复酶即 0-6- 甲基鸟嘌呤 -DNA- 甲基转移酶（MGMT）的限制，其可抑制烷化剂引起的 DNA 双链的交联作用。MGMT 启动子区域的甲基化作用可抑制细胞产生 MGMT。因此这些细胞对烷化剂更为敏感。这一指标是肿瘤细胞对烷化剂敏感性的一种有效预测指标，例如：神经胶质瘤细胞中的 MGMT 启动子的甲基化作用是其对烷化剂敏感性的一种预测因子。

烷化剂在水中作用极强，并可被水解作用灭活。硫醇也有同样作用，例如谷胱甘肽可灭活烷化剂。谷胱甘肽 S- 转移酶可增强烷化剂对谷胱甘肽的反应，后文中将详细阐述。烷化剂同样可通过微粒体或其他异生物质代谢。这些代谢机制可激活或灭活烷化剂，或者仅改变其物理特性。亚硝基脲即可被微粒体代谢而灭活。

苯丁酸氮芥可代谢为双氯乙基苯乙酸。这是一种有活性的烷化剂，可发挥苯丁酸氮芥的治疗作用和毒性作用。丝裂霉素 C 进入细胞后即产生活性，可烷化 DNA 碱基并对 DNA 产生交联作用；谷胱甘肽在这一过程中发挥着重要作用。

2.3.3.1 环磷酰胺和氮芥类

氮芥类是最常用的烷化剂。目前合成出的氮芥有上千种，但用于临床抗肿瘤治疗的仅有五种，分别为：二氯甲基二乙胺（原始"氮芥"）、环磷酰胺、异环磷酰胺、美法仑和苯丁酸氮芥。

双氯乙基基团构成了氮芥类的化学反应基团，而所有氮芥类都需通过亚胺基杂环丙烷季铵盐中间产物起作用（图 2.9）。这一分子特性对于其物理特性起重要作用，并影响特定物质的运输、分布和反应。

环磷酰胺分子的结构是功能位点重要性的极好范例。环磷酰胺进入体内后首先在肝脏被细胞色素 P450 微粒体氧化成 4- 羟基环磷酰胺而活化，通过互变异构与醛磷酰胺平衡存在。这两种形式的互变异构体由肝脏分泌至血浆分布全身。由于 4- 羟基环磷酰胺是相对无极性的，故可以通过扩散作用轻松进入靶细胞。醛磷酰胺自发分解为磷酰胺氮芥，成为环磷酰胺代谢过程中产生的第一个

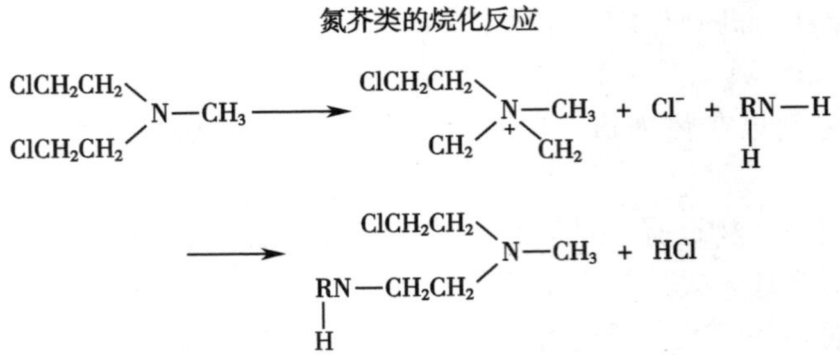

氮芥类的烷化反应

图 2.9   氮芥类的烷化反应和中间产物的形成

反应性的烷化产物。磷酰胺氮芥也可在细胞外生成,由于其是有极性的,故很少进入细胞,但其在血浆中很难发挥治疗和毒性作用。磷酰胺氮芥中的氯乙基团环化和氯二甲亚胺的生成可能参与了环磷酰胺的烷化和 DNA 交联作用。

较其他烷化剂而言,环磷酰胺的胃肠道毒性和肝毒性更小。这可能是由醛脱氢酶(ALDHs)的活化造成的。这种酶可以将醛磷酰胺氧化为羧磷酰胺而失活,而不像磷酰胺氮芥和丙烯醛一样产生毒性代谢产物。它约占环磷酰胺中的80%,最终通过尿液排出。ALDHs 多存在于骨髓干细胞、肝脏和小肠上皮细胞中,因此环磷酰胺在这些组织中毒性作用极小。

异环磷酰胺是环磷酰胺的同分异构体,与其代谢途径也相似。因分子中氮环上氯乙基的位置不同产生了不同的代谢产物,即异环磷酰氮芥。异环磷酰氮芥较环磷酰氮芥而言活性更差。异环磷酰胺尤其用于睾丸癌和肉瘤的治疗。

美法仑可用不多种骨髓瘤、卵巢癌和乳腺癌的治疗。它是一种氨基酸类似物,可通过主动运输进入细胞并通过血 - 脑屏障。细胞外基质的氨基酸可以调节美法仑进入细胞和中枢神经系统。

苯丁酸氮芥可用于慢性淋巴细胞白血病、卵巢癌和淋巴瘤的治疗。该药物耐受性好,若应用环磷酰胺或美法仑时恶心、呕吐等不良反应严重,可作为二者的替代药物。

2.3.3.2   氮杂环丙烷类及环氧衍生物

氮杂环丙烷类由塞替派、丝裂霉素 C 和亚胺醌(AZQ)组成,其与氮芥类化学性相近。据推测,氮杂环丙烷类与氮芥类生成的中间产物亚胺基杂环丙烷季铵盐作用机制相近,但其较亚胺基杂环丙烷季铵盐的反应性更弱。

塞替派(三乙烯三胺硫磷)可用于治疗卵巢癌和乳腺癌,并通过鞘内注射治疗脑膜转移癌。塞替派在肝脏微粒体中进行氧化脱硫从而形成三乙烯三胺硫磷(TEPA)。应用塞替派后,患者血液中可同时检测出塞替派和 TEPA。

丝裂霉素 C 是一种天然物质,可用于治疗乳腺癌和胃肠道肿瘤。这一抗生素拥有一氮丙环，并通过 DNA 交联发挥细胞毒性作用。丝裂霉素 C 进入细胞后降解。这一过程可提高其与氮丙环中 C-1 原子的亲和性，从而形成 DNA 链间交联。

AZQ 是亲脂性的，故可通过血 - 脑屏障。这一特性使其对中枢神经系统肿瘤治疗效果更佳。可用于颅内肿瘤、实体瘤和白血病的治疗。在细胞内 AZQ 可降解为醌环，造成其反应性增强。

环氧衍生物（如二去水卫矛醇）与氮杂环丙烷的结构相似，烷化机制也类似。二溴卫矛醇水解为二去水卫矛醇，形成环氧衍生物的前体。二去水卫矛醇和二溴卫矛醇曾在欧洲进行应用。

2.3.3.3　甲磺酸酯类

白消安是甲磺酸酯类家族的典型药物，也是第一个问世的烷化剂。这种药物是目前烷化剂中少有的 SN2 类药物。白消安对早期骨髓原始细胞有选择性，故为慢性髓系白血病（CML）的理想用药。目前对 CML 的一线治疗用药已被毒性更小的药物所替代。现在而言，白消安主要作为骨髓移植和干细胞移植过程中的骨髓预处理用药。

2.3.3.4　亚硝基脲类

这些物质通过生理过程逐步降解生成烷化物质。其中主要为氯乙基重氮化合物经碱基催化的降解产物，其可与 DNA 发生反应形成特殊的 DNA 链间交联。

卡莫司汀（BCNU）目前主要用于原发脑部肿瘤和多发性骨髓瘤的治疗。

洛莫司汀（CCNU）及其类似物司莫司汀（methyl CCNU）对实体肿瘤作用更强。CCNU 用于中枢神经系统肿瘤和淋巴瘤的治疗，methyl CCNU 用于胃肠肿瘤的治疗。

尼莫司汀（ACNU）较其他亚硝基脲类药物水溶性更强，可用于中枢神经系统肿瘤和实体肿瘤的动脉内和鞘内治疗。

然而亚硝基脲类具有明显的骨髓抑制和肾毒性，因而制约了它的应用。福莫司汀是亚硝基脲类中治疗剂量更高的；然而其应用仍在探索之中。

2.3.3.5　三嗪、肼及相关化合物

甲基苄肼和达卡巴嗪作为含氮物质也可分解或代谢生成中间产物烷基重氮化合物，其也拥有烷化剂的生物特性。它们转化为有反应性的中间产物，并随之生成甲基重氮化合物。这一化合物可以将 DNA 甲基化。甲基苄肼和达卡巴嗪可用于霍奇金病的治疗；甲基苄肼也可用于原发脑部肿瘤的治疗，达卡巴嗪

可用于黑素瘤的治疗。甲基苄肼最早曾被用于抗抑郁治疗，是单胺氧化酶抑制剂的一种，可引起中枢神经系统抑制，食用富含酪胺的食物后还可造成高血压危象。

替莫唑胺在无需药物代谢酶激活的生理状态下可生成达卡巴嗪同样的活性代谢产物。因此其至少与达卡巴嗪同样有效，甚至更有预测性。替莫唑胺可口服应用，可用于神经胶质瘤和黑素瘤的治疗。

2.3.3.6　六甲嘧胺

六甲嘧胺被认为是一种烷化剂类似物，其甲基可以羧基化，随之在体内通过脱甲基过程生成可反应的甲基基团。六甲嘧胺的细胞毒性机制尚不明确。该药物目前可作为卵巢癌的三线治疗药物。

2.3.3.7　环磷酰胺和其他烷化剂心脏毒性的剂量相关性与危险因素

烷化剂最为常见的毒性副作用为造血系统、胃肠道、性腺和中枢神经系统的副作用。此外，根据反应、代谢、分布特性的不同，每类药物仍有其特殊的副作用。临床医生应对这些可能的副作用引起重视。

环磷酰胺的生物活性是剂量依赖性的，其心脏毒性风险也与剂量相关（≥150mg/kg 和 1.5g/（m^2•da））。异环磷酰胺可引起心力衰竭，也呈剂量相关趋势（剂量≥12.5g/m^2）。低剂量的环磷酰胺耐受性相对好，而高剂量（如骨髓移植过程中）时易出现各种各样的副作用。而其个体循环的总剂量，而非累积剂量，可作为急性心脏毒性反应的预测指标。前期应用蒽环类药物和纵隔放疗也是危险因素之一。

虽然高剂量环磷酰胺与细胞毒性和免疫抑制相关，低剂量环磷酰胺似乎还有免疫刺激和抗血管生成的作用。

环磷酰胺的非血液学剂量限制性毒性为心脏毒性。

骨髓移植预处理过程中应用环磷酰胺总剂量大于 200mg/kg 时，即有可能发生爆发性毒性反应。应用异环磷酰胺的患者也可出现与剂量相关的心力衰竭和心律失常。应用异环磷酰胺 1.2～2g/m^2 持续 5 天即可引起低风险的心律失常，剂量达到 10～18g/m^2 时即可出现慢性心力衰竭。

静脉注射白消安可引起快速性心律失常、高血压或低血压、左室收缩功能减退，但口服应用时尚无上述副作用。

丝裂霉素可引起心肌病，可能存在一定累积效应，并在治疗后远期出现症状。同时应用蒽环类药物或应用蒽环类药物后该副作用更为明显。

环磷酰胺剂量在 50mg/kg 及以上时，患者常出现抗利尿作用，这一综合征可诱发或加重心力衰竭，有时还与心衰难以鉴别。环磷酰胺和许多烷化剂还可造成肺损伤，引起间质性肺炎和肺纤维化。这一机制尚未明确，但可能与烷化剂对肺上皮细胞的直接毒性相关。

低剂量环磷酰胺和其他烷化剂联合应用有时也可引起心脏毒性和心脏扩大。

对于年龄大于 50 岁和既往曾应用阿霉素的患者，应用环磷酰胺心脏毒性的风险明显增高。

2.3.3.8　环磷酰胺等烷化剂毒性作用下的心脏形态和组织病理学改变

患者的心脏在遭受烷化剂毒性时出现扩大，影像学表现酷似出血性心肌炎样的片状出血和心包积液。尸检显示左室壁厚度增加伴出血性心肌坏死。显微镜下可见心肌细胞间质出血和水肿，心肌细胞坏死和空泡样改变，以及壁内小冠状动脉的特殊改变。

因异环磷酰胺的急性心脏毒性死亡的患者中，尸检结果发现心脏的质量增加和少量心包积液，而心内膜下出血和心外膜点状病变较少见。

2.3.3.9　环磷酰胺等烷化剂的心脏毒性机制

环磷酰胺的心脏毒性机制可能与有毒的代谢产物引起细胞间质出血和水肿，进而导致血管内皮细胞和心肌细胞损伤有关。缺血性心肌细胞毒性始于与药物作用相关的微血管内血栓形成[75]。

丝裂霉素在有氧的条件下被降解为半醌自由基，提供超氧自由基的来源，并且这个过程可能造成心脏毒性效应的进展。

2.3.3.10　环磷酰胺等烷化剂毒性的临床表现

环磷酰胺副作用的临床表现包括迅速发作的心力衰竭，通常程度较重，并且可能在 10～14 天内致死。

高剂量环磷酰胺治疗的患者可以出现心电图的电压减低和心脏体积的短暂增加，但可以没有临床症状，这些特征性的病理改变见于因其他原因死亡的患者。

急性毒性反应可持续 1 周；幸存者中，长期的影响并不常见。白消安治疗后 4～9 年可出现心包和心内膜纤维化，但这些病例的药物累积剂量通常超过 600mg。也有心脏压塞的病例报道。

异环磷酰胺可引起急性心律失常和心力衰竭，通常与剂量相关。

丝裂霉素 C 通过活性氧的形成介导心肌细胞的损伤，被证明与剂量依赖的心肌衰竭和心肌病相关，与蒽环类药物合用时更明显。

在大剂量美法仑治疗期间，患者可能发生室上性心律失常和心房颤动。

烷化剂具有抗利尿效应，在用药 6～8 小时后可出现抗利尿综合征，表现为尿量减少和体重增加，以及尿渗透压和尿钠显著增加，而血清渗透压和血钠水平下降。严重的低钠血症可诱发癫痫发作，尤其在环磷酰胺治疗后使用低钠替代液。抗利尿综合征期间可出现心包积液和胸腔积液。这种情况类似于急性心力衰竭，因此，在鉴别诊断中必须加以考虑。

抗利尿综合征似乎是环磷酰胺代谢产物对远端肾小管的附带作用，通常是自限性的。由此造成的水超载大约需要 12 小时排出体外。呋塞米可以增加自由水的排泄，有助于改善抗利尿综合征。

干咳和呼吸困难可能是肺毒性的典型表现。这种肺毒性可能逐渐导致气促和发绀，甚至严重的肺功能不全和死亡。肺毒性在心力衰竭的鉴别诊断中也要加以评估，否则会使其复杂化。

肺毒性被发现与白消安、环磷酰胺、亚硝基脲类、美法仑、苯丁酸氮芥和丝裂霉素 C 有关。大剂量环磷酰胺联合顺铂、卡莫司汀治疗的患者肺毒性的发生率显著增加。

2.3.3.11　环磷酰胺等烷化剂毒性的诊断

超声心动图是无创评估癌症治疗相关心脏疾病的一种选择。它不仅在评价左心室的收缩与舒张功能、心包疾病以及详细评价瓣膜性心脏病方面起着重要的作用，在评价环磷酰胺等烷化剂毒性方面也是如此。多普勒超声心动图还可以用来评估血流动力学状态，包括肺动脉高压的存在。

心电图、静息、负荷心肌灌注显像和肌钙蛋白水平等可以用来监测缺血性心脏并发症。

24 小时动态心电图有助于检测和评估可疑的心律失常。

特定的肾功能检测、尿液分析、胸片和肺功能检查可能有助于抗利尿综合征和肺毒性的管理。

2.3.3.12　环磷酰胺等烷化剂心脏毒性的预防

与所有化疗药物一样，仔细筛选需要这些药物治疗的患者，识别合并心脏易损因素的患者，尽可能多地调整药物的剂量和给药速度是最重要的预防措施。

2.3.3.13　环磷酰胺等烷化剂心脏毒性的治疗和管理

β 受体阻滞剂和 ACEI 类药物是治疗心力衰竭和无症状性左室功能减退患者的基石。中断治疗后的很长时间仍有复发的风险，因此这些药物应该持续到临床症状和心功能改善后的很长一段时间。

必要时，必须针对特殊情况如缺血、心律失常和高血压进行具体的治疗。呋塞米对抗利尿综合征是有用的。

> **框 2.8 烷化剂药物**
> - 通过烷基使 DNA、RNA 和蛋白质烷化
> - DNA 的交叉联结（链内或链间）
> - 细胞周期非特异性药物
> - 毒性与单周期治疗的剂量有关，在与蒽环类药物和放疗合用时毒性增强
> - 临床效应：
>   - 心力衰竭：通常在用药后 10～14 天，可以恢复
>   - 心律失常
>   - 抗利尿综合征：12 小时自发消退
>   - 肺毒性与心力衰竭相鉴别

2.3.4 铂化合物

铂化合物与蛋白质和核酸的巯基和氨基氮基团形成牢固的共价键。顺铂具有较高的肾毒性和神经毒性，已开发了不同的衍生物，如卡铂和奥沙利铂。铂优先与脱氧鸟苷酸和脱氧腺苷酸的 N-7 原子发生链内和链间交联，导致 DNA 断裂和失活。一定程度的细胞耐药可能与细胞的摄取减少，细胞巯基（主要是谷胱甘肽与铂强结合）的失活，以及 DNA 修复的增强有关。

高剂量铂化合物可导致心力衰竭和心包炎，与环磷酰胺联合时心力衰竭更常见。如果肾毒性进展，离子紊乱可导致心律失常。有时可发生急性心肌梗死。这些并发症通常是急性的或亚急性的，但舒张性心力衰竭可在顺铂治疗数月后出现。高血压是另一个相对常见的并发症，可出现于用药后 10～20 年。

铂化合物毒性的防治与其他化疗药物的一样，即恰当地选择这种疗法的候选人，严密地监测心脏参数，以及 β 受体阻滞剂和 ACEI 类药物，或对特殊并发症进行特定的治疗。

2.3.4.1 毒性机制

铂类抗肿瘤药物是铂类配体通过共价键与亲核（富含电子）原子紧密结合的化学复合物。它们的反应与烷化剂相似，铂类药物与蛋白质和核酸中的巯基和氨基氮形成牢固的化学键。

第一个铂类抗肿瘤化合物是在研究电流对细菌生长的影响时被发现的。在铂电极介质中产生的氨和氯化物的铂络合物抑制了细菌的生长。顺铂的首次临床试验始于 20 世纪 70 年代初，该化合物被发现有很好的抗淋巴瘤、头颈部鳞状细胞癌、睾丸癌、卵巢癌和膀胱癌的活性。然而，顺铂具有较高的肾毒性和神经毒性。低毒性类似物的研究促进了卡铂的发展。卡铂的治疗效果与顺铂相似，主要的副作用是造血毒性。其他铂类化合物仍在研究中。铂化合物可以和

许多生物分子发生反应,但与双功能烷化剂一样,有证据表明,它们与 DNA 链结合发挥细胞毒性作用,干扰 DNA 复制和细胞分裂。肿瘤细胞的细胞毒性程度和铂化合物的毒性程度均与在体或离体状态下的 DNA 链间交联程度有关,也和与 DNA 结合的铂的量有关。顺铂与烷化剂相似,优先与 DNA 的鸟嘌呤碱基 N-7 位发生反应。铂配合物与 DNA 链接的主要位点是鸟嘌呤碱基和腺嘌呤碱基,这是由于顺铂配合物在 DNA 单链上与相邻的两个鸟嘌呤碱基,或与相邻的一个腺嘌呤碱基和一个鸟嘌呤碱基结合。在这两种情况下形成链内交联。铂单元与单链 DNA 的鸟嘌呤碱基及其互补链的鸟嘌呤碱基结合形成链间交联是不常见的。

　　细胞毒性可能取决于这种病变的形成和修复,抑制细胞的复制。每个基因组只需两个铂 -DNA 加合物即可实现顺铂对 DNA 复制的抑制作用。顺铂的细胞毒性似乎与 G2 期细胞周期的停滞时间有关,这可能由于细胞不能转录受损的 DNA 和产生正常有丝分裂所需的 mRNA。

　　细胞对铂化合物抵抗的机制包括:细胞对铂化合物的吸收减少、细胞巯基化合物使药物失活、铂相关 DNA 损伤的修复增强以及错配修复的缺失。铂化合物的细胞积累减少的机制尚不完全清楚,可能与药物和细胞蛋白结合发生改变有关,而不是穿过细胞膜的入口发生改变。对这些药物抵抗的肿瘤细胞被检测到谷胱甘肽水平升高,现已证明,丁硫氨酸亚砜胺作为一种谷胱甘肽合成的抑制剂,可以降低肿瘤细胞内的谷胱甘肽,使其对铂化合物更加敏感。每一个铂原子通过谷胱甘肽的半胱氨酸残基与两个谷胱甘肽分子结合。巯基铂配体非常稳定,不能进一步反应。谷胱甘肽也可以作用于 DNA 上的单功能加合物,抑制第二活性配体和防止交联形成。顺铂抵抗也与谷胱甘肽转移酶的活性升高有关。

　　在许多患者的临床实践中,顺铂已被卡铂替代。卡铂具有原发性造血毒性,特别适用于不需要避免造血毒性的情况,如高剂量的骨髓支持或造血刺激因子治疗。顺铂与卡铂之间没有交叉耐药性。奥沙利铂与四铂的毒性相似,尤其与 5- 氟尿嘧啶、亚叶酸钙合用时,对胃肠道肿瘤有很好的活性。奥沙利铂对接受过顺铂治疗的卵巢癌患者也是有效的。

2.3.4.2　铂化合物心脏毒性的剂量关系与危险因素

　　高剂量的铂化合物可能导致心力衰竭和心包炎。高血浆水平的顺铂和卡铂均可能导致肌酐清除率降低,并可能使毒性增强。

　　接受顺铂治疗的患者中,肾毒性的发生率高达 35%,引起低镁血症和低钾血症,心律失常的风险随之增加。

　　有蒽环类药物或纵隔照射史的高龄患者发生心脏毒性的风险更高。

2.3.4.3　铂化合物心脏毒性的临床表现

静脉输注顺铂可能与一系列急性临床综合征有关,包括心悸、胸痛和急性心肌缺血,偶有心肌酶升高提示心肌梗死。顺铂联合环磷酰胺治疗的患者可发生心力衰竭。顺铂在输注过程中甚至数月后可引发舒张性心力衰竭[76],也可损伤肾小管导致电解质紊乱(如低镁血症)。低镁血症可诱发冠状动脉痉挛并导致心功能不全。血小板聚集的变化或血管内皮损伤可加重顺铂诱导的心脏毒性[77, 78]。

顺铂的一个相对常见的副作用是高血压,治疗晚期的心血管并发症包括左心室肥厚、心肌缺血和心肌梗死,这些并发症可在转移癌缓解10～20年后出现。

2.3.4.4　铂化合物心脏毒性的预防

仔细筛选患者是最重要的预防措施,特别是那些有心脏病倾向和肾功能受损的患者。

2.3.4.5　铂化合物心脏毒性的治疗与管理

β受体阻滞剂和 ACEI 是治疗心力衰竭、无症状性左室功能不全和高血压的基石。

必要时,针对不同的特殊情况如缺血、心律失常进行特定的治疗。

2.3.5　抗微管药物

长春花生物碱和紫杉烷是两大类抗微管药物,作为有丝分裂纺锤体毒药,长春花生物碱防止微管的形成,紫杉烷防止微管的分解,这些都是正常有丝分裂过程中所必需的;药物的作用使得细胞周期停滞,从而导致细胞凋亡。

紫杉烷组中的紫杉醇作用于细胞 G2/M 期,多烯紫杉醇则作用于 S 期。

抗微管药物的心脏毒性包括缓慢性心律失常(如窦性心动过缓)和传导系统缺陷。蓖麻油衍生物作为抗微管药物的载体可加强其毒性。在接受抗微管药物治疗患者中,心脏毒性的发生率约14%,通常无症状(76%)。过敏反应后可出现显著的低血压。当与阿霉素合用时,1.6% 的患者可能发生心力衰竭。5%的患者可能出现缺血性并发症。

二十二碳六烯酸是一种很容易被肿瘤细胞摄取的脂肪酸,与抗微管药物联用时可使细胞的药物浓度升高,多聚谷氨酸的细胞膜通透性极强,与抗微管药物联用时产生同样的效应。

多烯紫杉醇是一种半合成的水溶性衍生物,可以防止被不能分解的、稳定的微管解聚,并且使肿瘤蛋白 bcl-2 磷酸化,允许癌细胞凋亡(正常情况下被这种蛋白阻断)。此外,游离微管蛋白的减少和微管尺寸的增加是凋亡的影响因素。多烯紫杉醇通常与多柔比星、环磷酰胺和卡培他滨联合用于治疗不同类型的癌症。

肝功能不全的患者对紫杉烷类药物的清除率下降 30%，CYP3A4 抑制剂也可降低药物的代谢。

急性缺血的病例已有报道。原始的、自然衍生的长春花生物碱包括长春新碱和长春碱，而半合成的长春花生物碱如长春瑞滨也已被引进。它们通常是细胞周期中的 S 期或 M 期的细胞毒性药物。

长春新碱抑制微管的组装，使得有丝分裂纺锤体和着丝点不能形成，从而阻断细胞的有丝分裂。它的作用与剂量相关：在低浓度时，抑制微管的动力学，在高浓度时，干扰微管聚合，并导致微管破碎。

临床上主要用于治疗淋巴瘤。

长春新碱参与了许多恶性血液病最重要的治疗方案。

长春花生物碱毒性可能导致心肌缺血和心肌梗死；心电图也可以出现与冠脉痉挛相关的变异性心绞痛的表现。冠心病和胸部放疗史是心脏毒性的危险因素。

抗微管药物是由植物衍生的，损害微管功能从而抑制细胞分裂。微管是由 α- 微管蛋白和 β- 微管蛋白两种蛋白组成的重要细胞结构，是细胞分裂和细胞迁移所必需的物质。微管是动态的中空结构，类似于拉杆，处于聚合和分解的永久状态，使细胞能够构建和分解具有可塑性和运动特性的特殊结构（如睫状体、有丝分裂纺锤体 - 图 2.10）。

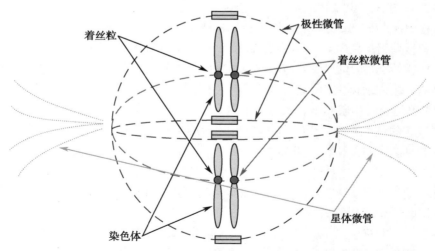

图 2.10　有丝分裂纺锤体与微管的功能。微管在有丝分裂纺锤体功能中的作用

　　长春花生物碱和紫杉烷是主要的两大类抗微管药物,但它们的作用机制完全不同:长春花生物碱阻止微管的形成,而紫杉烷阻止微管的分解。微管功能的改变阻止肿瘤细胞完成有丝分裂,导致细胞周期停滞和诱导细胞凋亡。这些药物也会干扰新生血管形成,而新生血管形成是肿瘤细胞增殖和转移的重要过程。

2.3.5.1　紫杉烷

　　紫杉烷是由红豆杉属红豆杉科植物提取得到的二萜类化合物。

　　紫杉醇和多烯紫杉醇则是从这些植物中提取出来的、应用于临床的两种化疗药物。由于紫杉烷的水溶性差,在制成药物的过程中困难重重。

　　紫杉烷最初来源于天然植物,随后也有一些源自人工生产,但是,大量的手性中心难以合成。

　　紫杉烷的主要作用机制:影响 GDP 结合的微管蛋白的稳定性,导致微管在有丝分裂纺锤体形成中的功能受损,从而抑制细胞分裂的过程。

　　紫杉烷是有丝分裂的抑制剂,因此,即使与长春花生物碱的作用方式不同,它们被共同命名为纺锤体毒物或有丝分裂毒物。

　　此外,紫杉烷类也被认为具有放射增敏作用。

2.3.5.2　紫杉醇

概述

　　紫杉烷是天然的和半合成的药物。紫杉醇是第一代紫杉烷类药物,最初是从太平洋杉和短叶红豆杉的树皮中提取的。1964 年 5 月,红豆杉样品在细胞实验中被发现具有细胞毒性 [5]。当药理学研究发现紫杉醇具有涉及微管稳定性的作用机制时,它在细胞生物学界和癌症学界变得广为人知。再加上配方困难,使得研究人员收集大量树皮的兴趣激增。Ⅰ期临床试验开始于 1984 年 4 月。Ⅱ期临床试验在 1988 年 5 月首次公开报告,显示了紫杉醇在黑色素瘤患者和难治性卵巢癌患者的疗效。合成足够的紫杉醇来治疗大批的卵巢癌和黑色素瘤患者,所需的紫杉数量引发了对供应问题的认真思考。科学家们进行了许多尝试,但是,直到 20 世纪 90 年代初,才成功从替代资源中提取到符合临床使用规模的紫杉醇。1988 年,美国团体开发了一条紫杉醇的半合成路线。1992 年获得专利权,改进后的工艺流程可使紫杉醇的生产率达到 80%。目前,紫杉醇的生产均采用植物细胞发酵(PCF)技术,紫杉醇被直接提取,层析纯化,结晶分离。1993 年,紫杉醇被发现可产生于一种新的红豆杉内生真菌,随后发现许多其他的内生真菌也可产生紫杉醇。

　　紫杉醇是干扰微管蛋白的细胞骨架药物之一,在 G2/M 期的分界处阻断细胞周期,而多烯紫杉醇则在S期发挥作用。抗微管药物促进微管聚合物的稳定性,阻滞它们解体,不像其他微管蛋白靶向药物如秋水仙碱抑制微管聚合。紫杉醇治疗的细胞,其有丝分裂纺锤体的功能、染色体分离和细胞分裂存在缺陷。染色体不能到达中期纺锤体结构。这种效应阻止了有丝分裂的进程,并诱导细胞凋亡或逆转到细胞周期的G期,而无细胞分裂。紫杉醇抑制纺锤体的能力通常被认为归功于它对微管动力学的抑制,但抑制微管动力学所需的药物浓度低于抑制有丝分裂所需的药物浓度。在较高浓度时,紫杉醇抑制微管与中心体分离,这一过程通常在有丝分裂过程中被激活。紫杉醇的结合位点被鉴定在β微管蛋白的亚基上。

　　紫杉烷由于水溶性差,在制成活性药物配方时存在一定的困难。紫杉醇被广泛用于多种实体肿瘤的治疗。它已被批准用于卵巢癌、乳腺癌、肺癌、膀胱癌、前列腺癌、黑色素瘤、食道癌、Kaposi肉瘤和其他类型的实体癌。紫杉醇也可用于不能根治的非小细胞肺癌。它也被认为是卵巢癌和蒽环类药物化疗失败的晚期乳腺癌临床试验的一线治疗方案。近年来,紫杉醇已被用于心血管领域的药物洗脱支架,可以预防冠状动脉介入治疗术后支架内再狭窄。紫杉醇被输送到附近的冠状动脉壁内,从而抑制支架内新生内膜的生长。

紫杉醇毒性的机制

　　紫杉醇可直接作用于浦肯野系统或间接通过其赋形剂(即聚氧乙烯蓖麻油)引起心律失常和传导缺陷。当与阿霉素联用时,紫杉醇通过改变阿霉素的药代动力学和增加心肌细胞内阿霉素醇(阿霉素的主要代谢产物)的形成,使心脏毒性增强。

紫杉醇毒性的临床表现

　　紫杉醇已被报道可引起窦性心动过缓、心脏传导阻滞、室性早搏和室性心动过速[79]。

　　在一项纳入约1000例患者的大型研究中,心脏毒性的发生率为14%,且大多数事件(76%)是Ⅰ级无症状的心动过缓、窦性心动过缓、房室传导阻滞和室性心动过速。

　　过敏反应时可能出现严重的低血压。

　　若与阿霉素合用,可能出现慢性心力衰竭。在乳腺癌国际研究小组试验001[80]中,多烯紫杉醇联合阿霉素、环磷酰胺化疗的患者的慢性心力衰竭的总体发生率为1.6%,而5-氟尿嘧啶联合阿霉素、环磷酰胺化疗的患者的慢性心力衰竭的发生率为0.7%($p=0.09$)。

　　紫杉醇与心肌缺血和心肌梗死也有一定的关系。对4项研究心脏事件的临床试验进行回顾性荟萃分析,发现心肌缺血的发生率为5%[81]。联合用药和冠心病史可能会增加心肌缺血的风险，这或许与紫杉醇的赋形剂 - 聚氧乙烯蓖麻油释放组胺有关。也有使用紫杉醇形成血栓的报道。

紫杉醇心脏毒性的预防

近年来，为降低紫杉醇的副作用，已经做了广泛的研究，包括改变它的给药方式，将其与一种容易被肿瘤细胞摄取的脂肪酸即二十二碳六烯酸（DHA）连接。DHA- 紫杉醇在紧密连接裂解之前应该没有细胞毒性，其优势是能够携带更高浓度的紫杉醇进入肿瘤细胞，在细胞中维持更长的时间。PG- 紫杉醇由一个紫杉醇与一个聚谷氨酸聚合物连接而成：相比正常细胞，肿瘤细胞因其内皮细胞膜的特性，具有更高的聚谷氨酸聚合物通透性。在临床应用中，PG- 紫杉醇被证明只有非常轻微的副作用，且能有效治疗许多对紫杉醇不敏感的患者，有望成为一种非常有前景的抗癌药物，因为它比紫杉醇更有选择性地靶向肿瘤细胞。肿瘤活性紫杉醇前药（TAP）是为精准靶向癌细胞而设计的药物，这要归功于一种对癌细胞非常特异的单克隆抗体。TAP 的研究正在进行中，在小鼠实验中，以紫杉烷为基础的 TAP 在无毒剂量时可以根除人类移植瘤。

2.3.5.3　多烯紫杉醇

概述

多烯紫杉醇是一种半合成的紫杉醇衍生物。

由于紫杉醇的稀缺，进行了大量的研究研制出多烯紫杉醇的配方，它是从可得到的欧洲紫杉中提取的 10- 去乙酰基巴卡亭Ⅲ的酯化产物。

多烯紫杉醇与紫杉醇的不同之处在于碳 10 官能团的变化，水溶性更好。多烯紫杉醇具有高亲和力，与微管可逆性结合，稳定微管，防治微管解聚。它同样使肿瘤蛋白 bcl-2 磷酸化，肿瘤蛋白 bcl-2 非磷酸化形成时具有抑制细胞凋亡的作用。因此，同样是抑制有丝分裂，多烯紫杉醇通过使肿瘤蛋白 bcl-2 磷酸化，导致了肿瘤细胞的凋亡，而肿瘤蛋白 bcl-2 非磷酸化形成时可以抑制导致肿瘤消退的凋亡诱导机制[82]。

紫杉醇发挥着抑制生理微管解聚和分解的作用，而多烯紫杉醇则是通过促进和稳固微管聚合来发挥细胞毒活性的。这就导致了微管形成所需的游离微管蛋白显著减少，在中期和后期抑制细胞有丝分裂。由于微管在多烯紫杉醇存在的情况下不解聚，它们的尺寸比紫杉醇存在的时候大，堆积在细胞内并引发细胞凋亡。

多烯紫杉醇对多种癌细胞有效，和其他抗肿瘤药物具有协同作用，能更快地进入细胞，并且具有比紫杉醇更强的细胞毒活性。多烯紫杉醇主要用来治疗蒽环类药物化疗失败后的各种癌症。它被批准用于乳腺癌、前列腺癌和其他非小细胞肺癌。临床数据显示，多烯紫杉醇对乳腺癌、直结肠癌、肺癌、卵巢癌、前列腺癌、肝癌、肾癌、胃癌、头颈癌和黑色素瘤均有细胞毒活性。多烯紫杉醇的辅助可增强多柔比星联合环磷酰胺治疗乳腺癌的效果。多烯紫杉醇还可与 DNA 合成抑制剂卡培他滨联合使用。小鼠实验可观察到多烯紫杉醇增强放疗的效果。

相比紫杉醇，多烯紫杉醇更多地被细胞摄取，并存留更长的时间。因此，多烯紫杉醇小剂量的疗效确切，副作用少且相对较轻。

对紫杉醇或蒽环类药物抵抗并不一定对多烯紫杉醇抵抗。

多烯紫杉醇心脏毒性的剂量关系和危险因素

显著肝功能异常患者的多烯紫杉醇清除率降低约 30%，因此，这类患者具有更高的心脏毒性风险。清除率还受到年龄、降低的体表面积、增加的 α-1 酸性糖蛋白和白蛋白水平的影响。肝功能不全导致血清胆红素超过正常上限的患者应该慎用多烯紫杉醇。不足 5% 的多烯紫杉醇通过肾脏排泄，因此，肾功能受损对多烯紫杉醇的代谢或排泄无显著影响。肾功能衰竭的患者不需要调整多烯紫杉醇的剂量。

多烯紫杉醇 55～75mg/m^2 用于儿童的数据有限。

多烯紫杉醇的儿童试验有限，因此，16 岁以内的患者使用多烯紫杉醇的安全性尚未确定。

65 岁或以上的患者更容易出现副作用，但一般不需要减少剂量。

在暴露于多烯紫杉醇之后，出现以下情况之一的患者，剂量需要减少 20%，3 级或 4 级腹泻，肝酶升高超过正常上限 5 倍定义的肝毒性，以及 2 级的手掌 - 足底毒性。

药物的相互作用可能导致一种或多种药物的药代动力学或药效学改变。顺铂、阿霉素、长春新碱、依托泊苷和地塞米松都可以和多烯紫杉醇联用。它们并不改变多烯紫杉醇与血浆的结合，但是，顺铂与 CYPs（细胞色素）有着复杂的相互作用，可使多烯紫杉醇的清除率下降 25%。红霉素、酮康唑、环孢霉素等 CYP3A4 抑制剂可降低多烯紫杉醇的代谢。相反地，当使用诱导 CYP3A4 的抗惊厥药物时，需要增加多烯紫杉醇的剂量。

多烯紫杉醇与急性心肌缺血有关。

2.3.5.4 长春花生物碱

长春花生物碱采自马达加斯加长春花，也被称为 *Vinca rosea*。它们与微观蛋白的特定位点结合，抑制微管蛋白组装成微管。最初的长春花生物碱如长春新碱和长春碱是完全天然的化学物质。随着这些药物的成功，半合成的长春花生物碱如长春瑞滨、长春地辛和长春氟宁也陆续产生。

长春花生物碱是细胞周期特异性的细胞毒药物，在 S 期与微管蛋白分子结合，阻止 M 期所需的微管形成。

目前，长春花生物碱以合成的方法生产。

长春碱

当饮用某种特殊的茶时，长春碱与白细胞降低有关，因此，长春碱可有效对抗白血病和淋巴瘤。长春碱引起 M 期特异性细胞周期阻滞，抑制微管的聚合、有丝分裂纺锤体和着丝点的正常形成，而这些结构是有丝分裂后期染色体分离所必需的。

抗微管药物如长春碱、秋水仙碱和诺考达唑通过与浓度相关的两种机制发挥作用。在极低浓度时抑制微管动力学，在较高浓度时降低微管聚合物质量。它们还可以通过促进微管负极末端脱离组织中心来产生微管碎片。微管脱离纺锤体增强与细胞毒性密切相关。

长春碱被用于治疗霍奇金淋巴瘤、非小细胞肺癌、乳腺癌、头颈部癌和睾丸癌，也被用来治疗朗格汉斯细胞组织细胞增生症。长春碱是某些化疗方案的有效组成成分，尤其是治疗 IA 或 IIA 期霍奇金淋巴瘤时与博来霉素、氨甲蝶呤组成的 VBM 方案。与长春碱联用时，博来霉素可以减少剂量，并且降低在较长化疗间歇期的总体毒性。

长春新碱

长春新碱是长春花植物的长春碱与吲哚生物碱类文朵灵耦合形成的。长春新碱与微管蛋白二聚体结合，抑制微管结构聚合，在中期阻滞有丝分裂。它是非霍奇金淋巴瘤的 CHOP 化疗方案、霍奇金淋巴瘤的 MOPP 或 COPP 或 BEACOPP 化疗方案、急性淋巴细胞白血病化疗方案的重要部分，也是治疗肾母细胞瘤的化疗药物。长春新碱有时作为免疫抑制剂使用，例如，用于治疗血栓性血小板减少性紫癜（TTP）或慢性特发性血小板减少性紫癜（ITP）。

长春花生物碱毒性的临床表现

长春花生物碱被报道可导致自主神经病变、伴有心电图改变的心绞痛、心肌缺血和心肌梗死。

女性较男性更容易发生长春花生物碱相关的心脏事件。

变异性心绞痛和可逆性心电图变化的临床表现，有时被描述为是冠脉痉挛引起缺血假说的形成原因。

长春花生物碱心脏毒性的剂量关系与危险因素

有冠心病或胸部放疗史的患者的缺血性并发症的风险增加。

框 2.9 抗微管药物
- 有丝分裂纺锤体毒物：
  - 长春花生物碱阻止微管形成
  - 紫杉烷类阻止微管分解
- 毒性：
  - 窦性心动过缓和传导阻滞
  - 与蒽环类药物合用时可导致心力衰竭
  - 心肌缺血和心肌梗死

2.4 Ⅱ型制剂

2.4.1 生物制剂

2.4.1.1 单克隆抗体

单克隆抗体是最新发展的一种化疗药物，主要针对癌细胞抗原，如 CD52、VEGF、HER、CD20、HER2 酪氨酸激酶和 BCR-ABL 酪氨酸激酶。这些药物最常见的毒性反应是由大量细胞因子的释放所导致的过敏性休克，其他类型的毒性反应有动脉高血压和心力衰竭。

每种药物都可能具有与其特定细胞靶目标相关的特殊毒性。VEGF 抑制剂可导致血管稀疏、妨碍 NO 的产生，进而引起动脉高血压。抑制 HER2 途径的保护、生长促进和抗凋亡作用可能是导致心肌毒性的原因。这种毒性会因使用蒽环类药物加重：蒽环类药物诱导的氧化应激不仅会导致细胞坏死，而且会通过 HER2 途径上调代偿机制。如果这种毒性被单克隆抗体抑制（主要是曲妥珠单抗），其恢复的可能性会大大降低。一些单克隆抗体作用于 AMP 激酶，可以增强或降低细胞利用 ATP 的能力。

伊马替尼可特异性地导致液体超负荷，引起水肿、胸腔积液和心包积液。

心肌活检显示伊马替尼和舒尼替尼通常会改变细胞膜、线粒体嵴、脂质和糖原的细胞质空泡形成。

引起毒性反应最重要的危险因素是既往使用过蒽环类药物，其他的危险因素通常也是其他化疗药物常见的，比如 LVEF 降低，动脉高血压和高龄。

单克隆抗体毒性反应的临床表现与其作用机制有关：都可能引起低血压、支气管痉挛和真正的过敏性休克。大多数可能会引起高血压，往往还是比较高的高血压。有很多单克隆抗体还会导致心肌损伤，但心肌损伤通常都是完全可逆的。一些单克隆抗体的毒性表现具有药物特异性。贝伐单抗可增加血栓形成的活性，可能导致深静脉血栓形成，或伴有短暂性缺血发作的动脉栓塞。单用曲妥珠单抗导致显著心力衰竭的可能性为 2%，但其与蒽环类或环磷酰胺合用时发生心力衰竭的可能性则可达 16%。使用索拉非尼和舒尼替尼治疗可使动脉压显著升高（5%～43%），其通常出现在治疗的前几个小时，停药后血压可完全恢复，也可以出现一些心肌毒性作用（10%），通常是无症状的，伴随 LVEF 降低 >10%，停药后可完全恢复。一种新观点认为高血压的发展可作为药物治疗作用敏感性的标志。动脉高血压需要在早期进行积极的治疗，只需稍微积极一点，即可避免血压的进一步升高和并发症的发生。一般的降压治疗已足够，主要是 ACEI 和二氢吡啶类钙离子拮抗剂。对于心力衰竭患者，停药和常规的治疗已足够；在大多数情况下，LVEF 的降低是可逆的，如果心力衰竭不再进一步发展可再一次尝试进行单克隆抗体治疗。曲妥珠单抗引起的心力衰竭通常预后良好。

癌症治疗的新进展使单克隆抗体可用来治疗恶性血液系统疾病和实体肿瘤。

阿仑单抗，一种针对 CD52 抗原的人源化 IgG1，可用于治疗一些恶性血液系统疾病。

贝伐单抗是一种人源化单克隆 IgG1 抗体，可与人血管内皮生长因子结合并抑制人血管内皮生长因子的活性，已被批准与 5-FU 联合治疗转移性结直肠癌。

西妥昔单抗是一种与人表皮生长因子受体结合的人 / 小鼠嵌合单克隆抗体，已被批准与伊立替康联合治疗转移性结直肠癌。

利妥昔单抗是一种抗 CD20 抗原的嵌合鼠 / 人单克隆抗体，用于治疗不同类型的非霍奇金淋巴瘤。

曲妥珠单抗是另一种选择性结合人表皮生长因子受体 2 蛋白（HER2）酪氨酸激酶受体的重组人源化 IgG1 单克隆抗体，用于治疗过度表达 HER2 的乳腺癌，这是一种与不良预后相关的乳腺癌变异，可发生在 25%～30% 的患者中。

甲磺酸伊马替尼是一种重要的新型制剂，在一些恶性肿瘤细胞中可特异性地抑制 BCR-ABL 酪氨酸激酶，目前用于治疗慢性粒细胞白血病和其他一些恶性肿瘤。

单克隆抗体毒性的机制

单克隆抗体作为一种具有分子亲密特征的药物，由于大量细胞因子的释放，在输注过程中通常会出现低血压反应，以及发热、呼吸困难、缺氧或类似于过敏性休克的反应，甚至可能导致死亡。

这些抗癌药物治疗中的另一个常见不良反应是体循环动脉血压升高。

这类药物的第三种主要的不良反应是伴随左心室功能降低和显著心力衰竭的直接心肌毒性作用。

由于受体被阻断，每个单分子也具有特定的毒性特征。继发于 VEGF 受体血管生成抑制剂治疗的体循环动脉高血压的发病机制可能与这些受体的功能受损有关,但目前仍不明确。关于发病机制提出的主要理论有血管稀疏,神经体液因子不平衡和血管一氧化氮平衡改变。

血管稀疏导致的微血管密度降低可导致高血压,增加全身血管阻力。对接受抗 VEGF 药物治疗患者的评估表明,毛细血管微量密度的降低和毛细血管内皮功能的改变伴随着高血压的发生,进而支持了该因素是影响因素这一假说。

许多此类药物诱导的 VEGF 抑制破坏了阻力小动脉内皮中一氧化氮的形成。NO 产生的减少导致血管收缩,外周阻力增加,最终导致体循环动脉血压的升高。

高血压的进展可进一步加重其他方式诱发的心肌损害。

酪氨酸激酶是调控许多重要细胞功能信号通路的关键。酪氨酸激酶抑制剂作用于受激酶上调影响的肿瘤组织的特定靶向途径。

单克隆抗体诱导的心脏功能受损所涉及的确切机制尚不完全清楚,与蒽环类药物完全不同,其可能是继发于连续的细胞应激机制。这种毒性可能与心肌细胞中的 HER2 信号通路抑制有关,HER2 信号通路具有重要的保护、促生长和抗凋亡作用。其中起重要作用的可能是蒽环类药物和曲妥珠单抗的给药时间。实际上,蒽环类药物可通过氧化应激或其他类型的损伤,导致细胞凋亡和细胞坏死,同时上调 HER2 通路,以对抗这种破坏,增强细胞的修复。如果曲妥珠单抗与蒽环类药物同时给药或在蒽环类药物给药后立即给药,则会由于抑制细胞存活途径的单克隆抗体导致这种代偿机制的缺失(图 2.11 和图 2.12)。

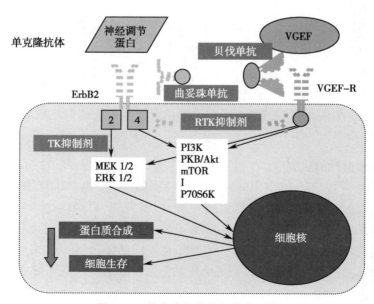

图 2.11 单克隆抗体的细胞毒活性

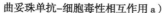

曲妥珠单抗–细胞毒性相互作用 a ）

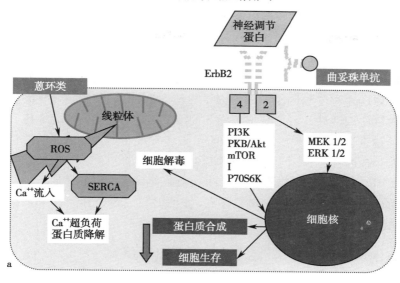

曲妥珠单抗–细胞毒性相互作用 b ）

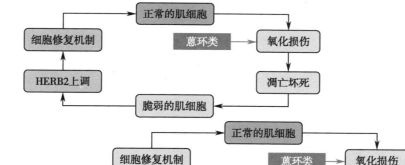

图 2.12　曲妥珠单抗与蒽环类药物毒性机制的相互作用（a）细胞机制（b）示意图

在动物模型中获得的数据显示，HER2 途径的信号传导可以防止心肌细胞改变所引起的扩张型心肌病。贝伐单抗诱导的心力衰竭可能是由多种因素引起的，包括高血压和毛细血管密度降低导致的收缩功能降低和心脏纤维化。拉帕替尼可上调 AMP 激酶的活性，增加心肌细胞中 ATP 的浓度，防止肿瘤坏死因子 -α 等细胞因子引起的细胞凋亡，但并不抑制 HER2 信号通路。

曲妥珠单抗可损害 AMP 激酶的活性并降低肌细胞中 ATP 的浓度。拉帕替尼对心血管影响较小的原因可能是细胞内 ATP 浓度的差异。

伊马替尼心肌毒性的发病机制可能是内质网应激诱导的对该信号通路的抑制。其他酪氨酸激酶抑制剂如达沙替尼和尼罗替尼也具有类似该致病机制导致的心脏毒性。

舒尼替尼通过抑制包括 VEGF 受体、血小板衍生生长因子受体和干细胞因子受体在内的多种生长因子和细胞因子受体，抑制酪氨酸激酶介导的肿瘤细胞增殖和血管生成活性。舒尼替尼可引起 CHF，左室功能障碍和高血压。其发病机制是通过抑制 AMP 激活的蛋白激酶信号传导进而损害线粒体的活性。舒尼替尼对血小板源性生长因子受体的抑制可导致心肌抵御应激相关损伤的能力下降，其对 VEGF 的抑制可导致血管收缩和微血管稀疏。舒尼替尼还可与核糖体 S6 激酶的活性相互作用，参与凋亡瀑布，激活促凋亡因子 BCL2，释放细胞色素 C，增加心肌细胞的凋亡[83]。

单克隆抗体心脏毒性的心脏形态学和组织病理修饰

甲磺酸伊马替尼与水肿的发生显著相关，可导致严重的液体潴留，引起心包或胸腔积液或广义的第三间隙液体蓄积。来自伊马替尼治疗患者的心脏活组织检查的电子显微照片显示，这些患者有心肌细胞膜的螺纹，线粒体嵴的破坏，细胞质中脂滴、空泡形成和糖原堆积[84]。与舒尼替尼治疗相关且存在心脏症状的患者，其心内膜心肌活检的电子显微照片与伊马替尼相似，常见的表现为心肌细胞肥大，线粒体嵴肿胀和细胞膜螺纹。

单克隆抗体心脏毒性的剂量关系和危险因素

临床试验中曲妥珠单抗的心脏毒性与一些危险因素有关。蒽环类药物化疗史、LVEF 在正常低限、高血压药物治疗史、高龄、体重指数 $>25kg/m^2$ 均与药物副作用增加有关。同样的危险因素似乎还可影响其他信号通路抑制剂和单克隆抗体导致的高血压或心脏毒性。

单克隆抗体毒性的临床表现

在输注单克隆抗体的过程中，通常可出现一些毒性反应，其分子间亲密作用所引发的超敏反应可引起大量细胞因子的释放，导致严重的高血压、发热、呼吸困难、缺氧或明显的过敏性水肿，进而导致患者在短时间内死亡。

体循环动脉压升高在该类抗癌药物中最为常见。动脉压升高的发生率与药物的种类、肿瘤类型、患者的年龄和心血管状态有关。

许多单克隆抗体的治疗可导致心肌损伤。其损伤的原因与其他抗癌药物不同，且容易被逆转。

然而，不同的单克隆抗体针对其阻断的受体具有独特的毒性特征。

阿仑单抗

阿仑单抗的输液反应包括低血压、支气管痉挛和皮疹，通常出现在治疗的第一周。左室功能不全较罕见，在已接受过多种化疗方案的皮肤 T 细胞淋巴瘤患者中有过报道[85]。建议仔细监测具有心脏疾病病史患者的低血压情况。抗组胺药、对乙酰氨基酚、类固醇和缓慢输注可用于预防或治疗这些输液反应。

贝伐单抗

贝伐单抗与 VEGF 结合并抑制其活性。

VEGF 抑制剂的常见不良反应是动脉高血压。贝伐单抗治疗往往伴随着原有高血压的进展或恶化。贝伐单抗治疗的患者发生严重高血压（＞200/110mmHg）的发生率为 5%～36%，偶尔导致包括脑病或蛛网膜下腔出血在内的高血压急症。

此外，贝伐单抗可导致内皮再生障碍，引起动脉血栓形成活性的增强[86]。在一些患者（一项研究中 3.8% 的患者）中，贝伐单抗可引起心肌梗死、心绞痛、心力衰竭、卒中和短暂性脑缺血发作（TIAs）[87]。这些反应与药物剂量无关，在治疗过程中可随时发生（中位时间为 3 个月）。由于其促凝血活性的增加，也可出现 DVT。

单独用贝伐单抗治疗引起直接心肌损伤的发生率似乎比较低。在有蒽环类药物或胸部放疗史的患者中，CHF 的发生率为 4%；对这些患者同时输注贝伐单抗，其 CHF 的发生率可增加至 14%[85]。在转移性乳腺癌的 3 期临床试验中，不良事件常用术语标准 CTCAE 3/4 级 CHF 的发生率为 0.8%～2.2%，这种差异主要出现在先前接受过蒽环类药物治疗的患者中[88]。

贝伐单抗治疗相关的心脏毒性事件的全球发生率相对较低。总的来说，关于贝伐单抗治疗的临床数据没有报告其心脏毒性的显著增加，甚至在与其他心脏毒性药物同时治疗期间，其心脏毒性的发生率是降低的。因为这些数据主要的局限性是对完成治疗的患者无法进行长期监测，因此，长期肿瘤生存者中用贝伐单抗进行辅助治疗的安全性尚不清楚。

曲妥珠单抗

心脏毒性导致的 HF 通常发生在曲妥珠单抗治疗期间，这在所有的临床试验中都很常见，且这种情况在大部分患者中是可逆的，需要更长的随访时间来明确这一观察结果。

左室功能不全在单一使用曲妥珠单抗给药时并不常见，但当和环磷酰胺、蒽环类和（或）紫杉醇联合给药时其发生率会增加。如果将曲妥珠单抗与这些心脏毒性药物联合使用，心功能不全报道的发生率更高。

既往有心脏疾病、高龄、有心脏毒性药物治疗史和放射治疗史可能会增加心脏毒性的发生率。

然而，曲妥珠单抗诱导的心功能不全的真实发病率目前仍不清楚。在曲妥珠单抗治疗的第一个试验中，单独使用该药与高达 2% 心功能不全（NYHA Ⅲ级 -Ⅳ级的心力衰竭）的发生风险相关，但当曲妥珠单抗与蒽环类和环磷酰胺药物联用时，其发生率可增加至 16%。

帕妥珠单抗

这是一种新的单克隆抗体，可表现出与曲妥珠单抗相似的心脏毒性。

利妥昔单抗

利妥昔单抗的副作用通常与静脉输注相关，通常在静脉输注的初始数小时内发生，尤其是在第一次静脉输注期间。10% 的病例可出现不太严重的反应：低血压、血管性水肿、缺氧或支气管痉挛。对于这些不良反应的治疗通常需要足够的对症支持措施，包括静脉补液、血管加压药、支气管扩张药、苯海拉明和对乙酰氨基酚。

利妥昔单抗也与偶发的心律失常和罕见的致命性心力衰竭有关。应对心律失常和冠心病患者在利妥昔单抗输注期间和输注后进行监测。

西妥昔单抗

大约 3% 使用西妥昔单抗治疗的患者可发生以支气管痉挛、荨麻疹和低血压为特征的严重、甚至可能致命的输注反应。偶有间质性肺炎伴非心源性肺水肿的病例报道。

索拉非尼和舒尼替尼

目前已经开发了 VEGF 受体（VEGFR）抑制剂的多种小分子 TKIs，包括舒尼替尼和索拉非尼，它们可对包括血小板衍生生长因子（PDGF）、c-kit 和 BRAF 在内的其他生长因子受体产生交叉活性。

严重高血压是该类治疗的一种明显的毒性反应，例如索拉非尼（高血压发生率为 17%～43%），舒尼替尼（高血压发生率为 5%～24%）。这些药物可使动脉收缩压增加 20～30mmHg，舒张压增加 9～17mmHg。血压的改变通常发生在开始治疗的第一个小时内，且中断治疗后可迅速逆转。与贝伐单抗相反，VEGFR 抑制剂似乎对心功能具有更明显的影响。一些使用舒尼替尼治疗肾小细胞癌的数据表明，无症状 LVEF 下降的发生率为 10%，这些患者 LVEF 水平通常低于正常下限值的 10%，治疗结束后可完全恢复。研究表明，68 名使用舒尼替尼治疗的患者中，18% 的患者出现心肌肌钙蛋白的轻度升高，后者是心肌细胞损伤的生物标志物[89]。有时会出现左室射血分数明显下降。舒尼替尼引起的心脏症状通常发生在首次给药期间，且会随着停药而改善，但并不完全可逆。

最近的研究显示，在四次给予舒尼替尼治疗后，高达一半的患者可出现高血压，并且超过 40% 的患者 LVEF 可明显降低 10%～15%，这种 LVEF 的降低独立于心肌梗死或坏死,且发生心肌功能障碍的机制不同于蒽环类药物。

最近正在提出的高血压可能成为化疗反应的"标志物"这一新概念取决于对药物作用的遗传易感性。一些 VEGF 水平遗传性强的患者通常表现出对 VEGF 抑制剂治疗良好的反应性,但他们可出现动脉压升高,同时伴有心室功能的下降。而遗传决定的 VEGF 功能低的患者不会出现动脉高血压和心肌功能障碍,但是他们对 VEGF 抑制剂的治疗反应并不好。

值得注意的是,直到 2009 年,肿瘤学家才采用高血压前期的概念来定义化疗的一级毒性,并采用药物干预降低动脉压,而在过去,只有血压达到更高才开始进行治疗。估计在不远的将来,更积极的抗高血压治疗会降低心脏不良事件发生的程度。

一项研究显示,索拉非尼与 3% 的患者发生心肌缺血有关[90]。这种多激酶抑制剂的靶目标是 VEGF 受体和其他激酶途径。索拉非尼导致的缺血可能是由 VEGF 受体被抑制或 Raf 激酶活性降低引起的。厄洛替尼引起心脏缺血也是由于同样的原因。

伊马替尼

伊马替尼的副作用是心包积液和严重的液体潴留,但很少是致命的。水肿和心力衰竭的发生与剂量有关,通常发生于 50%~70% 的接受伊马替尼剂量 > 300mg/d 的患者。

拉帕替尼

拉帕替尼是一种口服的受体酪氨酸激酶抑制剂(TKI),可与 HER2 和表皮生长因子受体信号传导通路相互作用。其与卡培他滨联合化疗可用于治疗对曲妥珠单抗耐药的乳腺癌患者。

拉帕替尼具有较低的心脏毒性,可成为未来曲妥珠单抗的替代品。其与曲妥珠单抗的心脏毒性之间的差异可能与之前描述的对肌细胞生物能量的不同作用有关。目前的临床资料显示,拉帕替尼引起无症状(1.4%)和症状性心力衰竭(0.2%)的比例相对较低,特别是在先前接触过蒽环类药物、曲妥珠单抗和其他药物的人群中。

单克隆抗体毒性的治疗管理与预防

与血管生成抑制剂相关的动脉高血压通常可通过早期的药物治疗达到可被接受的正常血压(BP)目标。优先选择的抗高血压药物是 ACEI 和二氢吡啶类钙通道阻滞剂,虽然并没有数据提示这一类药物的优越性。早期和积极的抗高血压治疗有助于维持治疗,并降低严重并发症的发生风险,如恶性高血压和可逆性脑白质病。

　　在大多数患者中,曲妥珠单抗相关的心肌病经适当的治疗后可以逆转。曲妥珠单抗相关的心脏毒性的处理主要包括两个方面:一种是停止使用曲妥珠单抗治疗,另一种是心脏功能障碍的治疗,包括心脏危险因素的治疗和适当的左室功能障碍的治疗。

　　曲妥珠单抗相关心脏毒性的治疗策略的发展与蒽环类毒素相似。在最初的试验证明了曲妥珠单抗、蒽环类药物和环磷酰胺的联合治疗可导致多达 16% 的乳腺癌患者出现严重的心力衰竭后,人们改变了曲妥珠单抗的给药方式,避免同时给药,同时在给药时进行心脏监测。这些战略的改变大大减少了心脏毒性的发生。根据这些修改,正在开展对各类乳腺癌人群使用曲妥珠单抗治疗引起左心室功能障碍风险的试验研究。

　　有证据表明曲妥珠单抗的二次尝试不一定会导致新发生的左室功能障碍或心力衰竭。该观察研究允许继续进行有效的抗癌治疗,不会严重损害患者的心脏状态。在已发表的关于"停止 / 重新启动"策略的辅助治疗试验中使用的治疗原则是有效的也是目前推荐的,并且适当对心脏病咨询和心脏功能障碍的治疗进行了一些修改。

　　然而,用Ⅱ型药物治疗的患者的最佳监测策略并没有得到很好的确立。

　　同时接受蒽环类药物和抗 HER2 药物治疗的心力衰竭患者,应该接受与不可逆的心脏毒性患者相似的治疗和监测计划。受试者如果无症状且 LVEF≥40%,未接受过蒽环类药物治疗,可观察到用Ⅱ型药物治疗期间或之后出现的心脏功能障碍。如果 LVEF 持续低下或进一步下降或症状进展,则必须深入与肿瘤专家讨论治疗的风险和益处,并考虑心脏的药物治疗。在治疗前和治疗期间监测左室功能,并且不同时给药,可大大降低这些药物的毒性。

　　继发于曲妥珠单抗治疗的心功能不全患者在停止治疗后心功能可恢复,一般会有良好的心血管预后。

框 2.10　单克隆抗体

- 类毒性:
  - 过敏性休克
  - 高血压
  - 心力衰竭
- 细胞靶点有关的毒性:
  - VEGF 抑制剂:血管稀疏、NO 减少、动脉高血压
  - HER2 抑制剂:细胞凋亡、细胞修复减少、心力衰竭(主要是伴随使用蒽环类药物)
  - AMP 激酶抑制剂:ATP 减少
- 高血压通常较严重且需要紧急处理
- 大多数病例心力衰竭可逆转

2.4.1.2　细胞因子

白细胞介素 -2 是一种 T 细胞生长因子，在高剂量使用时可能出现血流动力学不稳，类似于感染性休克伴随血管渗漏综合征。用抗组胺药和类固醇药物治疗和预防能够减少这种反应。此外，血栓形成并发症如深静脉血栓形成或肺栓塞的发生率可达 11%。

白细胞介素

白细胞介素 -2（IL-2）是一种 T 细胞生长因子，已被批准用于治疗转移性肾细胞癌和黑色素瘤。高剂量的 IL-2 治疗可导致不良的心血管事件和类似于感染性休克的血流动力学效应。在这些情况下，如果临床出现低血压、血管渗漏综合征和呼吸功能不全，需要血管加压药和机械通气支持治疗。严重病例可出现心律失常、MI、心肌病和心肌炎等并发症。患者的选择和治疗方案的改进大大降低了 IL-2 治疗相关的毒性。

地尼白介素（Ontak），IL-2 / 白喉毒素融合蛋白，用于治疗 T 细胞淋巴瘤[91]。它可引起"血管渗漏综合征"（低血压、水肿、低白蛋白血症）以及呼吸困难、胸痛、头晕和晕厥。在 3% 已治疗病例中可出现严重低血压。输注过程中可出现短暂的左室功能不全。

减慢或停止输注并使用抗组胺药、类固醇和肾上腺素可改善这些不良反应。使用类固醇预处理可以预防或缓解急性输注并发症。约 11% 的患者被报告有血栓形成，如深静脉血栓、肺栓塞和动脉血栓形成。

干扰素

干扰素 -α 由巨噬细胞和淋巴细胞产生，并已被批准用于治疗许多类型的癌症。干扰素通常在治疗后 2～8 小时内出现急性症状，包括流感样症状、低血压或高血压、心动过速、恶心和呕吐。严重病例可出现心绞痛和心肌梗死。先前存在的心功能不全或之前的心脏毒性治疗会增加这些并发症的发生风险。

2.4.1.3　其他各种试剂

全反式维 A 酸可导致伴有呼吸窘迫的维 A 酸综合征、肺水肿伴 EF 降低，偶尔会出现心肌梗死。

三氧化二砷可使多达 50% 的患者在治疗开始的 7～22 小时出现 QT 间期延长，此时需要长程心电图监测。高剂量治疗 1 个月后可出现 TdP，导致药物积聚。

喷司他丁治疗偶尔会并发心肌梗死、心力衰竭和心律失常，当与环磷酰胺联用时可加重上述不良反应。沙利度胺相对常见的副作用是窦性心动过缓。

依托泊苷可导致显著的低血压，偶尔会导致心肌梗死。长期使用芳香化酶抑制剂会使心血管事件风险增加 1.31 倍，主要是冠脉事件，可能与血脂谱的改变有关。

全反式维 A 酸

全反式维 A 酸是用于治疗急性早幼粒细胞白血病的维生素 A 衍生物。在最初治疗的 21 天内，约 26% 的病例可出现维 A 酸综合征[92]。该综合征的特点是发热、呼吸困难、低血压、心包积液和胸腔积液。偶尔还会出现呼吸窘迫、肺部浸润、肺水肿和急性肾衰竭。约 17% 接受治疗的患者出现左心室射血分数的显著下降[85]，偶尔会在全反式维 A 酸使用后发生致命性心肌梗死和血栓形成。

三氧化二砷

三氧化二砷用于治疗难治性或复发性急性早幼粒细胞白血病。砷通常会导致心电图的异常，例如 38% 的患者会出现 QT 间期延长[93]。其他副作用包括非特异性 ST-T 改变，窦性心动过速和尖端扭转型室速。除 QT 间期延长之外，还有报道会出现完全性心脏传导阻滞和猝死。在不良事件发生前 7～22 小时完成输注砷[85]，输注后继续进行心电监测是至关重要的。一项研究显示，其最常见的急性副作用是胸腔和心包积液[94]。三氧化二砷（ATO）最重要的是对其明确的 QT 延长风险进行合理的风险管理。事实上，即使已知这种药物的致心律失常作用，可引发 QT 延长和 TdP，但它却是唯一有效治疗致命的复发性急性早幼粒细胞性白血病的药物。这促使医生和患者接受这一药物。

一个重要的预防措施是控制和维持血液中电解质的正常水平，并避免使用其他导致 QT 延长的药物。骨髓移植过程中高剂量环磷酰胺的使用会增强其心脏毒性。

喷司他丁

喷司他丁是嘌呤类似物，用于治疗毛细胞白血病和其他血液恶性肿瘤。其用药可能会出现一些心脏毒性作用，包括 MI、CHF 和心律失常。

沙利度胺

沙利度胺是目前用于治疗各种血液和实体恶性肿瘤的生物制剂。在心血管并发症方面它的使用相对安全，通常具有良好的耐受性。其常见副作用可以通过调整剂量来改善。沙利度胺甚至可用于治疗心力衰竭，因为它可降低肿瘤坏死因子 -α 的水平。沙利度胺的主要心脏毒性作用是低血压、水肿、窦性心动过缓和极少出现的深静脉血栓形成。

依托泊苷

依托泊苷主要用于治疗难治性睾丸肿瘤和小细胞肺癌，通常会引起低血压、心肌缺血和 MI。有时在快速输注过程中会出现与剂量相关的严重低血压，偶尔会出现限速效应，可能与药物引起的钙通道阻滞活性有关。先前使用或同时使用其他化疗药物，或纵隔放疗的患者在给予依托泊苷后可能增加 MI 的风险。

高三尖杉酯碱

高三尖杉酯碱主要用于治疗不同类型的白血病。其给药后会出现室上性心律失常和室性心律失常，如房颤、室性早搏和室性心动过速。

2.4.1.4 内分泌药物

绝经后激素受体阳性乳腺癌的治疗多年来主要依靠芳香化酶抑制剂（AIs）。

在使用这类药物主要的几个试验中，以及在对比 AIs 和对照组他莫昔芬治疗的试验中，发现 AIs 发生的心脏事件（包括心肌梗死和心力衰竭）较少。对 19 000 多名受试者的数据进行的大型荟萃分析显示[88]，与他莫昔芬相比，AI 治疗相关的心脏不良事件的相对风险为 1.31（95%CI 1.01～1.60，$P = 0.007$），有 0.5% 非常低的绝对风险。血脂谱的改变被认为是可能导致这些结果的原因；然而，目前还没有证实 AI 的治疗和相关的血脂水平改变之间的可靠关系。这些临床观察文章的长期临床意义尚不清楚。

框 2.11 其他

- 白细胞介素 -2 可导致血管渗漏综合征
- 全反式维 A 酸可导致呼吸窘迫
- 三氧化二砷可延长 QT 间期
- 沙利度胺窦性心动过缓
- 芳香酶抑制剂可改变脂质谱

（张 锋 宋 婧 张椿英 崔淯夏 伍满燕 译）

参考文献

1. Mann DL. Mechanisms and models in heart failure: the biochemical model and beyond. Circulation. 2005;111:2837.
2. Ewer MS. Reversibility of Trastuzumab-related cardiotoxicity: new insights based on clinical course and response to medical treatment. J Clin Oncol. 2005;23:7820.
3. Sawyer DB. Modulation of anthracycline-induced myofibrillar disarray in rat ventricular myocytes by neuregulin-1beta and anti-erbB2: potential mechanism for trastuzumab-induced cardiotoxicity. Circulation. 2002;105(13):1551.
4. Telli ML. Trastuzumab-induced cardiotoxicity: calling into question the concept of reversibility. J Clin Oncol. 2007;25:3525.
5. Ederhy S. Cardiac side effects of molecular targeted therapies: towards a better dialogue between oncologists and cardiologists. Clin Rev Oncol Hematol. 2011. doi:10.1016/j.

eritrevonc.2011.01.009

6. Tan C. Daunomycin, an antitumor antibiotic, in the treatment of neoplastic disease. Clinical evaluation with special reference to childhood leukemia. Cancer. 1968;20(3):333.

7. Swain SM. Congestive heart failure in patients treated with doxorubicin: a retrospective analysis of three trials. Cancer. 2003;97:2869.

8. Nousiainen T. Natriuretic peptides during the development of doxorubicin-induced left ventricular diastolic dysfunction. J Intern Med. 2002;251:228.

9. Lipshultz SE. Chronic progressive cardiac dysfunction years after doxorubicin therapy for childhood acute lymphoblastic leukemia. J Clin Oncol. 2005;23:2629.

10. Wojonowski L. NAD(P)H oxidase and multidrug resistance protein genetic polymorphism are associated with doxorubicin-induced cardiotoxicity. Circulation. 2005;112:3754.

11. Smith LA. Cardiotoxicity of anthracycline agents for the treatment of cancer: systematic review and meta-analysis of randomized controlled trials. BMC Cancer. 2010;10:337.

12. Ewer MS. A comparison of cardiac biopsy grades and ejection fraction estimations in patients receiving Adriamycin. J Clin Oncol. 1984;2:112.

13. Lefrak EA. A clinicopathologic analysis of Adriamycin cardiotoxicity. Cancer. 1973;32:302.

14. Cardinale D. Myocardial injury revealed by plasma troponin I in breast cancer treated with high-dose chemotherapy. Ann Oncol. 2002;13:710.

15. Bristow MR. Clinical spectrum of anthracycline antibiotic cardiotoxicity. Cancer Treat Rep. 1978;62:873.

16. Lipshults SE. The effect of dexrazoxane on myocardial injury in doxorubicin-treated children with acute lymphoblastic leukemia. N Engl J Med. 2004;351:145.

17. Swain SM. Cardioprotection with dexrazoxane for doxorubicin-containing therapy in advanced breast cancer. J Clin Oncol. 1997;35:1318.

18. Swain SM. Delayed administration of dexrazoxane provides cardioprotection for patients with advanced breast cancer treated with doxorubicin-containing therapy. J Clin Oncol. 1997;15:1333.

19. Ewer MS. Cardiac safety of liposomal anthracyclines. Semin Oncol. 2004;31:161.

20. Takemura G. Doxorubicin-induced cardiomyopathy from the cardiotoxic mechanisms to management. Prog Cardiovasc Dis. 2007;49:330.

21. Fernandez SF. Takotsubo cardiomyopathy following initial chemotherapy presenting with syncope and cardiogenic shock – a case report and literature review. J Clin Exp Cardiol. 2001;2:124.

22. Singal PK. Subcellular effects of adriamycin in the heart: a concise review. J Mol Cell Cardiol. 1987;19:817.

23. Grenier MA. Epidemiology of anthracycline cardiotoxicity in children and adults. Semin Oncol. 1998;25(4 Suppl 10):72.

24. Mulrooney DA. Cardiac outcomes in a cohort of adult survivors of childhood and adolescent cancer retrospective analysis of the Childhood Cancer Survivor Study cohort. BMJ. 2009;339:b4606.

25. Abu-Khalaf MM. Long-term assessment of cardiac function after dose-dense and -intense sequential doxorubicin (A) paclitaxel (T) and cyclophosphamide (C) as adjuvant therapy for high risk breast cancer. Breast Cancer Res Treat. 2007;104(3):341.

26. Billingham ME. Anthracycline cardiomyopathy monitored by morphologic changes. Cancer Treat Rep. 1978;62:865.

27. Buja LM. Cardiac ultrastructural changes induced by daunorubicin therapy. Cancer. 1973;32:771.

28. Von Hoff DD. Risk factors for doxorubicin-induced congestive heart failure. Ann Intern Med. 1979;01:710.

29. O'Brien ME, CAELIX Breast Cancer Study Group. Reduced cardiotoxicity and comparable efficacy in a phase III trial of pegylated liposomal doxorubicin HCL (CAELIXDTM/Doxil®)

versus conventional doxorubicin for first line treatment of metastatic breast cancer. Ann Oncol. 2004;15:440.

30. van Dalen EC. Cardioprotective interventions for cancer patients receiving anthracyclines. Cochrane Database Syst Rev. 2011;(6):CD003917.

31. van Dalen EC. Different anthracycline derivates for reducing cardiotoxicity in cancer patients. Cochrane Database Syst Rev. 2010;(5):CD005006.

32. van Dalen EC. Different dosage schedules for reducing cardiotoxicity in cancer patients for reducing cardiotoxicity in cancer patients receiving anthracycline chemotherapy. Cochrane Database Syst Rev. 2009;(4):CD005008.

33. Cole MP. The protective roles of nitric oxide and superoxide dismutase in adriamycin-induced cardiotoxicity. Cardiovasc Res. 2006;69(1):186.

34. Daosukho C. Induction of manganese superoxide dismutase (MnSOD) mediates cardioprotective effect of tamoxifen (TAM). J Mol Cell Cardiol. 2005;39(5):792.

35. Volkova M. Activation of the aryl hydrocarbon receptor by doxorubicin mediates cytoprotective effects in the heart. Cardiovasc Res. 2011;90:305.

36. Neilan TG. Disruption of nitric oxide synthase 3 protects against the cardiac injury dysfunction and mortality induced by doxorubicin. Circulation. 2007;116(5):506.

37. Dowd NP. Inhibition of cyclooxygenase-2 aggravates doxorubicin-mediated cardiac injury in vivo. J Clin Invest. 2001;108(4):585.

38. Kotamraju S. Doxorubicin-induced apoptosis in endothelial cells and cardiomyocytes is ameliorated by nitrone spin traps and ebselen. Role of reactive oxygen and nitrogen species. J Biol Chem. 2000;275(43):33585.

39. Chua CC. Multiple actions of pifithrin-alpha on doxorubicin-induced apoptosis in rat myoblastic H9c2 cells. Am J Physiol Heart Circ Physiol. 2006;290(6):H2606.

40. Wang L. Regulation of cardiomyocyte apoptotic signaling by insulin-like growth factor I. Circ Res. 1998;83(5):516.

41. Childs AC. Doxorubicin treatment in vivo causes cytochrome C release and cardiomyocyte apoptosis as well as increased mitochondrial efficiency superoxide dismutase activity and Bcl-2 Bax ratio. Cancer Res. 2002;62(16):4592.

42. Wang GW. Metallothionein inhibits doxorubicin-induced mitochondrial cytochrome c release and caspase-3 activation in cardiomyocytes. J Pharmacol Exp Ther. 2001;298(2):461.

43. Palfi A. The role of Akt and mitogen-activated protein kinase systems in the protective effect of poly (ADP-ribose) polymerase inhibition in Langendorff perfused and in isoproterenol-damaged rat hearts. J Pharmacol Exp Ther. 2005;315(1):273.

44. Toth A. Impact of a novel cardioprotective agent on the ischemia-reperfusion-induced Akt kinase activation. Biochem Pharmacol. 2003;66(11):2263.

45. Toth A. Akt activation induced by an antioxidant compound during ischemia-reperfusion. Free Radic Biol Med. 2003;35(9):1051.

46. Nagy N. Overexpression of glutaredoxin-2 reduces myocardial cell death by preventing both apoptosis and necrosis. J Mol Cell Cardiol. 2008;44(2):252.

47. Pastukh V. Contribution of the PI 3-kinase/Akt survival pathway toward osmotic preconditioning. Mol Cell Biochem. 2005;269(1–2):59.

48. Russell SD. Independent adjudication of symptomatic heart failure with the use of doxorubicin and cyclophosphamide followed by trastuzumab adjuvant therapy a combined review of cardiac data from the National Surgical Adjuvant breast and Bowel Project B-31 and the North Central Cancer Treatment Group N9831 clinical trials. J Clin Oncol: Off J Am Soc Clin Oncol Clin Trial Res Support Non US Govt. 2010;28(21):3416.

49. Estorch M. Indium-111-antimyosin scintigraphy after doxorubicin therapy in patients with advanced breast cancer. J Nucl Med. 1990;31:1965.

50. Volkova M. Anthracycline cardiotoxicity: prevalence, pathogenesis and treatment. Curr

Cardiol Rev. 2011;7(4):214.

51. Chatterjee K. Vincristine attenuates doxorubicin cardiotoxicity. Biochem Biophys Res Commun. 2008;373:555.

52. Cardinale D. Anthracycline-induced cardiomyopathy: clinical relevance and response to pharmacologic therapy. J Am Coll Cardiol. 2010;55(3):213.

53. Alter P. Cardiotoxicity of 5-fluorouracil. Cardiovasc Hematol Agents Med Chem. 2006;4(1):1.

54. Becker K. Cardiotoxicity of the antiproliferative compound fluorouracil. Drugs. 1999;57(4):475.

55. Saif MW. Fluoropyrimidine-associated cardiotoxicity: revisited. Expert Opin Drug Saf. 2009;8(2):191–202. doi:10.1517/14740330902733961.

56. Endo A. Capecitabine induces both cardiomyopathy and multifocal cerebral leukoencephalopathy. Int Heart J. 2013;54(6):417.

57. Shah NR. Ventricular fibrillation as a likely consequence of capecitabine-induced coronary vasospasm. J Oncol Pharm Pract. 2012;18(1):132. doi:10.1177/1078155211399164. Epub 2011 Feb 14.

58. Y-Hassan S. Capecitabine caused cardiogenic shock through induction of global Takotsubo syndrome. Cardiovasc Revasc Med. 2013;14(1):57. doi:10.1016/j.carrev.2012.10.001. Epub 2012 Dec 5.

59. Kufe DW, editor. Alkylating agents Holland-Frei cancer medicine. 6th ed. Hamilton: BC Decker; 2003.

60. Cascales A. Clinical and genetic determinants of anthracycline-induced cardiac iron accumulation. Int J Cardiol. 2012;154(3):282.

61. Zhang S. Identification of the molecular basis of doxorubicin-induced cardiotoxicity. Nat Med. 2012;18:1639.

62. Leone TC. Transcriptional control of cardiac fuel metabolism and mitochondrial function. Cold Spring Harb Symp Quant Biol. 2011;76:175.

63. Chee Chew L. Anthracyclines induce calpain-dependent titin proteolysis and necrosis in cardiomyocytes. J Biol Chem. 2004;279:8290.

64. Prezioso L. Cancer treatment-induced cardiotoxicity: a cardiac stem cell disease? Cardiovasc Hematol Agents Med Chem. 2010;8(1):55.

65. Arbel Y. QT prolongation and Torsades de Pointes in patients previously treated with anthracyclines. Anticancer Drugs. 2007;18(4):493.

66. Saadettin K. Doxorubicin-induced second degree and complete atrioventricular block. Europace. 2005;7:227.

67. Alehan D. Tissue Doppler evaluation of systolic and diastolic cardiac functions in long-term survivors of Hodgkin lymphoma. Pediatr Blood Cancer. 2012;58:250.

68. Shan K. Anthracycline-induced cardiotoxicity. Ann Intern Med. 1996;125:47.

69. Nakamae H. QT dispersion correlates with systolic rather than diastolic parameters in patients receiving anthracycline therapy. Intern Med. 2004;43:379.

70. Couch RD. Sudden cardiac death following adriamycin therapy. Cancer. 1981;48:38.

71. Nagla A. Protective effect of carvedilol on adriamycin-induced left ventricular dysfunction in children with acute lymphoblastic leukemia. J Card Fail. 2012;18:607.

72. Nakamae H. Notable effects of angiotensin II receptor blocker, valsartan, on acute cardiotoxic changes after standard chemotherapy with cyclophosphamide, doxorubicin, vincristine, and methylprednisolone. Cancer. 2005;104(11):2492.

73. Minotti G. Pharmacology at work for cardio-oncology: ranolazine to treat early cardiotoxicity induced by antitumor drugs. J Pharmacol Exp Ther. 2013;346:343.

74. Paul F. Early mitoxantrone-induced cardiotoxicity in secondary progressive multiple sclerosis. J Neurol Neurosurg Psychiatry. 2007;78(2):198.

75. Yeh ETH. Cardiovascular complications of cancer therapy: incidence, pathogenesis, diagnosis, and management. J Am Coll Cardiol. 2009;53(24):2231.

76. Altena R. Longitudinal changes in cardiac function after cisplatin-based chemotherapy for

testicular cancer. Ann Oncol. 2011;22(10):2286.

77. Togna GI. Cisplatin triggers platelet activation. Thromb Res. 2000;99(5):503.

78. Kuenen BC. Potential role of platelets in endothelial damage observed during treatment with cisplatin, gemcitabine, and the angiogenesis inhibitor SU5416. J Clin Oncol. 2003;21(11):2192.

79. Guglin M. Introducing a new entity: chemotherapy-induced arrhythmia. Europace. 2009;11:1579.

80. Dumontet C. BCIRG 001 molecular analysis: prognostic factors in node-positive breast cancer patients receiving adjuvant chemotherapy. Clin Cancer Res. 2010;16(15):3988.

81. Rowinsky EK. Cardiac disturbances during the administration of taxol. J Clin Oncol. 1991;9:1704.

82. Kolfschoten GM. Variation in the kinetics of caspase-3 activation, Bcl-2 phosphorylation and apoptotic morphology in unselected human ovarian cancer cell lines as a response to docetaxel. Biochem Pharmacol. 2002;63(4):723.

83. Force T. Molecular mechanisms of cardiotoxicity of tyrosine kinase inhibition. Nat Rev Cancer. 2007;7:332.

84. Lipshultz SE. Long-term cardiovascular toxicity in children, adolescents and young adults who receive cancer therapy: pathophysiology, course, monitoring, management, prevention and research directions: a scientific statement from the American Heart Association. Circulation. 2013;128:1927. doi:doi:10.1016/j.eritrevonc.2011.01.009.

85. Yeh TH. Cardiovascular complications of cancer therapy diagnosis, pathogenesis, and management. Circulation. 2004;109:3122.

86. Pereg D. Bevacizumab treatment for cancer patients with cardiovascular disease: a double edged sword? Eur Heart J. 2008;29:2325.

87. Scappaticci FA. Arterial thromboembolic events in patients with metastatic carcinoma treated with chemotherapy and bevacizumab. J Natl Cancer Inst. 2007;99(16):1232.

88. Curigliano G. Cardiac toxicity from systemic cancer therapy: a comprehensive review. Prog Cardiovasc Dis. 2010;53:94.

89. Curigliano G. Cardiovascular toxicity induced by chemotherapy, targeted agents and radiotherapy: ESMO Clinical Practice Guidelines. Ann Oncol. 2012;23(7):vii 155.

90. Schmidinger M. Cardiac toxicity of sunitinib and sorafenib in patients with metastatic renal cell carcinoma. J Clin Oncol. 2008;26(32):5204.

91. Kaminetzky D. Denileukin diftitox for the treatment of cutaneous T-cell lymphoma. Biologics. 2008;2(4):717.

92. Frankel SR. The "retinoic acid syndrome" in acute promyelocytic leukemia. Ann Intern Med. 1992;117(4):292.

93. Barbey JT. Effect of arsenic trioxide on QT interval in patients with advanced malignancies. J Clin Oncol. 2003;21(19):3609.

94. Unnikrishnan D. Cardiac monitoring of patients receiving arsenic trioxide therapy. Br J Haematol. 2004;124(5):610.

第3章
放疗对心脏的作用

Riccardo Asteggiano

摘要 目前，放疗相关心脏毒性已经明显减少，但是仍然需要告知患者相关毒性并密切随诊。放疗相关心脏毒性与放疗剂量、体积、患者接受照射的年龄、时间长度、化疗，以及心血管病危险因素明显相关，对心肌细胞的毒性表现急性炎症细胞的死亡，伴随广泛的组织坏死和纤维化。

这种病理改变涉及心脏所有结构，病理改变有如下表现。冠状动脉会出现进展迅速的堵塞，并且累及前降支。急性冠脉综合征或心源性猝死可能是患者的首发症状。瓣膜纤维化和钙化主要发生在左心瓣膜，同时可能合并室上性和室性心律失常、病窦综合征和传导阻滞。急性心包炎和大量心包积液可能会导致心脏压塞。慢性心包炎、慢性心包积液和限制性心包炎可能会在放疗数年后出现。心脏的神经系统也可受到放射损伤，改变疼痛和心绞痛阈，以及交感迷走神经平衡。心肌纤维化会导致舒张功能下降，进而出现限制性心肌病，同步使用蒽环类药物还会降低心脏收缩功能。心衰可能因心脏瓣膜和冠脉病变加重。颈部和其他部位大血管也可能被放疗副反应累及。

关于放射性心脏损伤的治疗，与其他因素导致的心脏疾病治疗类似，但是诸如心包开窗、冠脉搭桥、瓣膜置换等外科操作可能会因纵隔组织纤维化而难度加大。通过外周动脉介入进行心脏再血管化和经导管主动脉瓣置入可能成为这类患者治疗的首选方式。

对于接受放疗的患者必须进行随访，但是目前还缺少心脏相关毒性随访的时间长度和方法。

在放疗本身方面，可以通过基于目前先进影像学技术和放疗设备的精准放疗技术，降低心脏放疗剂量和照射体积，从而减少放射性心脏毒性。

关键词 心脏学 肿瘤学 化疗 放疗 毒性

3.1 简介 [1, 2]

放射治疗的应用改变了肿瘤患者的治疗模式：外科医生、内科医生和放疗科医生作为跨学科团队首次进行了紧密的合作，并且患者的在院时间明显延长。

日本发生原子弹爆炸之后,关于射线的生物学作用、临床作用及毒副作用的研究有了进一步进展;如:①射线的损伤是缓慢进展的,②心脏的所有解剖结构均可能受到影响,③多种损伤的共同作用造成了其病理生理及临床放射损伤的复杂性,④霍奇金病放疗后心血管病死亡的相对危险度为2~7,左乳癌的为1~2.2。

年轻患者放射治疗后的风险较高,特别是霍奇金淋巴瘤和乳腺癌患者,由于治疗后生存期长,放射损伤愈发明显;最近,肺癌和食管癌预后较前改善,可能会出现以前放射治疗后未能观察到的损害。

自19世纪末玛丽•居里(Marie Curie)和皮埃尔•居里(Pierre Curie)发现射线并将其应用于癌症的治疗以来,在医疗的多样性和发展独特的治疗模式上,放射治疗成为独特的,开创性的范例。

事实上,放射治疗是非手术治疗癌症的第一个有效的例子。

有了放射治疗后,对患者而言,外科医生不再作为唯一的医疗权威而独立进行手术治疗,外科医生需要与医院的其他专家,如放疗科医生通力协作。这在癌症治疗上,也许在临床医疗中都是第一个多学科综合治疗的例子。

这种治疗方法显示了建立不同医学学科之间新的交流模式的必要性,并且由于患者所接受的治疗及宣教内容不同,医生需要处理许多新问题。

患者越来越需要住院治疗。住院治疗需要对患者临床数据进行收集整理并汇编成医疗文件。这些文件可用于建立广泛的数据库,从而用于数据统计研究。

对广岛和长崎原子弹爆炸后射线对受害者生物学和临床医学上的影响的研究有了进一步的突破。日本的医学研究人员表明,射线对身体结构的完全破坏主要是对快速生长细胞的损伤,如骨髓。这是了解射线的毒副作用的机制和特点方面的重大进展。另一方面,有人假设可以通过放射治疗破坏白血病患者的骨髓,从而使短期内骨髓移植成为可能。

从那时起,放射治疗开始向进一步提高现有治疗方法并成为标准化和国际化治疗方式的方向演变。从放射治疗时代开始,大量文献提示胸部放疗后会出现放射治疗相关的心脏损伤。

这其中有几点值得注意。首先,射线相关的心血管毒性一般是进行性的过程。其次,需要对放射治疗所致的放射治疗损伤进行定义。冠状动脉、瓣膜、心肌、心包和传导系统都是心脏的结构,损伤后可表现为收缩和舒张功能障碍。当存在不止一个损伤时,有可能会出现复杂的综合性的心脏疾病。最后,需要对放射治疗后出现致命性心血管事件的相对风险进行评估,特别是霍奇金病患者接受纵隔照射后心血管病死亡的相对危险度为2~7;左侧乳腺癌接受照射后心血管病死亡的相对危险度为1~2.2。

一般而言,出现临床相关的放疗后心脏损害的患者都是相对年轻的患者,这类患者治疗后有足够长的生存时间,因此可表现出临床可见的晚期心脏损伤。这些恶性肿瘤有经典型霍奇金淋巴瘤和早期乳腺癌,随着预后较好的可以达到疾病长期控制的肺癌和食管癌患者的快速增加,这些患者最后会出现临床可见的放疗后心脏病。

3.2 放疗相关心脏毒性的危险因素及其与剂量的关系

放疗相关心脏毒性的危险因素是总剂量,分次剂量,心脏受照体积,受照年龄,受照后间隔时间长短,同期化疗和一般心血管危险因素。

放射治疗损伤的首要决定因素之一是射线的吸收剂量。患者受照剂量的概念较复杂,包括:(a)射线总剂量(>30～35Gy),(b)组织的分次受照剂量(>2Gy),(c)心脏受照体积。

放疗相关心脏病的其他危险因素包括:①暴露时年龄较小,②暴露后间隔时间长,③同期或受照之前使用过心脏毒性化疗药物和内分泌治疗或曲妥珠单抗。其他的心血管危险因素如糖尿病、高血压、血脂异常、肥胖、吸烟、遗传病以及其他可能尚未定义的风险因素也需要加入到这些特定的危险因素中。

3.3 放射性心脏损伤的病理生理机制及形态、组织病理学表现

放疗毒性靶点涉及心脏各个结构(图3.1)。

心肌间质纤维化是常见组织病理改变,可表现为局限性或广泛性病损。Ⅲ型胶原纤维向Ⅰ型转化使得心肌硬化、心脏舒张功能障碍。心电传导系统纤维化增加心律失常的发生频率。

接受照射后6小时,出现中小动脉急性炎症反应,伴大量中性粒细胞浸润。照射后2日,出现内皮层进行性损伤、血栓形成和心肌的部分修复,导致心肌缺血及细胞死亡。至照射后70日,坏死组织逐步被大量纤维组织代替。

活性氧的产生是内皮损伤的首要因素,照射所致慢性炎症反应也参与其中。以上诸改变的结局是,快速进展的动脉粥样硬化斑块形成及破裂。

随着放疗技术发展,心包受累的发生率较以往降低,其严重程度也有所减轻。心包受累表现为心包壁层广泛纤维化,或伴有粘连及大量渗出。在病理生理机制方面,内皮损伤引起的渗透性增加是毒性反应的第一步,随后出现缺血及纤维化。当心脏的静脉、淋巴管、心包及纵隔均严重受累,心包回流受阻,大量积液形成。

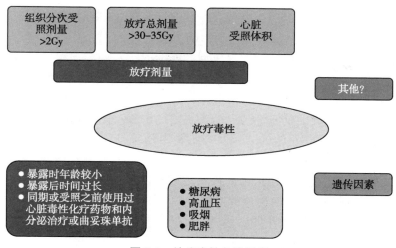

图 3.1　放疗毒性危险因素

心脏瓣膜（尤二尖瓣）出现明显的纤维化及钙化。其机制未明，可能与瓣膜内皮细胞的直接损伤相关。

冠脉损伤的机制可归于快速进展的动脉粥样硬化过程，且其近端血管较早受累，主要累及左主干。冠脉内皮发生损伤后，脂类通透性明显提高，随后粥样斑块形成，并产生后续炎症反应。

这一过程最终可出现的结局是粥样斑块破裂及血栓形成。此外，内皮损伤还可导致冠脉痉挛的出现。

脑部照射可影响脑血管正常功能，表现为进行性动脉粥样硬化，血脑屏障的破坏及对颅脑结构的直接影响。

颈部照射可促进颈动脉粥样硬化斑块的形成。

如前所述及，心脏所有结构及功能组成部分均可成为照射毒性损伤的潜在靶点。即使照射剂量在限制范围内，心包、心肌、瓣膜、传导系统及冠脉仍可受到影响，其损伤方式稍有差异。自放射治疗诞生起，放射损伤的病理生理机制已为学者们所广泛研究[3, 4]。

3.3.1　心肌

最常见的心肌损伤是弥漫而显著的间质纤维化，病变范围直径从几毫米至数厘米不等，偶发心肌全层损伤，损伤在不同区域的分布及严重程度存在较大差别。

组织学方面，总胶原含量增加，且 I 型胶原增多较 III 型更为显著。两种型别胶原比例的改变可导致心肌顺应性减弱，表现为接受放疗后患者心脏舒张功能障碍[5]。

　　放射性心肌纤维化包括心电传导组织的纤维化,可解释临床上接受胸部放疗后患者心电传导功能异常及心律失常的出现。

　　相同的发现可以解释病理及电生理方面的改变。病理生理机制方面,普遍的观点是从心肌微循环受损的角度来分析心肌损伤的发生。Stewart[6] 在动物实验中发现,受照射兔心肌损伤的发生经历三个阶段。在接受照射后 6 小时内,中小动脉出现急性炎症反应,心肌全层均发生中性粒细胞浸润。第二阶段起始于照射后 2 天,组织学正常的心包及心肌发生轻微但进行性的纤维化。电镜观察发现,心脏内皮细胞存在进行性破坏,进而引发系列修复反应,产生纤维蛋白及血小板血栓阻塞心腔。在正常内皮细胞增殖以修复损伤的过程中,新生毛细血管相对不足,微血管结构功能的降低导致缺血及心肌细胞死亡,伴随继发性纤维化。损伤的第三阶段在照射后 70 天左右出现,此时大部分实验动物已经死亡。此阶段典型的组织学改变是显著且广泛的心肌纤维化。给予实验兔的照射与临床上患者所采用的放疗方案并不完全一致;而后两个阶段大体及显微心肌改变在实验兔与临床组织学标本相近,提示存在相似的机制。关于因照射而产生的自由基是否为内皮及心肌损伤的首要原因目前仍存在争议。事实上,在应对照射损伤的过程中,细胞通过线粒体依赖或非依赖的代谢酶,增加活性氧的产生,并合成氮氧化合物及增加氧化还原酶的数量。继而可介导蛋白质和脂类氧化应激所产生的其他损伤 [7]。

　　如前所述,照射也可激活其他炎症通路。在接受照射的细胞中,这些炎症通路是相互关联的,它们均介导慢性炎症的发生,结果增加动脉粥样硬化斑块形成,破裂的风险,临床结局是出现急性心肌梗死以及缺血性脑卒中,与人群中动脉粥样硬化发展的结局一致。基于对日本原子弹爆炸受辐射幸存者的观察,照射引起的慢性炎症可能存在剂量依赖性 [8]。

　　近期研究证实,即使对幼年患者给予低剂量照射,也会增加心血管事件的发生率及死亡率,与之相关联的是出现高水平的炎症因子如 C 反应蛋白。Lipsultz[9] 在 3 岁以上罹患肿瘤儿童接受治疗的队列研究中发现了相似的结果(图 3.2)。

3.3.2　心包

　　在过去放射治疗技术较落后的年代,心包结构多有累及。在近 25 年,随着放疗技术逐步发展,尽管给予儿童肿瘤患者高剂量放疗方案,心包毒性的发生也较为罕见 [10]。照射所致损伤涉及心包广泛纤维性增生、心包粘连、心包积液。脏层心包受累较壁层更为多发、严重、广泛。显微镜下可见,心包正常脂肪组织被纤维及厚胶原组织所替代。基质及间皮出现纤维化。当心包炎进展波及心肌层,尽管受照射部位心包存在一定数量的小血管增殖,但内皮细胞功能改变可

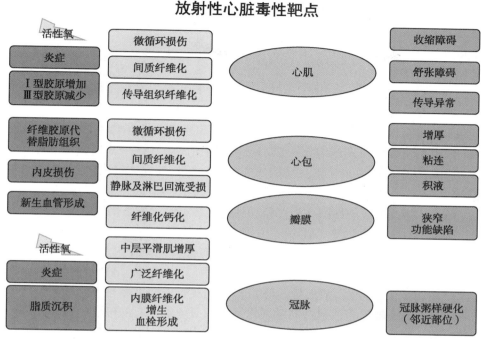

图 3.2　放射性心脏毒性潜在靶点

进一步增加其渗透性，使损伤程度加重。这一心包血管网的改变可引发缺血及纤维化。与之相关的是，心脏、心包、纵隔的静脉及淋巴系统一定程度的纤维化会减少细胞外液的回流。两种机制共同导致富含蛋白成分的渗出液在心包腔中的累积[11]。渗出液中的纤维成分可为纤维蛋白溶解的产物。

3.3.3　瓣膜

照射对心脏瓣膜的影响包括明显的纤维化伴或不伴钙化[10, 12]。由于心脏瓣膜是非血管化的结构，其病理生理改变无法用血管损伤的理论来解释。目前的主要观点是，瓣膜内皮细胞的晚期损伤导致了瓣膜的纤维化。一般情况下，主动脉瓣和二尖瓣的损伤较三尖瓣及肺动脉瓣更为常见且严重。这种损伤差异并非剂量分布相关，而与正常生理条件下左心腔存在较大压力有关。此外，据报道，至少 5 例处方剂量大于 40Gy 的患者出现肺动脉瓣完全的狭窄及纤维化[13]。

3.3.4　冠状动脉

放射性冠脉损伤的病理及病理生理机制与人群中冠脉粥样硬化的发生过程类似。两者冠脉损伤发生的部位及形态改变均具有相似性。左前降支和右冠脉是经照射后最常受累的血管[14, 15]，但在接受胸部放疗的患者，其左主支受累的概率较典型 CAD 为多。据推测，左主支损伤率较高主要与传统放疗技术主要采取前向照射有关。通常病变血管的损伤多发生于临近管腔，且常累及冠状动脉口[10, 12, 14, 15]。

对 16 例接受放疗并出现放射性心脏病患者的组织学标本进行比较观察发现，其中层平滑肌增厚较对照组 10 例典型 CAD 更为明显。在相同的标本中观察发现，中层及外膜纤维化增厚较一般的冠脉疾病更为显著。多数研究者发现，内膜斑块主要由纤维组织形成，伴少量脂质成分。这项发现目前尚存在争议。另一些研究者发现了伴大量脂质成分的动脉粥样硬化斑块，且伴随显著的纤维化反应[12]。尽管邻近部位血管斑块及平滑肌的广泛纤维化等病变与接受放射治疗相关，但放射性损伤与典型动脉硬化在组织学方面仍较难鉴别。

放射性 CAD 与典型 CAD 病理生理改变的程度存在差异，这一点同样较难解释。在接受放疗之后，冠脉内皮损伤机制与心肌微血管内皮损伤类似，均出现内膜纤维增生，并导致血栓形成及脂质沉积，这与典型 CAD 的机制相近似。然而，在脂类沉积方面，放射性冠脉损伤动物实验的研究结果存在矛盾。在实验兔，给予高脂喂养是放射性动脉硬化发生的必须条件，而在实验犬，即使正常喂养，也会出现典型的动脉硬化斑块。另一方面，以上及其余动物实验均表明高脂肪摄入加速放射性动脉硬化的进程[16~21]。

上述之外，在急性心源性死亡的病例中，一例报道出现了冠脉痉挛。

3.3.5　脑血管疾病

目前关于放疗对人脑血管影响的研究基于体外实验或动物实验，这些研究多采用非分割照射，其剂量多超出治疗范围[22]。人脑血管在接受放射治疗后的组织学及细胞学改变特征与管径及治疗后的时间相关。

在大脑区域范围内，小动脉、微动脉、毛细血管同样是最易受到照射影响的结构。内皮细胞损伤引发炎症反应，导致内皮层增生，伴血小板粘附增加及血栓形成[23]。

血脑屏障中紧密连接的丢失及活跃的囊泡运输均可增加血管的渗透性。

在经历照射较长时间后，脑组织内的血管密度降低。中枢神经系统大血管中间肌层增厚以对抗辐射影响，而内皮层则遭受损伤[24]。之后出现组织病理学改变，类似于动脉硬化，伴腔内狭窄及血栓形成，以及后期出现的血管异常扩张和血管扭曲。

大脑 Willis 环的放射治疗可导致相似的脑血管异常改变。1 个及以上大脑主要血管的闭塞可引起小血管及分支血管生成，以维持脑血管系统功能的相对平衡。但此类患者是脑血管事件的高发人群。

3.3.6 颈动脉疾病

在接受颈部照射后一年内，颈动脉壁一定程度的增厚，这或导致卒中发生率增加。

治疗时既已存在的动脉硬化病变可成为放射性损伤的恶化因子。动脉硬化的共同危险因素如高血压、肥胖、吸烟、糖尿病以及其他已知的与心脑血管疾病相关的因素，均可进一步恶化放射性动脉损伤。

框 3.1：放射治疗：一般原则

- 放射损伤进展缓慢
- 所有心脏解剖结构均可受累
- 临床表现复杂且常并发
- 霍奇金病死亡相对危险度从 2 增至 7，左侧乳腺癌从 1 增至 2.2
- 年轻患者风险更高
- 危险因素包括总剂量、分次剂量、心脏受照射体积、年龄、治疗后时间、同步化疗以及其他心血管疾病危险因子

3.4 放射治疗引发心脏损伤的临床表现

不同部位心血管损伤常同时发生，但在临床工作中易被掩盖。

急性心包炎典型临床表现有胸痛，发热，ST-T 段改变和心包积液。心包积液有可能在 2～145 个月后进展为心包填塞。过去该病在接受放疗的人群中发病率达 40% 左右，现在只有 2%～5%。

治疗后 6～12 个月后，患者有可能出现慢性心包积液，在这种情况下，临床医生需要与肿瘤复发鉴别诊断。

自发性消退是该病的一个特点，但约有 20% 的患者在治疗 10 年后进展为慢性缩窄性心包炎。

晚期冠状动脉疾病形成需要 10～15 年（平均 82 个月），初始阶段常常完全无症状，首次症状表达可能为急性心肌梗塞或猝死。因此，仔细检查，早期诊断应被强制执行，在治疗结束后的许多年，完善的诊断检查应常规使用。

治疗模式与常见的冠状动脉疾病相似，但由于纵隔广泛纤维化，手术难度增加。

放射治疗 10 年后，左侧瓣膜病变可能凸显出来，临床表现类似心脏瓣膜病的晚期症状。在这种状况下，同样由于纵膈纤维化修复手术难度增加。

由于直接心肌损伤、冠状动脉损伤和瓣膜疾病共同造成的心衰，有时与慢

性心包炎难以鉴别诊断。它可以在相应治疗结束后再次进展，也可发生在放射治疗结束许多年后。

传导组织受累可能导致典型的病态窦房结综合征，逐步恶化可能导致室内阻滞或房室传导阻滞。室内阻滞或房室传导阻滞需要起搏器治疗。纤维化也可能是折返性室上性和室性心律失常发生的解剖基础。

值得注意的是，高能照射也可能损坏放疗设备，而且这些程序需要添加监控其电子功能的设备才完整。

心脏的神经系统也可能被破坏，也有可能进一步发展为不适当的窦性心动过速，心率变异性不平衡，疼痛阈值增强，疼痛阈值增加解释了严重冠状动脉病变患者心绞痛发生率明显下降这一现象。

最后纵隔放射可能导致肺纤维化和随之而来的肺动脉高压和继发于腺体损害的甲状腺功能减退症。

放疗后心脏不同结构和组织的损伤可以导致放疗诱导心血管疾病的发生，这些疾病会相互影响。

后面将要讨论的晚期毒性通常发生在患者接受超过放疗耐受剂量，即不超过 30～40Gy 的照射。

放疗后的心包疾病最常见表现为心包积液或典型的心包炎，典型心包炎与频繁和广泛的右心室损伤相关 [2, 12]。放疗与症状出现的时间间隔变化差异较大，2 个月至 145 个月不等。

典型的临床表现是心包积液：首次放疗之后急性心包炎就会发生，这种心包炎常伴随由于大量心包填塞而导致的血流动力学紊乱。这就是放疗后心脏毒性的首次临床表现。约 40% 的接受旧放疗技术治疗的患者会发展心包炎，而新技术可使心脏总剂量 <30Gy，分次剂量 <2Gy，心包炎发病率降至约 2.5%（范围为 2%～5%）。临床发现放射引起的心包炎与其他病因引起的急性心包炎临床表现一致。最初的症状通常表现为典型的心包疼痛伴随发热，同时心电图显示 ST-T 段改变和 QRS 波振幅降低。当然，胸部 X 线平片可以看到与心包积液量相关的心影增大。通常放疗结束后 6～12 个月可能出现无症状的慢性心包积液。

在发生心包积液的情况下，必须进行鉴别诊断，尤其是与肿瘤累及心包相鉴别。

通常心包积液会自发缓解，但是治疗结束后 10 年仍有 20% 的患者有发展为慢性心包炎或者缩窄性心包炎的风险，而这种情况在治疗结束的 18 个月内并不会发生。

冠状动脉动脉炎和加速发生的动脉粥样硬化会加快冠状动脉疾病的发生，尤其是左冠状动脉前降支的第一段、右冠状动脉和左冠状动脉主干（图 3.3）。

放疗后冠状动脉病变

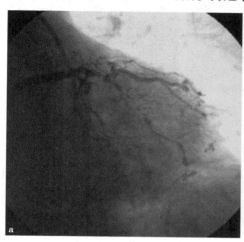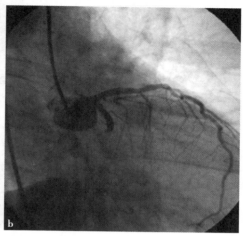

图 3.3　放疗毒性引起的冠状动脉损伤。(a)患者 26 岁时因霍奇金淋巴瘤接受胸部放疗，现 54 岁出现左主干狭窄，表现为劳力性呼吸困难。(b)患者女性，38 岁时因左侧乳腺癌接受放射治疗，目前 51 岁出现心脏回旋枝近端狭窄伴急性心肌梗死

　　尽管冠状动脉发生加速粥样硬化的频率难以评估，但是在没有传统高危因素的患者中也经常发生冠状动脉硬化。冠脉动脉病变的引发的临床后果可能在放疗结束 10～15 年后才显现；但是，在一系列患者中，从放射治疗至进展为冠心病平均间隔时间大概为 82 个月。

　　放疗引起的冠心病的临床特征千变万化，可能完全无临床表现，可能出现急性心肌梗塞，也有可能出现毫无临床症状的猝死。确实，约 50% 无症状的患者可能会出现新的心肌灌注不足 [10, 25, 26]。大多数的临床表现为心绞痛，呼吸困难或心衰。猝死可能是疾病的首次表现，一般是由于冠状动脉弥漫性内膜增生或左主干狭窄。有时，冠脉正常的患者可能出现冠脉的痉挛。

　　在冠状血管并发症有临床表现之前，对放疗引发的冠状血管并发症的诊断是比较困难的，需要仔细分析有高危因素的患者，即使放疗后很多年。放疗引起的冠心病与动脉粥样硬化引起冠心病的治疗策略是相似的。均可使用经皮介入治疗和冠脉介入治疗 [25]。由于放疗后纵隔纤维化发生率高，冠脉搭桥术难度在放疗引起的粥样硬化患者中有所增加。

　　放疗损伤的心脏瓣膜损伤虽然常表现为瓣膜狭窄和二尖瓣和主动脉瓣反流，但是最常见的是三尖瓣损伤。这种瓣膜损伤在放疗结束后的最初十年并不常见，放疗心脏损伤常常表现为心包或者其他结构损伤。但是通过对放疗后瓣膜损伤的患者分析显示：从放射治疗至瓣膜损伤出现临床症状平均时间为 98 个月 [10]。只有少部分患者进展为中度或重度临床瓣膜功能缺失（图 3.4）。

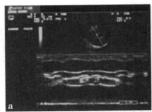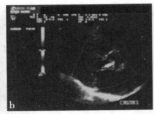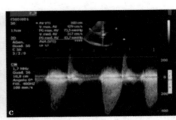
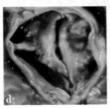

图 3.4　放疗引起的心脏瓣膜损伤。患者 58 岁时因霍奇金淋巴瘤接受放射治疗，73 岁时出现严重的主动脉狭窄。a，b. 该患者单维和二维超声心动图。c. 多普勒速度。瓣膜梯度最大 118mmHg，平均值 68mmHg；解剖瓣膜面积 0.6mm²。d. 外科瓣膜置换术过程中的解剖标本

　　由于纵隔和心包纤维化，由于频繁发现的传导障碍导致需要心脏起搏器，由于 23% 的患者出现冠状动脉病变，心脏瓣膜置换术术后并发症增多，手术难度增加。

　　由于非特异性弥漫性间质纤维化和心肌炎导致的心肌病，或是因为其他放疗毒性引起瓣膜和冠状动脉损伤，共同引起心衰的发生发展，这一临床过程可以在放疗期间出现，也可发生在多年以后。常见的心肌损伤表现为舒张功能障碍。而收缩功能障碍主要由于使用过蒽环类药物化疗。临床最常见的发现是如果患者由舒张功能障碍进展为限制性心肌病，这种情况下与慢性心包炎引起的限制性心肌病难以区分。

　　传导系统的纤维化可能导致各种各样的冲动形成或传导缺陷。室上性和室性早搏，复杂的室性心律失常，典型的病态窦房结综合征，或房室结和心室内完全或不完全的心脏传导阻滞在心电图上表现各异，心脏传导阻滞可随时间推进，病情进展更为复杂，甚至需要植入心脏起搏器。右束支可能比左束支传导阻滞更常见。一般放疗剂量高于 40Gy，放疗结束后 10 年，传导阻滞会发生。诱发因素包括既往存在传导缺陷如房室传导缺陷和同时存在的心包或瓣膜并发症。

　　值得注意的是，起搏器和其他植入式设备也可能因接受放疗受损，必须小心谨慎的监视设备的功能。

　　此外，对心脏的间接影响可能是由于放射线照射引起的纵隔结构损伤。如前所述，淋巴管的照射可能是造成心包积液的原因之一，可能是造成心脏结构水肿的原因之一，这一过程在放疗毒性的早期阶段会发生。

放疗后引起一定程度心脏去神经支配会损伤心脏的神经系统，导致交感 - 迷走神经 - 心平衡受损，临床表现为心率控制功能障碍，出现不适当的窦性心动过速和心率变异性改变。也会导致疼痛阈值增加，敏感性降低。这也是大部分该类患者有严重的冠状动脉病变但没有明显心绞痛的症状。

肺和纵隔纤维化可能导致呼吸功能不全，也可导致肺动脉高压。此外纵隔纤维化使任何潜在的胸腔和心脏手术难度增加。

甲状腺放疗引起的甲状腺功能减退症，如果没有适当的纠正可能影响脂质代谢和 CV 功能。

放疗诱发颈动脉疾病引起动脉狭窄常比传统的颈动脉分支狭窄严重，而且常累及颈动脉狭窄的非典型区域，如大范围的颈动脉的分支 [27]。

框 3.2：放射治疗的病理生理学和临床表现

- 小动脉急性炎症，内皮损伤，坏死和弥漫性间质纤维化
- 心肌坏死和纤维化 - 心衰和传导缺陷
- 心包纤维化和积液（由于静脉和淋巴管引流受损而加重）20% 的急性心包炎发展为慢性心包炎。
- 增强动脉粥样硬化斑块的形成和破裂，主要发生在冠状动脉主干血管近端 - 急性心肌梗死和猝死（常常之前无症状）
- 瓣膜纤维化 - 主要发生在左侧心脏内

3.5　放射治疗相关心脏并发症的治疗 [1, 2]

除了少数例外，放疗诱发疾病的治疗与非放疗诱发疾病的治疗相似。

心包炎伴大量心包积液，基于秋水仙碱的过度抗炎治疗，通常需要行心包穿刺术，并最终需要手术行心包开窗。该操作风险非常高。

纵隔纤维化（常伴有内乳动脉纤维化）时冠状动脉搭桥术可能会非常困难。因此，最好通过心内科行介入术进行冠状动脉血运重建术。

每一位接受胸部放疗的患者需行定期的常规缺血应力检测。

一般来说，放疗诱发的心脏病与非放疗诱发的心脏病治疗相同。但是，必须牢记心脏受照后可诱导心脏及胸部其他结构的特殊反应。

对有症状的急性心包炎，可使用抗炎药及秋水仙碱以限制和减少心包积液。大量心包积液时，可能需行心包穿刺。

当出现伴有大量顽固性积液的心包炎或缩窄性心包炎时，可能需要行心包开窗术或心包切除术。然而，大范围的纵隔纤维化使组织分离变得复杂且出血

的危险增加，导致手术死亡率非常高（过去高达 40%）。另外，患有这些放射性疾病的患者往往伴有冠状动脉疾病，瓣膜疾病和心肌损伤；因此需要进行手术的患者均需经过准确的评估和选择。

患有放疗所致的冠状动脉疾病的患者，在术中行血运重建可能存在很多困难。常见的是在放射治疗射野范围内的纵隔纤维化和心包纤维化，以及用于动脉旁路重建的内乳动脉难以从邻近的结构中分离出来。因此，内乳动脉及其他血管存在如上所述的放射性损伤时可能会出现移植后的快速闭塞。

因此，如果可能的话，尽量选择支架植入术来进行冠状动脉成形术以达到心肌血运的重建。

考虑到严重的疾病（尤其是心绞痛）常常缺乏临床表现，在接受过放射治疗的患者诊断冠状动脉疾病时，需要常规进行应力测试和影像学的缺血检查。

3.6 放射治疗引起的心脏毒性的随访 [1, 2]

目前放疗毒性风险最高的人群是年轻时接受高剂量（> 30Gy）放疗的霍奇金病患者。另外，虽然放疗引起的疾病相对比较少见，但还是需要对患者进行宣教并密切随访。其他危险人群有乳腺癌患者，特别是治疗期间同期使用了蒽环类药物及单克隆抗体类药物的患者。

但目前对这些患者的随访时间和随访方法还没有明确的建议，每个癌症中心都采用自制的方案进行随访。

在识别危险患者及对患者实施随访流程的长期管理中，心内科医生和肿瘤科医生的深入合作是首要的且不可避免的。

该患者管理流程有赖于认真收集既往史及细致的体格检查。在这之后，需要根据患者可疑的放射性损伤进行检查。定期的心电图检查及血脂检测是必须的，如果怀疑有冠状动脉性疾病时需要进行缺血检测，有心包或瓣膜疾病时需要进行超声心动图检查。

接受纵隔 / 心脏照射剂量 > 30Gy 的儿童和青少年霍奇金淋巴患者是出现放疗后并发症的高风险人群，特别是没有接受过宣教并且使用过时的放射治疗技术治疗的患者。

目前急性放射性心脏毒性已经不多见。

但是还是要对这些患者进行宣教，告知其发生远期并发症的可能性并且进行密切随访。

乳腺癌患者，特别是接受细胞毒性药物化疗或单克隆抗体治疗的患者，更需要进行监测。这是由于虽然放疗是心脏病的一个危险因素，但是许多接受术后放疗的患者（有或没有接受辅助内分泌治疗）常常没有对其心脏情况进行规律的监测。

目前尚无数据可以明确具体的测试方法及频率。但是放疗相关的心脏毒性风险仍然存在，所以随访的时间仍需延长。

心内科医生用来筛选和监测放疗诱发的心脏病患者的心脏功能的标准监测方法和流程可以与其他患者的相同。所以随访的指引更多是基于个人或医院的经验，而不是针对每个患者的需求、临床图像及实验模型数据。

肿瘤科医生和心内科医生认识到放射治疗毒性、心脏并发症的风险及其潜在病理生理学变化是进行监测的第一步。因此，需要实现对这些患者长期的常规管理流程。

对每一个有胸部放疗史的患者，仔细地询问病史并进行体格检查是评估的基础，另外常常需要根据患者的现有疾病进行监测和处理。对于怀疑冠状动脉疾病的患者的评估，或对有既往发作史的患者的随访，需行心电图，血脂检测，运动平板试验，超声心动图，放射性核素检查和血管造影术。心包炎的患者可能需要评估其炎症标志物、心电图、胸片和超声心动图。扩张型心肌病患者通常需要进行心电图、超声心动图和放射性同位素血管造影的评估。心律失常需要行心电图和 24 小时心电图监测。瓣膜病患者在随访期间需要进行超声心动图和心脏导管插入术的检查。

3.7　放射性心脏损伤的预防和治疗策略 [1]

通过降低放疗剂量和心脏受照体积可降低放疗相关心脏毒性。典型病种为霍奇金淋巴瘤从区域性放射治疗（斗篷野放射治疗）到受累野放射治疗的转变，目前霍奇金淋巴瘤受累野放射治疗的应用降低了心脏受照体积内 50% 的剂量，相关死亡风险从 5.3 降低至 1.4。这些结果可以借助基于三维治疗计划的新技术的发展来实现。功能强大的软件系统通过使用 CT 或 MRI 成像，能够精确描绘肿瘤的轮廓，并引导射线通过多个或旋转的放射源，多叶准直器和调强射线束到达治疗目标。上述体系在理论上能够将射线传递到肿瘤精确体积的区域，从而避免了正常组织的受照。

本章简要介绍了目前放疗领域最为广泛及先进的治疗技术，原理及其在胸部放射治疗中的应用。

与传统技术相比，这些新方法似乎证实了更低的放射性毒副反应可以降低死亡率，并保持最佳的治疗效果。然而仍然缺乏长期结果，这主要是由于与常规技术相比为了达到较高的肿瘤治疗剂量，较大体积的正常组织受到了较多的低剂量照射。另外，高能物理相关的复杂问题正在评估中，如射线在与物体表面碰撞时的反射衍射效应,主要是钙质含量高的结构可能作为屏蔽或透镜改变射线的方向。

最近,降低放疗相关毒副反应的一些建议被提出。新的照射技术已被证明可以降低放疗相关心脏疾病的风险,但随访时间限制了这些观察的使用范围,因此我们需要更长的评估期。

降低放射性心脏损伤风险可以通过降低放疗剂量和受照的心脏体积并保持恒定的治疗效果来实现。实现这一目标的一般原则在于放射野的精确个体化。对于任何恶性肿瘤,正确的靶区设计应当基于区域解剖学,包括淋巴结特征和肿瘤转移在内。

临床上对于平衡放疗有效性和长期安全性的最低放疗剂量的首次尝试是针对霍奇金淋巴瘤患儿。在这种情况下,将放疗剂量从 35~45Gy 减少到 15~25Gy,同时将照射野从区域放疗(即斗篷野放疗)减少到受累野放疗和受累淋巴结放疗(图 3.5)。

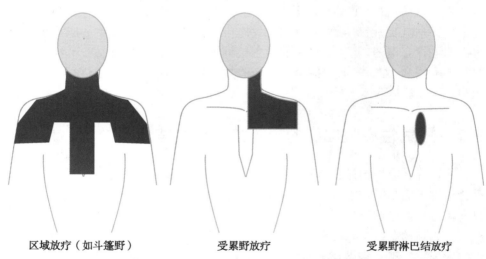

区域放疗(如斗篷野)　　　　　　受累野放疗　　　　　　　　受累野淋巴结放疗

图 3.5　从区域放疗到受累野放疗到受累淋巴结放疗

这种方法在治疗的患者中显示出了良好的结果,其中心脏受照的减少降低了心包炎的发生率,相对死亡风险从 5.3 降至 1.4[28, 29]。在一些研究中,与正常组织受到的放射剂量相比,受累淋巴结放疗的平均心脏受量比受累野放疗低了50%。类似心血管事件发生的减少也被其他论文报道[30]。这些结果可以通过基于三维治疗计划的放射治疗技术来实现,三维治疗计划可以通过剂量 - 体积直方图详细的评估心脏体积和受量。

在三维空间上勾画肿瘤和邻近正常结构为放射治疗领域带来了翻天覆地的变化,通过使用专门的 CT 或 MRI 成像,强大的计划设计软件和放疗传输系统,可以精确的为限定好的感兴趣区域提供治疗。

对于软组织结构通常难以评估并且正常组织保护存在困难的情况下,虚拟模拟程序的应用使得常规 X 射线可以被非常精确地传输。

三维适形放疗(Three-dimensional conformal radiotherapy,3D-CRT)是放射治疗中的虚拟模拟的结果,其能够使用多叶准直器(Multileaf collimators,MLC)和变化的放射源数目,通过射野成像(beam's eye view,BEV)来实现适形放疗(图 3.6 和图 3.7)。通过该模拟获得的符合肿瘤形状放射治疗体积时,正常组织的放射性相关毒性反应下降,与传统放疗技术相比肿瘤可获得更高的放射剂量。

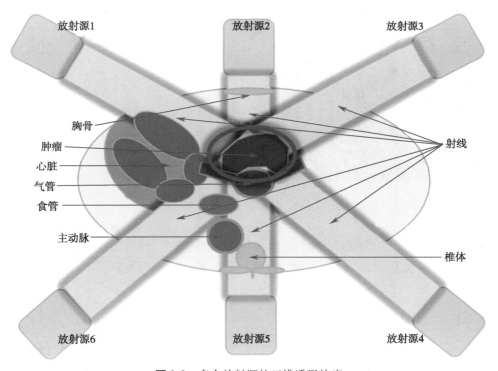

图 3.6 多个放射源的三维适形放疗

调强放射治疗(Intensity-modulated radiotherapy,IMRT)是一种先进且精准的放疗模式,是新一代的 3D-CRT。例如,当涉及诸如心脏或血管的脆弱结构时,IMRT 可以使治疗体积与凹陷的肿瘤形状相符。计算机控制的 X 射线加速器可以为肿瘤内的特定区域给予精确的放射剂量。射线传递的模式通过控制,调节射线一束的强度来实现肿瘤体积内剂量的提升,同时减少或避免相邻正常组织受照。IMRT 带来更好的肿瘤靶向,更小的副反应,以及与 3D-CRT 相比更好的治疗结果。

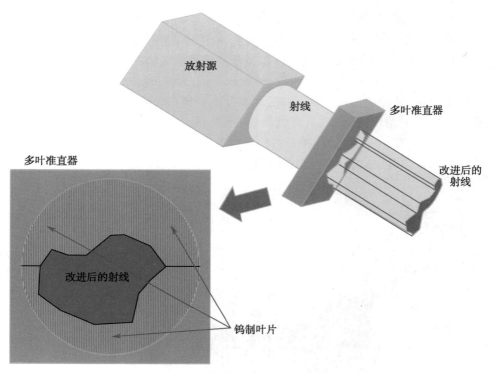

图 3.7　放射线的多叶准直器构成

目前，对于许多肿瘤部位，这两种技术中的任何一种与传统的放射治疗相比均可获得生存获益，同时其降低毒副反应的能力也被普遍认可。这两种技术都可以提高放疗剂量，增加其潜在应用性。

3.7.1　三维适形放疗（3D-CRT）

三维适形放疗（3D-CRT）利用 CT 成像进行放疗计划设计。CT 扫描能够给出肿瘤目标和相邻正常组织的三维图像，而且能够精确评估组织密度和特征以及从体表到目标的深度。这个评估对于计算剂量和剂量分布是必不可少的。除了 CT 扫描，磁共振和正电子发射断层扫描可以更好地定义目标参数。肿瘤通常呈现不规则的形状。由于可以通过磁共振成像扫描（MR 或 MRI 扫描）集成的复杂的计算机辅助层析成像扫描（CT 或 CAT 扫描），3D-CRT 能够对三维层面上的肿瘤和正常组织进行详细的设计。利用三维适形放疗，射线可调整传递到目标剂量，楔形板或补偿器优化其分布。适形的射线可以从射线通过的高密度材料或直线加速器机头的高密度叶片（通常是钨）组成的多叶准直器（MMLC）来获得；这些叶片的位置由获取射线形状的独立机器调控。也可以使用特定的楔形板来实现射线的适形,它们是直线加速器机头的高密度楔形装置,既可以用作组织补偿器,也可以用作射线修改器。加速器机头的移动也可以达到类似的效果。利用三维适形放疗,改变不同照射野的权重和能量是优化剂量分布的附加方法。

　　直线加速器内的多叶准直器使放射治疗医师能够准确地调整射线,使之与目标肿瘤的形状完全一致。通过 MLC 获得与肿瘤适形性更好的射线束,其作用类似于保护正常组织的屏蔽器,使得正常组织的辐射暴露更少。

　　3D-CRT 开始于获得感兴趣区域的 CT 的"虚拟模拟"。3D-CRT 的第一步是创建目标肿瘤和正常相邻结构的个体化 3D 数字数据集的复杂过程。使用这些数据,生成三维计算机图像,并生成复杂的计划,使正常的邻近组织获得较低的放射剂量,而治疗目标获得较高的放射剂量。肿瘤细胞受到高剂量照射,而正常组织受照减少,这种技术可以增强肿瘤的治疗效果,同时减少副反应。

　　3D-CRT 可以保护过去肿瘤治疗中过于接近放疗的基本结构。例如对颅内和颈部肿瘤的照射,使脊髓和颅脑神经以及其他重要结构的可能损害最小化。三维适形放疗对于乳腺、脑、肺、腹部和骨盆同样适用。

3.7.2　调强放射治疗(IMRT)

　　调强放射治疗(IMRT)是一种特殊的三维适形放射计划和传递工具,用于调整剂量分布,以最大限度地减少对正常组织的剂量。调强放射治疗以多个角度传输调强射线来治疗肿瘤为目标。源自不同角度的不同射线的相交产生的放射区域,以非常精细的方式包围具有相同形状的肿瘤。IMRT 方法的统一原则是使用逆向算法,以实现肿瘤放射剂量的最大化和正常组织的剂量最小化。这种特定的算法可以在空间上,时间上或两者上修改射线的特性。如前所述,可以通过多 MLC 的动态运动来创建空间和时间上对射线的调整。射线的特征也可以通过由逆向计划设计或通过螺旋断层放射治疗得到的射线补偿器来调整。这种新技术包括在病人周围旋转时打开和关闭的准直叶片快门。

　　调强放射治疗的过程始于整合从计算机断层扫描,磁共振和正电子发射断层扫描定义的患者肿瘤和正常周围组织的诊断图像。这些图像被重建成患者解剖结构的三维模型。特定的强大计算机程序阐述了基于肿瘤的大小,形状和位置以及剂量处方的治疗计划。

　　医疗直线加速器,配备了特殊的光束成形设备 MLC,根据治疗计划提供放射。高分辨率 MLC 具有 120 个钨金属叶片或板条,可以通过不同设备(主要是气动)以非常快的速度移动,从而以非常小的面积(几毫米)对射线进行成形。直线加速器从多个角度发射射线,以便在保护重要的正常组织的同时给予肿瘤高剂量的照射。直线加速器和 MLC 叶片的激活由精确匹配治疗计划的强大的计算机程序辅助,从而将正确的剂量直接传输至目标。

一些证据表明,与 3D-CRT 计划相比,使用 IMRT 计划目标剂量覆盖率可得到改善,并且正常组织受照相应地减少。现代肿瘤影像技术和 IMRT 技术的结合,在不增加对正常组织损伤的情况下可带来更好的肿瘤适形性和放疗剂量的提升。而且,随着更为效的全身治疗和长期生存的提高,使用调强放疗可以减少放射毒性,提高生活质量。3D-CRT 在许多临床情况下仍然被广泛应用,但是在更复杂的身体部位如中枢神经系统,头颈部,前列腺,乳房和肺中应使用 IMRT。经验丰富的医务人员及很长的学习时间是 IMRT 应用的限制条件,这是由于需要在CT 图像上手动对全部的疾病相关结构进行勾画,这一过程需花费比 3D-CRT 准备长得多的时间。此外,自 20 世纪 90 年代后期以来,即使在最先进的癌症中心,IMRT 技术也只是被商业化,所以放射治疗医师无法通过住院医师培训项目来学习 IMRT,因此在实施调强放射治疗之前必须寻找额外的教育资源。

有人担心,正常组织对辐射暴露量的增加会导致继发性恶性肿瘤,尤其是对于 3D-CRT。

此外,对成像准确性的过分信任可能导致低估的病变的可能性,这些病变在计划扫描中难以看到,因此不包括在治疗计划中;呼吸运动或不恰当的患者固定也可影响治疗的稳定性。

为了更好地解决这些问题,新技术的评估正在进行当中,例如,通过使用实时成像与实时治疗调整相结合。这种新技术被称为图像引导放射治疗(Image-guided radiation therapy,IGRT)或四维放疗。

3.7.3　IGRT

图像引导放射疗法(IGRT)是一种让医师在治疗过程中能够跟踪患者最终变化的技术。有许多不同的商业系统,例如,对于应用于特定环境的头颈部肿瘤,临床医生可以利用锥束 CT 成像(cone-beam CT,CBCT)计划和快速计算来促进适应性治疗(例如动态适应性放射治疗)。

3.7.4　四维放疗

四维治疗计划系统包括靶区设置,快速和高效的三维计划系统,但它具有整个计划设计过程中的四维可视化的优势。借助视觉信息,临床医生可以使用根据系统信号回顾性分类的图像或使用预期获得的门控成像,简单地设计 3D-CRT 和 IMRT 治疗计划。对于回顾性的四维图像,系统自动将相位或振幅分类的图像序列与相关的图像序列一起储存。例如,呼吸运动可以由临床医生通过将四维序列影像循环和混合或“闪烁”的图像来显示和评估。假设治疗的剂量很容易通过系统可视化。

3.7.5　适应性治疗

动态适应性放射治疗（dynamic adaptive radiation therapy，DART）是另一个在不增加时间消耗，不降低临床工作效率的前提下可以改善临床结果的新体系。电子病历和治疗传输系统可及时提供治疗特定患者所需的所有参数，而无需输入或输出数据。该系统能够基于 CBCT 图像和 DART 的实际治疗参数来构建剂量分布图。

3.7.6　立体定向放射治疗

立体定向放射治疗是采用单次大剂量射线精准照射靶区的治疗方式。

"stereotactic"一词源于希腊语，"stereos"意为立方体、固体或三维的，"taxis"意为安排、排列、顺序或方向。由此可意义为，"stereotactic radiotherapy"是利用三维坐标对肿瘤定位，并用大分割精准照射的一种放疗方式。利用立体定向技术可以对肿瘤区精准定位，如果将其与常规放疗（每天 1.8～2 Gy）结合，可以提高单次照射剂量，减少放疗次数，缩短治疗时间，从而实现大分割放疗。靶向肿瘤需要高度精确的摆位和固定技术，根据肿瘤位置选用合适的固定装置。与调强放射治疗相似，立体定向放疗也需用到多个射野。

该治疗方式通常用于体积较小的病灶和转移灶，最早主要用于神经外科治疗脑部病变。也有部分系统经优化后对体部肿瘤进行了放射治疗。

3.7.7　螺旋断层放疗和容积旋转调强放疗

容积旋转调强放疗（Volumetric-modulated arc therapy，VMAT）是调强放疗（intensity- modulated radiotherapy，IMRT）的延伸，通过机架 360°旋转或设置多个子野连续发出 X 射线束，实现高剂量区在靶区三维方向上均匀分布。与 IMRT 静态调强不同，VMAT 是在旋转过程中不断发出射线束的动态调强。它是放疗技术的突破性进展，超越了 3DCRT、IMRT 和 IGRT，实现了 ART。20 世纪 90 年代，CT 扫描和计算机被用于放射治疗的计划设计，我们可以通过调整布野方式，使得射线集中于肿瘤区，减少正常组织受照（也称为三维适形放疗），通常会使用到 5，6 个独立的射野。20 世纪 90 年代末和 21 世纪初，通过 IMRT 技术，射野进一步优化，可以更准确对靶区进行照射。后来，我们将图像引导设备装在直线加速器上，这样就保证了靶区的精准定位，确保每天放疗的精确性，也就是图像引导放疗（IGRT）。为使靶区精准照射，有时会需要多达 7，8 个射野。CT 能够很好的提供正常和异常解剖结构的信息，Tomotherapy 技术就是利用了这一特性，能够非常准确地照射肿瘤区域，进一步降低了正常组织受照剂量。它不是由几个固定设备从不同方向发出射线束，而是在 360°旋转过程中发出射线，同时不断调整射野形状和辐射剂量（图 3.8）。该设备是依据 CT 机设计，它可以在每次治疗前对患者进行扫描，获得 CT 图像以验证靶区的位置特性。如果肿瘤的位置改变或患者身体发生变化（如体重减轻），则可适当调整放射治疗，这就是自适应放疗（ART）。这时的 IMRT 射线是以圆形或螺旋形发出照射肿瘤。

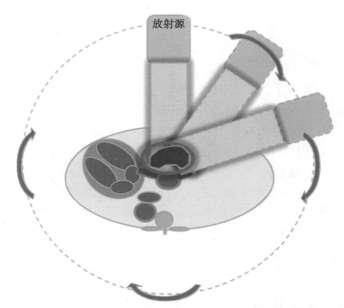

图 3.8　通过旋转照射实现三维适形放疗（3D-CRT）

VMAT 技术得以实现，有赖于 3 个参数（自由度）的算法优化：①机架的旋转速度；②利用多叶准直器（MLC）叶片的运动和方向改变射野形状；③剂量率。

与 IMRT 相比，VMAT 速度更快，这就减少了患者暴露的辐射量，尤其是肿瘤周围的正常组织。采用弧形旋转发出射线束的方式，可以分散靶区周围组织受照剂量，防止重要器官和正常组织受到高剂量照射。VMAT 治疗速度比动态 IMRT 快 2～8 倍，因为它产生相同分布的剂量所需的跳数（MU）更少，从而显著缩短治疗时间。缩短单次治疗时间可以减少患者治疗间的不适感。采用 1, 2 个拉弧出束可以减少分次间靶区移位，并缩短整体治疗时间。

VMAT 的放射生物学优势包括在不牺牲靶区覆盖的同时，降低正常组织受照剂量，从而降低放射诱发癌的风险。与适形放射治疗相比，VMAT 的计划靶区（planning target volume，PTV）覆盖率更好，相比适形放疗提高了大约 8%，与 IMRT 相比提高了 6%。VMAT 在靶区适形度和均匀性与 IMRT 相当，同时又能显著降低正常组织的受照剂量，还能减少跳数，缩短单次治疗时间。

3.7.8 电子线放疗

电子线放疗是利用电子线的外放射治疗方式。因电子线不能像 X 射线那样穿入组织深处，所以通常被用于外放射治疗。这种物理特性使得它们能很好的治疗表浅肿瘤，尤其是治疗胸、腹部的体表肿瘤，这样可以避免过多射线进入肺部、心脏和肠道。电子线能量范围为 4～18MeV，可根据不同患者治疗区域的深度选用合适电子线。

3.7.9 质子和带电粒子放疗

放射治疗的射线还包括带电粒子（如质子、碳离子）。普通放疗使用的高能带电光子（类似于高能量光束）是由直线加速器产生的。质子和其他原子核带电粒子是使用回旋加速器产生的。带电粒子和光子辐射之间的主要区别在于组织吸收能力。带电粒子质量相对较大，其能量在组织中可急剧降低（Bragg 峰），减少正常组织受量。当粒子穿透组织时，能量开始增加，在射程终点达到最大，然后下降至（几乎为）0。这种能量分布的优点在于靶区周围正常组织受到的照射剂量较少。

中子暴露是带电粒子放疗的主要缺点，新型质子加速器的使用已大大减少了中子暴露量。质子在治疗效果和减少放射致癌的优势仍在探索。质子可用于 IMRT、立体定向外科手术及立体定向放射治疗。

3.7.10 近距离放疗

近距离放疗，即内照射放疗，是将放射源置于肿瘤区域肿瘤附近进行治疗的方式。通常用在宫颈癌、前列腺癌、乳腺癌和皮肤癌，也可用于治疗许多其他身体部位的肿瘤。与立体定向放疗一样，近距离放疗本身的字面含义容易被理解。

3.7.11 胸部放疗

胸部放疗更适宜使用多野适形和 IMRT 技术的直线加速器。

"正常组织并发症概率"（NTCP）可通过计算放疗剂量及正常组织接受特定剂量的体积来评估放疗计划。根据 NTCP 模型预测，在放疗结束后 15 年，1%～2% 的心脏死亡事件与心脏 25Gy＜10%（即＜10% 的心脏受到 25Gy（每次 2Gy）照射）相关。左侧乳房／胸壁的放疗最好使用直线加速器产生的光子线。治疗过程中，多数患者可以通过使用铅挡块降低照射野中的心脏剂量。考虑到心脏位置深度，应用四野 IMRT 能更好地保护心脏。如果没有心脏三维剂量评估，最大心脏距离（MHD）可能是左侧乳房／胸壁放疗时心脏受照剂量安全有效的评估手段，它是指照射野的后界距离心脏边缘的最大距离。已有研究证实MHD 与平均心脏剂量之间存在线性相关：MHD 每增加 1cm，心脏平均剂量增加 2.9%。

电子线可用于治疗乳腺表浅肿瘤和乳腺癌术后推量。

对于前后野等权重的纵隔区域放疗患者，应使用直线加速器产生的高能光子进行照射。

降低心脏受照的有效方法是在每次放疗时都采用多野照射，剂量达到 30Gy 后进行隆突下遮挡和缩野照射。

儿童肿瘤通常用 CT 进行放疗计划设计，三维适形放疗（非对穿野照射），调强放疗（IMRT）或质子治疗可能有助于降低靶区周围的心脏受量。但 IMRT 的疗效以及能否降低正常组织中位剂量尚待进一步研究。

相对 IMRT 和三维适形放疗，质子治疗可以在不增加低剂量区照射的同时，进一步降低正常组织平均剂量。这些是在其他脏器研究得到的结果，目前并没有关于心脏剂量的研究结果。另外，降低正常器官剂量的好处可能需要数十年才能被完全发现。

某些特定情况，如心脏附近肺转移灶的照射，也需要对靶区进行精准放疗。这时采用立体定向放疗可以精准照射靶区，又能大大减少正常组织受照剂量。这样还能在较少次数放疗的同时完成高剂量照射。

与传统技术相比，IMRT 和其他放疗技术使得低剂量区域体积变大，在本章内描述的这些技术，其安全性有待考证，尤其是放射诱发恶性肿瘤和长期心脏毒性（如心肌病和冠状动脉心脏病）。此外，高能物理的一些问题也很难准确评估，例如射线在与人体表皮碰撞时的反射和衍射效应。实际上，像肋骨和椎骨这样的骨骼结构，其钙含量高，可能会像盾牌或"镜面"改变射线方向。目前这些现象都不可预测，可能会推翻前所述及的基本假设。

框 3.3　预防放疗毒性

- 降低放疗剂量
- 减少心脏受照体积
- 区域照射改为累及野照射
- 基于 CT 或 RMN 设计三维治疗计划
- 采用多个或旋转射野、多叶准直器及调强光束

（孙鑫　王健仰　惠周光 译）

参考文献

1. Lipshultz SE. AHA scientific statement – long-term cardiovascular toxicity in children, adolescents, and young adults who receive cancer therapy: pathophysiology, course, monitoring, management, prevention, and research directions. Circulation. 2013;128:1927.
2. Yeh ETH. Cardiovascular complications of cancer therapy. Diagnosis, pathogenesis and management. Circulation. 2004;109:3122.
3. Adams MJ. Radiation-associated cardiovascular disease. Crit Rev Oncol Hematol. 2003;45:55.
4. Adams MJ. Radiation-associated cardiovascular disease: manifestation and management. Semin Radiat Oncol. 2003;13:346.
5. Chello M. Changes in the proportion of types I and III collagen in the left ventricular wall of patients with post-irradiative pericarditis. Cardiovasc Surg. 1996;4:222.
6. Stewart JR. Radiation injury to the heart. Int J Radiat Oncol Biol Phys. 1995;31:1205.
7. Robbins ME. Chronic oxidative stress and radiation-induced late normal tissue injury: a review. Int J Radiat Biol. 2004;80:251.
8. Hendry JH. Radiation-induced cardiovascular injury. Radiat Environ Biophys. 2008;47:189.
9. Lipsultz SE. Cardiovascular status of childhood cancer survivors exposed and unexposed to cardiotoxic therapy. J Clin Oncol. 2012;30:1050.
10. Brosius 3rd FC. Radiation heart disease: analysis of 16 young (aged 15 to 33 years) necropsy patients who received over 3,500 rads to the heart. Am J Med. 1981;70:519.
11. Stewart JR. Radiation-induced heart disease: an update. Prog Cardiovasc Dis. 1984;27:123.
12. Veinot JP. Pathology of radiation-induced heart disease: a surgical and autopsy study of 27 cases. Hum Pathol. 1996;27:766.
13. Horimoto M. Pulmonary infundibular stenosis, coronary artery disease and aortic regurgitation caused by mediastinal radiation. Am Heart J. 1993;126:100.
14. Mc Eniery PT. Clinical and angiographic features of coronary artery disease after chest irradiation. Am J Cardiol. 1987;60:1020.
15. King V. Symptomatic coronary artery disease after mantle irradiation for Hodgkin's disease. Int J Radiat Oncol Biol Phys. 1996;36:881.
16. Joensuu H. Myocardial infarction after irradiation on Hodgkin's disease: a review. Recent Results Cancer Res. 1993;130:157.
17. Amromin GD. The Synergism of x-irradiation and cholesterol-fat feeding on the development of coronary artery lesions. J Atheroscler Res. 1964;4:325.
18. Fajardo LF. Radiation-induced coronary artery disease. Chest. 1977;71:563.
19. Lindsay S. Aortic arteriosclerosis in the dog after localized aortic x-irradiation. Circ Res. 1962;10:51.
20. Bradley EW. Coronary arteriosclerosis and atherosclerosis in fast neutron or photon irradiated dogs. Int J Radiat Oncol Biol Phys. 1981;7:1103.
21. Artom C. Ionizing radiation, atherosclerosis and lipid metabolism in pigeons. Radiat Res. 1965;26:165.
22. Acker JC. Serial in vivo observation of cerebral vasculature after treatment with a large single fraction of radiation. Radiat Res. 1998;149:350.
23. Yuan H. Effects of fractionated radiation on the brain vasculature in a murine model: blood-brain barrier permeability, astrocyte proliferation and ultrastructural changes. Int J Radiat Oncol Biol Phys. 2006;66:860.
24. Fajardo LF. The pathology of ionizing radiation as defined by morphologic patterns. Acta Oncol. 2005;44:13.
25. Orzan F. Severe coronary artery disease after radiation therapy of the chest and mediastinum: clinical presentation and treatment. Br Heart J. 1993;69:496.

26. Gyenes G. Detection of radiation-induced myocardial damage by technetium-99m sestamibi scintigraphy. Eur J Nucl Med. 1997;24:286.
27. Cheng SW. Carotid stenosis after radiotherapy for nasopharyngeal carcinoma. Arch Otolaryngol Head Neck Surg. 2000;126:517.
28. Hancock SL. Factors affecting late mortality from heart disease after treatment of Hodgkin's disease. JAMA. 1993;270:1949.
29. Carmel RJ. Mantle irradiation in Hodgkin's disease: an analysis of technique, tumour eradication and complications. Cancer. 1976;37:2813.
30. Maraldo MV. Risk of developing cardiovascular disease after involved node radiotherapy versus mantle field for Hodgkin lymphoma. Int J Radiat Oncol Biol Phys. 2012;83:1232.

第4章
心脏影像学技术在肿瘤心脏病学中的应用

Christopher Tillmanns

摘要 左心室射血分数(LVEF)是放化疗前后最常用的评估指标,超声心动图能够满足评估 LVEF 的需要,此外,超声心动图可以观测所有的心脏结构及可能存在的放化疗损伤。此检查价格低廉而且可以反复进行,但不足之处是存在较大的观察者间及观察者内变异性。在某些情况下,应首选声学造影或三维超声心动图。

心脏磁共振是一种可以精确测量心室容积、质量和功能的无放射性检查方法;它具有较高的可重复性,可作为这些参数的金标准。心脏磁共振可以提供心脏组织及心旁结构的形态和功能信息,并且可能有助于心脏毒性的早期识别。多门控心血池显像(multiple-gated cardiac blood pool imaging, MUGA)评估 LVEF 具有较高的重复性而变异性较小。单光子发射断层扫描(SPECT)检测心脏轮廓的精确度低于 MUGA,但也可以作为左心室测量的备选方法。一般来说,核素显像可能有助于早期检测心脏毒性的变化。辐射暴露是核素显像的主要关注点。

关键词 心脏病学 肿瘤学 化疗 放疗 毒性 超声心动图 三维超声心动图 应变 磁共振 MUGA SPECT PET ^{123}I-MIBG 闪烁扫描

4.1 超声心动图

左心室射血分数(left ventricular ejection fraction, LVEF)是在必须接受或已经接受放疗或化疗患者研究中最常用的指标,超声心动图能够满足评估 LVEF 的需要。此外,它能够显示心脏的主要结构以及其最终放化疗的损伤情况。是一种应用广泛且价格低廉的检查,无放射性及其他副作用,且能够反复进行。另一方面,二维超声心动图存在较高的观察者间及观察者内变异性,因此在某些情况下,应首选声学造影或三维超声心动图。

4.1.1 引言

自 20 世纪 70 年代中期以来,超声心动图被用于检测和预测化疗引起的心脏毒性。时至今日，其新技术的发展仍旧日新月异，比如三维超声心动图、组织追踪等，有助于更加准确地识别心脏毒性。

超声心动图是一种无创性诊断方式，无需任何辐射。由于其广泛的适用性及相对低廉的价格，使它成为心脏毒性筛查，随访的最广泛应用的检查手段。

除了评估左心室射血分数（LVEF）外，超声心动图可以进一步的提供一些由化疗引起的心脏改变的信息，比如心脏的几何构型、各腔室大小、瓣膜功能及舒张功能。

左心室射血分数是日常监测潜在的心脏毒性的常规指标。

不管是常规使用还是作为心脏毒性的监测，它都是一个很强的预测因子。

最近的指南建议，LVEF 下降 >5% 且 LVEF<55% 并伴有心力衰竭症状，或无症状时 LVEF 下降 >10% 且 LVEF<55%，被视为心脏毒性[1]。

另一方面，左心室射血分数作为唯一指标能否在非常早期阶段确诊心脏毒性仍饱受质疑。我们的目的是在早期阶段就能检测到细小的变化。

所以，其他参数（例如，应变分析或舒张功能）变得尤为重要。

另外，这些参数在早期的心脏毒性随访检查和化疗相关变化的评估中也具有重要的作用。

尽管 LVEF 也被普遍认为是心脏预后的良好预测因子，但是 LVEF 是否是预测心脏毒性强有力的指标仍然具有明显的不确定性。

总之，超声心动图的目的是：

- 在早期阶段检测心脏毒性以便临床医生能够及时处理
- 确定预后不良的高危患者
- 在随访检查中评估左心室损伤的进展情况

4.1.2　收缩功能

射血分数是评估收缩功能最常用的指标。

射血分数常用于基线和化疗期间心脏功能的评估，无疑是心脏毒性评估的核心指标。

左心室射血分数是每次检查的必要指标。

目前，左心室射血分数可由多种测量方法获取。

由于存在技术相关的变异性，测量值必然不会完全相同。这就很难对测量结果进行直接比较或者划分临界值。因此，随访检查应使用同一种方法进行。

在过去几年里，一些研究记录了用 M 型超声心动图检查发现 LVEF 随缩短分数下降而下降[2]。

这种方法在计算左心室射血分数时只涉及了前壁及下侧壁，尤其是在存在室壁运动异常时可导致误差，现已不做一般推荐。

虽然这种方法已经积累了大量的数据，但是单个维度在扭曲的心室中可能并不具有代表性。

现在，测量方法应当尽量减少左心室射血分数计算过程中的数学假设。这在发生了几何构型改变的病变心脏测量中尤为关键。

因此官方指南推荐使用双平面辛普森氏法[3]。

尽管射血分数是检测心脏毒性的基石，但是我们仍需指出，由于以下的因素，左心室收缩功能的一些轻微改变可能被忽视。

首先，射血分数受不同的负荷情况影响，因此这一参数可在不同的检查中产生变化。

其次，图像质量较差（例如，肥胖或肺部疾病的影响）可以影响测量的精确度。尤其会影响心脏结构的描记，个人经验在这时就变得尤为重要[4]。

再次，双平面测量是基于左心室形状的几何假设。

二维超声测量左心室射血分数的置信区间分布较宽，现有数据证明使用超声心动图测量左心室射血分数 95% 的置信区间是 ±11%[5]。

这就意味着二维经胸超声心动图测量的射血分数的误差可能导致错误的决策—抗肿瘤治疗的终止，反之亦然。

现如今，三维超声心动图技术日趋成熟而且有较低的观察者内和观察者间变异性[6, 7]。

同样，MUGA 扫描也具有较低的观察者间和观察者内变异性[8]。

最后，将心脏 MRI 作为 LVEF 评估的参考方法。

作为一般性建议，在超声实验室中应当使用最可行的技术。在出现不确定结果的情况下，应当选择具有较低观察者内和观察者间变异性的影像学检查方法。

除了左心室射血分数的绝对值之外，也应特别注意基线与随访检查的比较。

如果由同一超声检查医师来执行随访，可将观察者间变异最小化，从而获得最低的变异性[9]。

更进一步，随访获得的用于计算左心室射血分数的数字影像应当与之前的影像进行比对，以期将观察者内变异最小化。

在蒽环类药物相关的 CTRCD，基于左心室 16 节段模型的静息室壁运动积分指数已被证明是较单独使用左心室射血分数更敏感的指标[10]。

4.1.3　声学造影

图像质量可以降低心内膜边界描绘的准确性，从而影响测量的准确性。

心内膜描记通常会被肌小梁和乳头肌所影响。而造影剂的使用能够让我们克服这些局限性。

　　声学造影不仅提高了图像质量而且能够显示真正的心腔,因此提高了测量的准确性以及降低观察者内和观察者间变异性。

　　基于目前的推荐,当在常规超声检查时左心室的两个连续节段不能被很好的显示时就应进行声学造影[11](图 4.1)。

　　在癌症病人的纵向随访过程中,三维超声心动图声学造影不做一般性推荐。在一项关于超声心动图技术对乳腺癌患者左心室射血功能序贯评估的可重复性研究中,没有证明其在左心室容积及左心室射血分数方面有任何优势[12]。

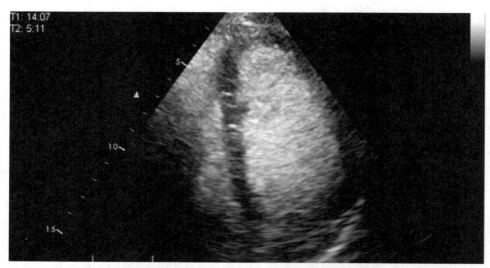

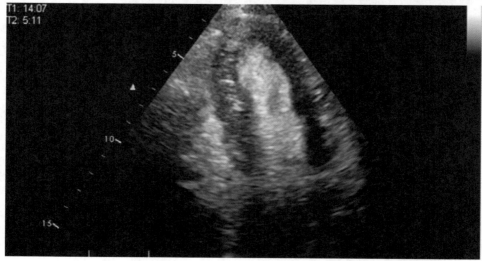

图 4.1　心脏超声造影:造影剂能够更好显示心内膜边界(舒张末期和收缩末期的心尖四腔心切面)。(由 Dr. P. Burger,Bern 惠赠)

4.1.4 三维超声

已有研究表明三维超声心动图与二维相比具有较低观察者间和观察者内变异性。

三维超声能够降低心腔发生透视缩短的概率和精准识别真正的心尖部。

左心室容积可以被量化，而不需要任何预先设定的左心室几何形状的假设。对心室扩张患者来说具有特殊意义，无论是否伴有节段性室壁运动异常。

Jacobs 等将二维、三维超声心动图与心脏磁共振进行了比较。

三维超声与心脏磁共振在舒张末期容积 EDV、收缩末期容积 ESV 和射血分数 EF 有较高的相关性（对于 EDV、ESV 和 EF，分别为 r=0.96、r=0.97 和 r=0.93）[13]（图 4.2）。

Sugeng 证实了三维超声心动图在连续评估收缩功能时的精确性[14]。

此外，当将心脏磁共振作为参考标准时，单独操作者的重测信度变异显示三维超声低估左心室容积的情况要好于二维超声[15, 16]。

在一项 Thavendiranathan 的研究中，非造影剂增强的情况下，三维超声能够检测到最小的射血分数变化是 6%，收缩末期容积变化是 14ml，舒张末期容积变化是 34.8ml。

在该研究中，现有人群中造影剂的使用并没有改善射血分数或容积测量的变异性[17]。

三维测量主要意义在于克服了随访中很难进行的准确的切面重现（二维测量所必需的）这一难题。与心脏磁共振相比，由于不能很好地显示肌小梁会产生对左心室容积不同程度的低估。这个可以通过勾画肌小梁下而不是上的心内膜来实现误差最小化[18, 19]。

作为一般性建议，在声窗良好的患者中应考虑使用三维超声心动图。

4.1.5 舒张功能

在过去几年中，一些描述舒张功能异常的参数逐渐被提出。

Stoddard 等对 26 名肿瘤患者分别在给予阿霉素前和持续三周累积剂量后进行了超声心动图评估。他提出充盈时间和等容舒张时间的早期增加，可以有效预测在三个月后出现 LVEF 下降 > 10%[20]。

其他研究证实了这些舒张参数的早期变化，但与预测价值无关[21]。

应该指出的是，与化疗相关的副作用（如腹泻）可能会影响舒张功能相关参数，因为其在随访过程中改变了心脏负荷。

在化疗后远期 LVEF 仍保留正常患者中，二尖瓣 E/A 比值降低与纵向长轴应变降低相关。

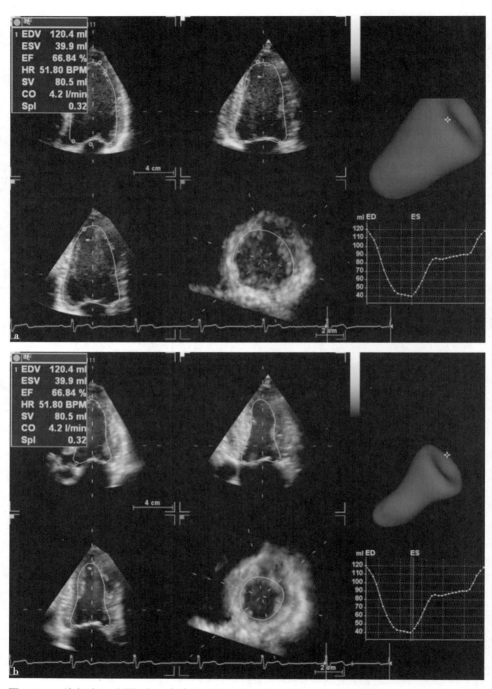

图 4.2　三维超声心动图：左心室容积和射血分数的计算。(a) 舒张末期。(b) 收缩末期。(由 Dr. P. Burger，Bern 惠赠)

　　总之，化疗后舒张功能参数的早期变化可能对预测迟发性收缩功能障碍价值有限。

　　然而，舒张功能的评价应该是心脏毒性问题中超声心动图综合评估的一部分。

4.1.6　应变

　　二维超声测量左心室射血分数（LVEF）容易出现较高的变异性，其变异范围可能会超出定义心脏毒性的阈值[17]。

　　此外，LVEF 的下降往往出现较晚，而且可能是不可逆转的。应变成像似乎很有希望非常精确地在早期检测化疗引起的心脏变化。

　　心肌变形（应变）和变形率（应变率）反映了心肌的固有收缩性。

　　蒽环类药物诱导的心肌收缩功能的下降可以在第一次蒽环类药物治疗后 2 小时内得到证实[2]。

　　组织学研究显示，心肌细胞凋亡不限于单个心肌层。

　　这与蒽环类药物可能会影响整体应变，环周应变和径向应变的事实是一致的（图 4.3）。

　　应变成像需要良好的二维声窗以确保可以准确的追踪心内膜边界。在这些患者中，应变成像的观察者间和重复测量变异度较小[22]。

　　在 Sawaya 的一项研究中，81 名新诊断的乳腺癌女性患者接受了蒽环类药物治疗，接着使用紫杉烷和曲妥珠单抗治疗。

　　在他们的癌症治疗期间（总共 15 个月），每 3 个月进行一次超声心动图的随访检查。

　　计算左心室射血分数，收缩期纵向，径向和环周心肌应变峰值。其中纵向应变具有病理意义（GLS < 19%）的患者晚期发生了心力衰竭。

　　因此，在这项研究中，整体纵向应变可以有效预测随后的心脏毒性，而 LVEF，径向和环周应变则不能有效预测心脏毒性的发生[23]。

　　在一项 Fallah-Rad 等人的研究中，接受赫赛汀治疗后发生心脏毒性的患者，早在 3 个月时，其整体纵向和径向应变下降，而不是 LVEF[24]。

　　在一项 Hare 研究中，有一半接受赫赛汀治疗患者的应变率也出现了下降，但只有 16% 的应变率降低患者 EF 下降了 10% 以上[25]。

　　但是，早期形变的测量是否可以预测在随后几年中出现心力衰竭必须要通过进一步的研究来证明。

　　Negishi 试图探究早期检测曲妥珠单抗治疗的乳腺癌患者（伴有或不伴有蒽环类药物）潜在 EF 值下降的最佳指标。心脏毒性的最佳预测因子是 ΔGLS。ΔGLS 下降 11% 被定义为预测 EF 下降的最佳临界值，灵敏度为 65%，特异性为 94%。

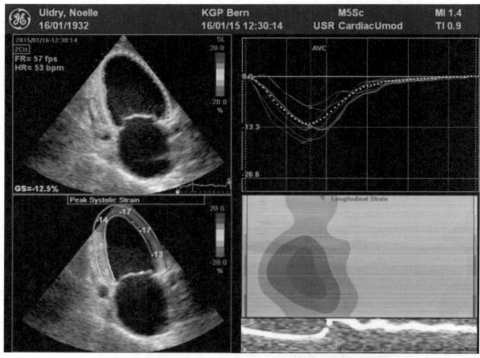

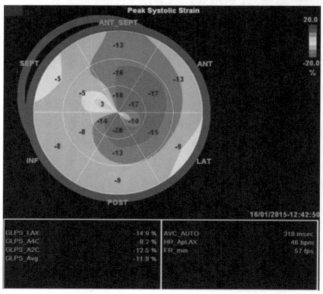

图 4.3   蒽环类药物诱导的心肌病变患者的整体纵向应变异常表现。尤其是室间隔节段表现为局部应变异常（P. Burger，Bern 博士惠赠）

与基线测量相比，GLS 下降 < 8% 不具有临床意义，而 GLS 下降 > 15% 极有可能具有临床意义[26]。

虽然这些研究结果表明应变和应变率在筛查心脏毒性方面具有一定的意义，但在一些合并症患者（例如左心室肥厚，肥胖和心肌梗死）中应谨慎使用这些参数，这些合并症可能会影响左心室应变。在解释应变值时，年龄和性别也是应该考虑的因素[27, 28]。

然而，最重要的局限性是观察者间变异性。实际上，目前并没有适用于所有厂家机器的统一正常参考值。这应该在后续随访中注意[29]。

4.1.7　负荷超声心动图和心脏毒性

在接受可能引起局部心肌缺血的治疗方案（氟尿嘧啶，贝伐单抗，索拉非尼和舒尼替尼）过程中，负荷超声心动图有助于评估疑似冠心病患者。

负荷超声心动图也被用于检测化疗引起的亚临床心脏功能障碍。Jardfeld 记录了因急性淋巴细胞白血病接受蒽环类药物治疗的 23 例小儿患者，其中 10 例患儿在负荷状态下射血分数减少。这些青年在缓解后 21 年中位数进行复查，而 12 名健康对照组的 LVEF 没有出现下降[30]。

Bountioukos 观察采用低剂量负荷超声心动图重复评估心脏收缩和舒张功能是否可以预测蒽环类药物的心脏毒性。在这项研究中，心脏收缩功能储备的评估对于早期发现心脏毒性并没有很大的价值[10]。

在另一项研究中，高剂量多巴酚丁胺负荷超声心动图有助于早期检测低剂量蒽环类药物累积诱导的亚临床心脏毒性。

总之，负荷超声心动图可以检测心肌缺血性病变，无论是否由于冠状动脉疾病还是化疗诱导。

负荷超声心动图可能有助于早期识别由于心脏储备功能下降导致的病变，但结论还有待探讨。

4.1.8　结论

超声心动图被认为是检测心脏毒性的基本影像学检查手段。

二维超声评估的 LVEF 可能不足以检测左心室收缩功能的微小变化。

特别是处于临界值的一些患者，应该使用最好的检查手段。

三维超声心动图（如果可行或方便）或更换其他影像学方法，如心脏磁共振可有助于识别病理改变。

如果两个连续节段的心内膜边界显示欠佳，应采用声学造影。

应变成像是一种非常有前途的技术，有助于检测亚临床功能障碍。

整体纵向应变是最常用的参数。

4.2　磁共振

心脏磁共振（CMR）可以精确的测量心室容积、质量和功能；具有高度可重复性，现在已成为这些测量指标的金标准。心脏磁共振可以提供有关心脏组织及心旁结构十分重要的形态和功能信息。它能够显示诸如心肌水肿和纤维化等组织变性情况。而且，它能够在非常早期的阶段检测到心脏毒性。

此外，心脏磁共振是一种无放射性检查方法。

因此，心脏磁共振是一个非常有价值的工具，尤其是在已有的超声检查不能做出决定性结论或只能给出一个模糊结果的情况下。

4.2.1　引言

随着越来越多磁共振设备具有心脏检查的功能，心脏磁共振检查也变得越来越普及。

凭借其独特的心肌组织表征能力和鉴别心脏和血管功能障碍的能力，心脏MRI（CMR）提供了对早期阶段和随访检查中潜在病理变化的综合信息。

早期发现这些改变对于实施个体化治疗极其重要。

磁共振可以从任意平面和轴向获取图像，这使我们能够在解剖校正的图像上进行测量。

与不时会受制于较差声窗的超声心动图技术相比，心脏磁共振对图像的获取几乎没有限制。

因此，在肥胖的患者、有肺部疾病的患者、做过放疗或手术的患者中，由于声窗差，可能心脏磁共振是更好的选择。而且其拥有达 50cm 的视场，能够对心脏及其周围组织做出更好的概览。

而与核素显像、CT 相比，心脏磁共振没有电离辐射，因此能用于随访检查。

心脏磁共振最主要的限制可能就是心脏起搏器的存在。虽然越来越多的国家开始使用磁共振兼容性起搏器，但仍有大量病人的起搏器不能进行该检查。

幽闭恐惧症的发作频率也随着大口径（70cm）磁共振仪及大尺寸成像技术的出现而降低。

4.2.2　心室功能 / 容积 / 质量

心脏磁共振的一个主要优点就是能够准确和可重复的测量心室容积，质量和功能。现如今，它通常会被作为这些参数的参考标准[31]。

基于二维连续切面的重建，我们就可以获得一个真实的三维数据集，也避免了对左心室腔进行几何假设而产生的种种限制。在没有任何室壁运动异常的正常大小的心脏上，二维测量值与三维所得数据并无明显的差异，因此可用于心脏的快速概览。

通常，心脏磁共振采用左心室两腔和四腔切面进行双平面计算与超声心动图极其相似。与二维超声相比，心脏磁共振可以显示真正的心尖，也能够避免左心室腔的投影缩短。因此，一般来说二维超声获得的容积会小于磁共振的。这是在对这些成像方式进行比较所必须要考虑的问题。这就可能产生两种技术测量 LVEF 进行比较时，超声测量的舒张末及收缩末容积都产生投影缩短而造成计算时系统误差得到补偿。

一般情况下，强烈推荐使用三维技术来获取左心室容积及计算 EF，尤其是在心脏功能下降，左心室形态异常和局部室壁运动异常的情况下。

用于心脏毒性判断的 LVEF，即使因技术原因产生相对较小的误差也会成为棘手的问题。

心脏磁共振技术在左心室容积、功能和质量的测量在交叉研究中有着最佳的变异系数[32]。

Grothues 研究中心脏磁共振与超声研究间的可重复性如下：收缩末期容积是 4.4%～9.2%（二维超声 12.7%～20.3%），射血分数 2.4%～7.3%（二维超声 8.6%～9.4%），左心室质量 2.8%～4.8%（二维超声 11.6%～15.7%）[32, 33]。

磁共振高的精密性让我们能够早期发现可能的亚临床心脏损伤，也能很好地区分正常与早期的病理学改变。另外，CMR 在随访中很适用于离散变化的监测。

常规应用电影序列就能够极好的区分心血池与心肌，并不需要外源性造影剂（图 4.4）。

良好的信噪比可以清晰显示左右心室包括肌小梁在内的心内膜和心外膜边界。

为保证测量的一致性，应遵守一些规则。

乳头肌不应该勾画在心腔中，而是应该算在左心室质量中。

一般来说回顾性门控电影包含了整个 RR 间期，因此我们能够准确地测量收缩期和舒张期。患者需要屏气 10～12 秒。

在心律失常患者中应用回顾性门控电影序列时，真正的收缩期和舒张期不能够正确辨别，尤其是左心室射血分数有可能被低估。

心脏磁共振应对这种情况的特异序列，也叫实时序列，就是在一秒钟内获取很多图像并提供一个心动周期的电影序列。在不同的加速技术的帮助下，信噪比和空间分辨率是可以接受并常规使用的。加速技术也可用于降低屏气时间（比如从 12 秒降到 2 秒），或用来增加时间分辨率（如从 40 毫秒降至 10 毫秒）。

较短的屏气时间对一般情况较差的患者来说尤为重要，我们期待在不久的将来能够在自由呼吸的情况下来获取序列图像。

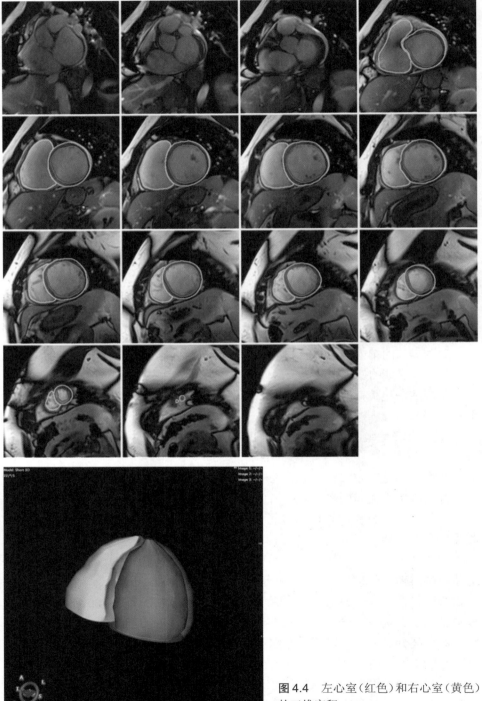

图 4.4　左心室（红色）和右心室（黄色）的三维容积

时间分辨率小于 10 秒的电影序列能够提供如舒张期的额外信息以及可用于应变分析的微小变化。

4.2.3　应变成像

超声心动图应变成像能够检测到左心室收缩功能的临床前期改变，这种改变是先于常规 LVEF 改变的[34, 35]。

心脏磁共振的应变成像尽管没有广泛应用，但是一个正在迅猛发展的领域。

在 Drafts 等的研究中，使用低至中量蒽环霉素为基础的化疗方案早期就能发现心脏功能的异常。在 6 个月内，心脏收缩末期容积增加和应变增强，而同时 LVEF 下降。此外，在终止蒽环霉素化疗后，这些恶化仍然存在[36]（图 4.5）。

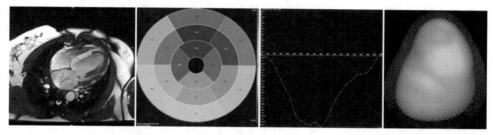

图 4.5　心肌病患者异常的整体左心室长轴应变。尤以间隔和下壁局部节段应变为著

4.2.4　T2 加权成像在心脏毒性中的应用

T2 加权（T2-w）图像在出现急性心肌炎症和损伤时会出现信号增强，比如在心肌炎，心肌梗死及应激性心肌病中[37~39]。

在一个小型研究中发现，在使用蒽环霉素后心肌出现水肿，但仍缺乏可靠的大规模研究数据[40]。

在未来，希望相关研究结果可以阐明心肌水肿是否是早期预测心脏毒性指标且具有预后价值的问题。

除了常用的 STIR 序列（短时间反转恢复序列），T2 映射序列对心率和心律的依赖较小，尤其受到青睐。另外，映射序列所需的屏气时间也远远短于常规的快速自旋回波序列，这对心衰患者来说更容易获取图像。

STIR 序列更易于受呼吸、心脏运动、表面线圈不均性、血流瘀滞导致心内膜下高亮信号伪影的影响（图 4.6）。

Thavendiranathan 在一个海报展示中描述在接受连续蒽环霉素及曲妥单抗治疗的乳腺癌患者中 T2 映射序列的 T2 值增高。

他们假设心肌水肿可能是连续蒽环霉素及曲妥单抗治疗所导致的心脏毒性的一个特征[41]（图 4.7）。

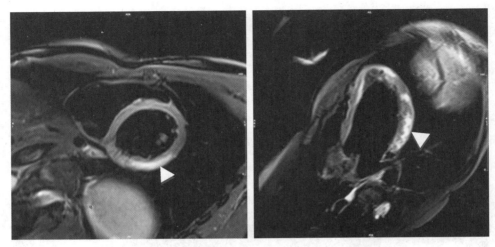

图 4.6 　STIR 序列显示侧壁（箭头）心肌水肿（明亮的区域）

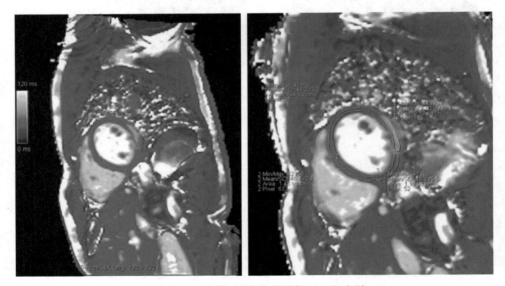

图 4.7 　T2 图像：较高的信号提示心肌水肿

能否用治疗中早期定量测量的心肌水肿程度来预测心脏毒性的发展仍有待讨论。

4.2.5　钆延迟强化

在注射基于 Gd 的造影剂之后，钆延迟强化（LGE）有助于检测局灶性心肌纤维化。

　　增强机制尚不完全清楚，然而与正常心肌相比，心肌纤维化区域间质间隙的扩大和不同的造影剂灌注和退出动力学似乎是最主要的因素。

　　注射钆 8～15 分钟后，低于 1g 心肌纤维化就可以被检测到[42, 43]。

　　除了检测到心肌纤维化之外，延迟强化在病因的鉴别诊断中也有很大的价值。延迟强化的类型的部位可以区分缺血性和非缺血性病因[44]。

　　一般情况下，心内膜下延迟强化主要为缺血性病因，而心肌内或心外膜下延迟强化指示非缺血性病因（例如，心肌炎，淀粉样变性，自身免疫性疾病）。

　　非缺血性疾病通常表现出特定的延迟强化类型，因此可以进行分类。

　　在某些疾病中心肌纤维化可重复出现，此时很难进行鉴别诊断。

　　此外，延迟强化的存在对许多心血管疾病具有重要的预后价值。

　　在蒽环类药物治疗的患者中，延迟强化类型包括心外膜下延迟强化、心肌内延迟强化和右心室交汇点延迟强化[45~47]（图 4.8）。

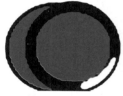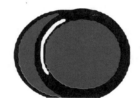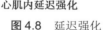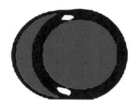

心外膜下延迟强化　　　　　　　心肌内延迟强化　　　　　　右心室交汇点延迟强化

图 4.8　延迟强化

　　尽管 LGE 对心肌损害的检测具有潜在的重要价值，但对 LGE 的发病率和预后相关性的研究较少。

　　在目前的研究中，使用蒽环类药物和曲妥珠单抗治疗的患者在确定与心肌损伤相关的 LGE 发生率范围比较宽泛，在 8%[46]～100%[48~50] 之间。

　　延迟强化是否与预后相关仍是进一步研究的一部分。

4.2.6　T1 成像

　　癌症治疗引起的病理性心肌纤维化倾向于弥漫性[51]。

　　心肌细胞的丢失和间质水肿引起心肌超微结构的扩张，因此可使造影剂填充。

　　这是心脏毒性过程中早期病理性重构相关的根本变化[52]。

　　延迟强化成像对于检测局灶性心肌纤维化非常有帮助，但可能会漏诊微小的弥漫性心肌纤维化。

　　T1 成像已被提出作为间质性心肌纤维化的无创标记[53~55]。

　　T1 弛豫时间可以在造影剂使用前后进行测量。细胞外容积（ECV）可以从中计算出来[56]。

在心肌损伤患者中，心肌 ECV 的评估具有超出 LVEF 评估的预后价值。

组织学证明具有慢性心脏毒性的大鼠与没有增加心肌含水量或基于 CMR 的 T2 成像的对照组相比，具有更强的 T1 信号[57]。

心肌 T1 成像和 ECV 被认为是心室重塑的早期组织标志物，可能代表弥漫性纤维化。在儿童[58] 和成人患者使用蒽环类药物化疗后，ECV 与蒽环类药物剂量，功能量，左心室功能障碍和不良心室重构标志物有关[59]。

Tham 和他的同事发现，T1 值和 ECV 升高的受试者累积剂量较高，运动能力降低，心室壁变薄。

心肌 T1 定量成像，包括衍生的 ECV 指标，是化疗相关心脏毒性的潜在生物标志物，可能比传统的功能指标更早地检测到心肌重塑或组织损伤的迹象。

同样，内兰的一项研究显示，接受过蒽环类药物治疗的成人 ECV 增加[59]。

另一项关于儿童接受蒽环类药物治疗的癌症幸存者的隐性心脏毒性的研究发现，20 分钟时心肌平均 T1 值明显低于对照组[60]。

4.2.7　心脏和心包转移性肿瘤

原发性心脏肿瘤比较罕见，发生率为 0.001%～0.03%[61, 62]。

相比之下，心脏和心包的转移性肿瘤比原发肿瘤更常见，是原发性肿瘤的 100～1000 倍[33]。

在诊断为恶性肿瘤的尸检中，发现 9.7～10.7% 为心脏转移性肿瘤[34]。

心脏受累可能通过直接入侵，淋巴途径或血行扩散或静脉延伸而发生。

CMR 可完整显示整个心脏并通过使用电影成像，T1 和 T2 加权序列，对比剂灌注和钆延迟强化来提供关于组织成分的进一步信息。

因此，它有利于区分非侵入性和侵入性生长肿瘤，并对恶性和良性肿瘤进行鉴别，如脂肪瘤，囊肿或血栓（图 4.9）。

4.2.8　结论

4.2.8.1　心脏磁共振：一站式策略

心脏磁共振提供了许多关于心脏形态和功能成分以及关于心旁结构的重要信息。

4.2.8.2　心脏磁共振是一种无辐射方法

心脏磁共振可以非常精确地测量心室体积，质量和功能；它具有很高的重复性，现在被认为是这些参数测量的参考标准。

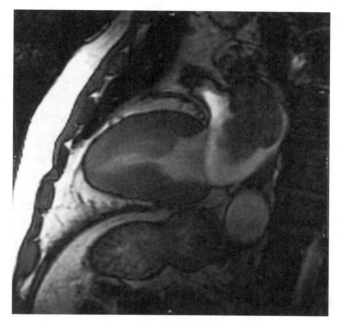

图 4.9　肺转移性肾癌浸润性生长累及左心房

4.3　放射性核素成像

放射性核素成像测量心脏的结构和功能可用于心脏毒性的评估。多门控心血池成像（MUGA）因对 LVEF 的测量具有高重复性和低观察者间差异性而被广泛接受。除了量化心血池，SPECT 在勾画心肌轮廓的精确度上是低于 MUGA 的，但是仍可作为左心室测量的替代方法。一般说来，核素成像提供了一种可用于早期检测心脏毒性的不同方法，[123]I-MIBG 闪烁扫描用于肿瘤治疗相关的心脏功能异常检测已被证明是一种极好的技术。

放射暴露是应用核素成像的主要关切点，尤其对于儿童来说，这项技术不宜广泛应用。

4.3.1　引言

心脏毒性的评估在放射性核素成像中占有重要的地位。放射性核素显像可评估心脏的结构和功能相关指标，并可能对评估心脏毒性较为敏感。除了采用不同技术用于评估心脏功能之外，还使用了一系列其他靶向示踪剂。在肿瘤治疗过程中，心脏的收缩功能评价是最普遍的检查项目。多门控心血池成像是进行评价应用最广泛的技术。SPECT 描计心肌边界（而不是定量心血池）精确度不高，但是依然可作为左心室测量的替代技术。

4.3.2　多门控心血池成像（MUGA）

多门控心血池成像除了 MUGA 以外，还有许多别名：放射性核素心室成像技术（RV），平衡门控心血池成像（ERNA），放射性核素电影成像（RNCA）。该技术在 20 世纪 70 年代首次出现，在过去几年中作为 LVEF 的常规测量方法及诊断心脏毒性的技术被广泛接受。其在诊断左心室功能障碍上有较高的重复性及较低的观察者间变异性。因此，心脏核素成像对心脏毒性药物治疗过程中基线左心室功能进行测量及连续观测，都被指南作为 Ia 推荐[65]。首先，锝 -99m 放射性标记红细胞用于患者，20 分钟以后会达到均衡状态，所以在操作进行约 30 分钟以后可以对这个患者进行测量。通常，需要采集几百个心动周期的资料（一般为 800～1000 次心跳，这取决于当时的心率），因此扫描需要进行约 20 分钟。假设注入的锝 -99m 高锝酸盐为 20～30mCi，那么放射性暴露约为 5～10mSv。作为典型电影回放，心动周期分为 16～32 个时相。通常，需要获取心脏的三个标准切面的图像：

- LAO 切面评估左心室间隔，前侧壁，后侧壁。
- LPO 切面评估下壁，心尖，前侧壁。
- 前投影评估右心室。
    提供的信息包括：
- 局部和整体的室壁运动异常
- 左心室容积
- LVEF

该技术已被证实可以评估蒽环类药物所致的左心室功能降低，并在多个研究中证实了其较高的重复性及较低的变异性。与二维超声相比，MUGA 有较高的观察者间及观察者内变异性。MUGA 是基于 3D 技术而没有使用几何假设。这对于心衰患者左心室进行性扩大、心腔球形变时尤为关键[66-69]。实时三维超声的观察者间变异性要显著低于二维超声，实时三维超声与 MUGA 相比会轻微低估 LVEF[70]。重视超声，核素成像，心脏磁共振的参考值的区别十分重要。因此，癌症治疗前后的基线评估与随访检查需用同一技术进行。尽管 MUGA 评估 LVEF 可以更精确，但在蒽环霉素导致的心衰早期却不够敏感。在一个回顾性分析中，对三个研究总计 630 名接受阿霉素治疗的患者进行了回顾分析并与临床心衰症状进行比对。其中约有 24% 患者 LVEF 降低，但仅仅 5% 的患者最终发展为慢性心力衰竭。这些患者中仅有不到一半 LVEF 发生持续降低[71]。根据 Schwarz 及其同事在 7 年时间内筛选出约 1500 名患者的研究，确定了通过连续 MUGA 监测心脏毒性的指导原则[72]。这些指南确定了常规的随访检查并使明显的心衰发生率减少了 4 倍[73]。

基于 Schwartz 的推荐监测内容：

1. 基线 LVEF > 50%

（a）在 250～300mg/m² 剂量进行检查

（b）在 450mg/m² 剂量进行检查

（c）在每剂量大于 450mg/m² 时进行检查

（d）在 LVEF 与基线相比下降 > 10% 且 LVEF ≤ 50% 时终止治疗

2. 基线 LVEF < 50%

（a）LVEF < 30% 不进行化疗

（b）每次治疗前需系列检查

（c）在 LVEF 与基线相比下降 ≥ 10% 且 LVEF ≤ 30% 时终止治疗

进一步进行运动负荷检查是增加预后价值仍有待验证[74, 75]。McKillop 等研究了运动负荷 LVEF 并与心内膜心肌活检分级对比来确定其对高危心脏毒性患者的检出能力。运动负荷 LVEF 与静息状态 LVEF 相比提高了敏感性但降低了特异性[76]。在另一方面，没有大规模研究来说明是否常规应用运动负荷 MUGA 筛查具有预后影响以及调整推荐的化疗方案剂量的能力。除收缩功能以外，舒张功能也能作为化疗患者心功能降低的预测因子[77]。MUGA 当然也可以提示心肌损伤。评估舒张功能需要更高的时间分辨率，比如每 RR 周期 32 帧（而不是 16 帧）[78]。MUGA 在心律失常患者中应用有限。另外，通过调整图像获取或进行后处理，不到 10% 的室性早搏可以用来提供可信的数据。左心室与其他心脏结构重叠时会导致 EF 计算的误差。

4.3.3　电离辐射

像上面提到过的，注射锝 -99m 高锝酸盐为 20～30mCi，那么放射性暴露约为 5～10mSv。对于儿童，超声心动图是优于 MUGA 的，因为其没有电离辐射。对儿童接受蒽环类药物治疗的检测是不同的，超声心动图因其能够避免辐射而通常被作为首选。右心室收缩功能可以近似的通过计算 RVEF 来判断；精确结果的获取需要用到其他技术，比如首次通过（法）放射性核素心血管显像（first-pass RNA）。RVEF 正常值范围在 46%～70% 之间。

4.3.4　门控单光子发射断层显像（SPECT）

SPECT 通常被用于评估冠心病心肌灌注及存活情况。心电门控技术多在锝 -99m 下广泛使用，铊 -201 也可使用。静息状态下及运动或药物负荷状态下心肌灌注可以通过冠脉狭窄的限流作用来观测。放射性核素摄取低提示心肌瘢痕。LVEF 只是其常规测量的附加值。SPECT 能够允许将心动周期分为几个阶段并可分开获取图像。自动边界描绘可用于左心室心内膜及心外膜的重建。随后 LVEF 可以通过电影回放来观察或定量门控 SPECT 算法计算。整体和局部室壁的运动及增厚异常有助于区别缺血心肌与非缺血心肌。这项技术的一大优势就是不受患者体态的影响。患者的放射性暴露与 RVG 的放射量相当，与只进行灌注分析相比并没有增加辐射量。SPECT 需要规则的心率才能可靠地进行心电门控。通过心电门控 SPECT 对 LVEF 的评价有着较高的准确度。心电门控 SPECT 获取 LVEF 已经通过超声心动图及 RVG 的验证[79, 80]。心电门控 SPECT 测量左心室容积及 LVEF 的精确度也与心脏磁共振成像进行了对比。一项纳入了所有相关人体研究的 Meta 分析表明，心电门控 SPECT 数据与 MRI 数据在广泛的心室容积和射血分数之间密切相关（$R^2 = 0.75 \sim 0.85$）[81]。

4.3.5　SPECT 与 MUGA

与 MUGA 相比，SPECT 测量 LVEF 的精确度稍差一些，因为它主要检测的是心肌轮廓而不是心脏血池的定量分析。对舒张末期或收缩期左心室容积可能会存在低估现象[82]。

4.3.6　PET

PET 主要用于转移性病变的诊断和对化疗反应的评估。氟 -18- 氟脱氧葡萄糖（^{18}F-FDG）-PET 成像有助于评估转移性心包受累[83]，并用于监测原发性心脏淋巴瘤的治疗反应[84, 85]。但是，PET 也提供了很多潜在的可能性。大部分放射性标记的复杂性，高成本以及低可用性限制了 PET 的临床使用。关于使用心脏 PET 监测心脏毒性的研究有限。

4.3.7　靶向心脏成像

LVEF 降低被视为进行性亚临床心肌损害相对较晚的表现。更可取的方法是在发生不可逆的左心室功能障碍之前检测心肌损伤。核技术可以评估心脏的结构和功能，可能是检测心脏毒性的一种较为敏感的方法。除了之前讨论的 MUGA 闪烁扫描成像，在心脏病学实践中还使用了一系列其他靶向示踪剂。

4.3.8　^{123}I 标记的 MIBG 闪烁扫描

^{123}I-metaiodobenzylguanidine（^{123}I-MIBG）SPECT 在心脏毒性的早期发现和高风险患者发生心脏毒性的识别中具有良好的应用前景。化疗诱导的心脏疾病可激活肾上腺素能交感神经和肾素 - 血管紧张素系统。因此，去甲肾上腺素释放和储存的 NE 消耗增加。与去甲肾上腺素不同，MIBG 不被儿茶酚 -O- 甲基转移酶和单胺氧化酶代谢，因此在肾上腺素能受体中停留时间更长。利用这一特

征可以在支配心脏的传出交感神经进行闪烁扫描成像（通常在注射后 15 分钟和 4 小时）。^{123}I-MIBG 闪烁扫描具有良好的重复性，并且在左心室功能降低之前似乎对检测心肌肾上腺素能神经支配的异常已经足够敏感[86]。Wakasugi 及其同事发现，使用蒽环类药物治疗患者的 ^{123}I-MIBG 吸收低于正常人[87]。研究显示心肌 ^{123}I-MIBG 摄取随着年龄的增加而降低。因此，心肌 ^{123}I-MIBG 摄取量必须根据年龄进行校正。实际上，各机构之间缺乏可靠的正常值，各机构之间正常值差异很大，强调了需要进行大规模的临床研究，目的是为 ^{123}I-MIBG 的有效性提供证据。

4.3.9 结论

MUGA 是一种公认的评估 LVEF 的方法。MUGA 具有高重复性和低观察者间和观察者内变异性有利于 LVEF 的连续监测。然而，LVEF 的变化则是相对较晚的临床表现，提示已经有大量的心肌损伤。一般来说，核素显像在早期检测心脏毒性方面提供了多种方法和可能性。^{123}I-MIBG 闪烁显像是癌症治疗相关心功能损伤的早期预测指标。但是，这项技术到目前为止还没有广泛应用。

（王之龙　于超　朱天刚 译）

参考文献

1. Seidman A. Cardiac dysfunction in the trastuzumab clinical trials experience. J Clin Oncol. 2002;20:1215.
2. Ganame J. Myocardial dysfunction late after low-dose anthracycline treatment in asymptomatic pediatric patients. J Am Soc Echocardiogr. 2007;20:1351.
3. Lang RM. Recommendations for chamber quantification: a report from the American Society of Echocardiography's Guidelines and Standards Committee and the Chamber Quantification Writing Group, developed in conjunction with the European Association of Echocardiography, a branch of the European Society of Cardiology. Chamber Quantification Writing Group; American Society of Echocardiography's Guidelines and Standards Committee; European Association of Echocardiography. J Am Soc Echocardiogr. 2005;18:1440.
4. Stanton T. Prediction of all-cause mortality from global longitudinal speckle strain; comparison with ejection fraction and wall motion scoring index. Circ Cardiovasc Imaging. 2009;2:356.
5. Chuang ML. Importance of imaging method over imaging modality in noninvasive determination of left ventricular volumes and ejection fraction: assessment by two- and three-dimensional echocardiography and magnetic resonance imaging. J Am Coll Cardiol. 2000;35:477.
6. Jenkins C. Accuracy and feasibility of online 3-dimensional echocardiography for measurement of left ventricular parameters. J Am Soc Echocardiogr. 2006;19:1119.
7. Jenkins C. Comparison of two- and three-dimensional echocardiography with sequential magnetic resonance imaging for evaluating left ventricular volume and ejection fraction over time in patients with healed myocardial infarction. Am J Cardiol. 2007;99:300.
8. Chuang ML. Importance of imaging method over imaging modality in noninvasive determination of left ventricular volumes and ejection fraction: assessment by two- and three-dimensional echocardiography and magnetic resonance imaging. J Am Coll Cardiol. 2000;35:477.

9. Bull SC. Cardiac toxicity screening by echocardiography in normal volunteers: a study of the effects of diurnal variation and use of a core laboratory on the reproducibility of left ventricular measurement. Echocardiography. 2011;28:502.

10. Bountioukos M. Repetitive dobutamine stress echocardiography for the prediction of anthracycline cardiotoxicity. Eur J Echocardiogr. 2003;4:300.

11. Plana JC. Expert consensus for multimodality imaging evaluation of adult patients during and after cancer therapy: a report from the American Society of Echocardiography and the European Association of Cardiovascular Imaging. J Am Soc Echocardiogr. 2014;27:911.

12. Thavendiranathan P. Reproducibility of echocardiographic techniques for sequential assessment of left ventricular ejection fraction and volumes: application to patients undergoing cancer chemotherapy. J Am Coll Cardiol. 2013;61:77.

13. Jacobs LD. Rapid online quantification of left ventricular volume from real-time three-dimensional echocardiographic data. Eur Heart J. 2006;27:460.

14. Sugeng L. Quantitative assessment of left ventricular size and function: side-by-side comparison of real-time three-dimensional echocardiography and computed tomography with magnetic resonance reference. Circulation. 2006;114:654.

15. Mor-Avi V. Real-time 3-dimensional echocardiographic quantification of left ventricular volumes: multi-center study for validation with magnetic resonance imaging and investigation of sources of error. JACC Cardiovasc Imaging. 2008;1:413.

16. Muraru D. Validation of a novel automated border-detection algorithm for rapid and accurate quantitation of left ventricular volumes based on three-dimensional echocardiography. Eur J Echocardiogr. 2010;6.

17. Thavendiranathan P. Reproducibility of echocardiographic techniques for sequential assessment of left ventricular ejection fraction and volumes: application to patients undergoing cancer chemotherapy. J Am Coll Cardiol. 2013;61:77.

18. Mor-Avi V, et al. Real-time 3-dimensional echocardiographic quantification of left ventricular volumes: multicenter study for validation with magnetic resonance imaging and investigation of sources of error. JACC Cardiovasc Imag. 2008;1:413.

19. Mor-Avi V. Real-time 3-dimensional echocardiography: an integral component of the routine echocardiographic examination in adult patients? Circulation. 2009;119:314.

20. Stoddard MF, et al. Prolongation of isovolumetric relaxation time as assessed by Doppler echocardiography predicts doxorubicin-induced systolic dysfunction in humans. J Am Coll Cardiol. 1992;20:62.

21. Dorup I. Prospective longitudinal assessment of late anthracycline cardiotoxicity after childhood cancer: the role of diastolic function. Heart. 2004;90:1214.

22. Marwick TH. Myocardial strain measurement with 2-dimensional speckle-tracking echocardiography: Definition of normal range. JACC Cardiovasc Imaging. 2009;2:80.

23. Sawaya H. Assessment of echocardiography and biomarkers for the extended prediction of car- diotoxicity in patients treated with anthracyclines, taxanes, and trastuzumab. Circ Cardiovasc Imaging. 2012;5:596.

24. Fallah-Rad N, et al. The utility of cardiac biomarkers, tissue velocity and strain imaging, and cardiac magnetic resonance imaging in predicting early left ventricular dysfunction in patients with human epidermal growth factor receptor II-positive breast cancer treated with adjuvant traztuzumab therapy. J Am Coll Cardiol. 2011;57:2263.

25. Hare JL. Use of myocardial deformation imaging to detect preclinical myocardial dysfunction before conventional measures in patients undergoing breast cancer treatment with traztuzumab. Am Heart J. 2009;158:294.

26. Negishi K. Independent and incremental value of deformation indices for prediction of trastuzumab-induced cardiotoxicity. J Am Soc Echocardiogr. 2013;26:493.

27. Kocabay G, et al. Normal left 1 ventricular mechanics by two-dimensional speckle tracking echocardiography. Reference values in healthy adults. Rev Esp Cardiol. 2014;67(8):651–8.

28. Takigiku K. Normal range of left ventricular 2-dimensional strain: Japanese Ultrasound Speckle Tracking of the Left Ventricle (JUSTICE) study. Circ J. 2012;76:2623.

29. Risum N. Variability of global left ventricular deformation analysis using vendor dependent and independent two-dimensional speckle-tracking software in adults. J Am Soc Echocardiogr. 2012;25:1195.

30. Jarfelt M. Exercise echocardiography reveals subclinical cardiac dysfunction in young adult survivors of childhood acute lymphoblastic leukemia. Pediatr Blood Cancer. 2007;49:835.

31. Hamada H. Evaluation of cardiac reserved function by high-dose dobutamine-stress echocardiography in asymptomatic anthracycline-treated survivors of childhood cancer. Pediatr Int. 2006;48:313.

32. Grothues F. Comparison of interstudy reproducibility of cardiovascular magnetic resonance with two-dimensional echocardiography in normal subjects and in patients with heart failure or left ventricular hypertrophy. Am J Cardiol. 2002;90:29.

33. Danilouchkine MG. Operator induced variability in cardiovascular MR: left ventricular measurements and their reproducibility. J Cardiovasc Magn Reson. 2005;7:447.

34. Cheung Y. Left ventricular myocardial deformation and mechanical dyssynchrony in children with normal ventricular shortening fraction after anthracycline therapy. Heart. 2010; 96:1137.

35. Stanton T. Prediction of all cause mortality from global longitudinal speckle strain: comparison with ejection fraction and wall motion scoring. Circ Cardiovasc Imaging. 2009;2:356.

36. Drafts BC, et al. Low to moderate dose anthracycline-based chemotherapy is associated with early noninvasive imaging evidence of subclinical cardiovascular disease. JACC Cardiovasc Imaging. 2013;6(8):877.

37. Zagrosek A. Cardiac magnetic resonance monitors reversible and irreversible myocardial injury in myocarditis. J Am Coll Cardiol Imaging. 2009;2:131.

38. Abdel-Aty H. Delayed enhancement and T2-weighted cardiovascular magnetic resonance imaging differentiate acute from chronic myocardial infarction. Circulation. 2004;109:2411.

39. Assomull RG. The role of cardiovascular magnetic resonance in patients presenting with chest pain, raised troponin, and unobstructed coronary arteries. Eur Hear J. 2007;28:1242.

40. Oberholzer K. Anthracycline-induced cardiotoxicity: cardiac MRI after treatment for childhood cancer. Röfo. 2004;176:1245.

41. Thavendiranathan P, et al. Regional myocardial edema detected by T2 mapping is a feature of cardiotoxicity in breast cancer patients receiving sequential therapy with anthracyclines and trastuzumab. J Cardiovasc Magn Reson. 2014;16 Suppl 1:273.

42. Ricciardi M. Visualization of discrete microinfarction after percutaneous coronary intervention associated with mild creatine kinase-MB elevation. Circulation. 2001;103:2780.

43. Wagner A. Contrast-enhanced MRI and routine single photon emission computed tomography (SPECT) perfusion imaging for detection of subendocardial myocardial infarcts: an imaging study. Lancet. 2003;361:374.

44. Mahrholdt H. Delayed enhancement cardiovascular magnetic resonance assessment of non-ischaemic cardiomyopathies. Eur Heart J. 2005;26:1461.

45. Lunning MA, et al. Cardiac magnetic resonance imaging for the assessment of the myocardium following doxorubicin-based chemotherapy. Am J Clin Oncol. 2013. doi: 10.1097/COC. 0h013e31829e19be.

46. Neilan TG, et al. Left ventricular mass in patients with a cardiomyopathy after treatment with anthracyclines. Am J Cardiol. 2012;110:1679.

47. Lawley C. Pilot study evaluating the role of cardiac magnetic resonance imaging in monitoring adjuvant trastuzumab therapy for breast cancer. Asia Pac J Clin Oncol. 2012;8:95.

48. Wadhwa D. Trastuzumab mediated cardiotoxicity in the setting of adjuvant chemotherapy for breast cancer: a retrospective study. Breast Cancer Res Treat. 2009;117:357.

49. Fallah-Rad N. The utility of cardiac biomarkers, tissue velocity and strain imaging, and cardiac

magnetic resonance imaging in predicting early left ventricular dysfunction in patients with human epidermal growth factor receptor II-positive breast cancer treated with adjuvant trastuzumab therapy. J Am Coll Cardiol. 2011;57:2263.

50. Fallah-Rad N. Delayed contrast enhancement cardiac magnetic resonance imaging in trastuzumab induced cardiomyopathy. J Cardiovasc Magn Reson. 2008;10:5.

51. Bernaba BN. Pathology of late-onset anthracycline cardiomyopathy. Cardiovasc Pathol. 2010;19:308.

52. Billingham ME. Anthracycline cardiomyopathy monitored by morphologic changes. Cancer Treat Rep. 1978;62:865.

53. Messroghli DR. Modified Look-Locker inversion recovery (MOLLI) for high- resolution T1 mapping of the heart. Magn Reson Med. 2004;52:141.

54. Miller CA. Comprehensive validation of cardiovascular magnetic resonance techniques for the assessment of myocardial extracellular volume. Circ Cardiovasc Imaging. 2013;6:373.

55. Sibley CT. T1 mapping in cardiomyopathy at cardiac MR: comparison with endomyocardial biopsy. Radiology. 2012;265:724.

56. Flett AS. Equilibrium contrast cardiovascular magnetic resonance for the measurement of diffuse myocardial fibrosis: preliminary validation in humans. Circulation. 2010;122(2):138.

57. Thompson RC. Adriamycin cardiotoxicity and proton nuclear magnetic resonance relaxation properties. Am Heart J. 1987;113:1444.

58. Tham EB. Diffuse myocardial fibrosis by T1-mapping in children with subclinical anthracycline cardiotoxicity: relationship to exercise capacity, cumulative dose and remodeling. J Cardiovasc Magn Reson. 2013;15:48.

59. Neilan TG. Myocardial extracellular volume by cardiac magnetic resonance imaging in patients treated with anthracycline-based chemotherapy. Am J Cardiol. 2013;111:717.

60. Toro-Salazar OH. Occult cardiotoxicity in childhood cancer survivors exposed to anthracycline therapy. Circ Cardiovasc Imaging. 2013;6:873.

61. Centofanti P. Primary cardiac neoplasms: early and late results of surgical treatment in 91 patients. Ann Thorac Surg. 1999;68:1236e41.

62. Lam KY. Tumors of the heart: a 20-year experience with a review of 12,485 consecutive autopsies. Arch Pathol Lab Med. 1993;117:1027.

63. Chiles C. Metastatic involvement of the heart and pericardium: CT and MR imaging. Radiographics. 2001;21:439e49.

64. Abraham KP. Neoplasms metastatic to the heart: review of 3314 consecutive autopsies. Am J Cardiovasc Pathol. 1990;3(3):195.

65. Klocke FJ. ACC/AHA/ASNC guidelines for the clinical use of cardiac radionuclide imaging–executive summary: a report of the American College of Cardiology/American Heart Association Task Force on Practice Guidelines (ACC/AHA/ASNC Committee to Revise the 1995 Guidelines for the Clinical Use of Cardiac Radionuclide Imaging). American College of Cardiology; American Heart Association Task Force on Practice Guidelines; American Society for Nuclear Cardiology. Circulation. 2003;108(11):1404.

66. Van Royen N. Comparison and reproducibility of visual echocardiographic and quantitative radionuclide left ventricular ejection fractions. Am J Cardiol. 1996;77:843.

67. Wackers FJ. Multiple gated cardiac blood pool imaging for left ventricular ejection fraction: validation of the technique and assessment of variability. Am J Cardiol. 1979;43:1159.

68. Nichols K. A new scintigraphic method for determining left ventricular volumes. Circulation. 1984;70:672.

69. Greenberg BH. Evaluation of left ventricular performance by gated radionuclide angiography. Clin Nucl Med. 1980;5:245.

70. Walker J. Role of three-dimensional echocardiography in breast cancer: comparison with two-dimensional echocardiography, multiple-gated acquisition scans, and cardiac magnetic resonance imaging. J Clin Oncol. 2010;28:3429.

71. Swain SM. Congestive heart failure in patients treated with doxorubicin: a retrospective analysis of three trials. Cancer. 2003;97:2869.

72. Schwartz RG. Congestive heart failure and left ventricular dysfunction complicating doxorubicin therapy. Seven-year experience using serial radionuclide angiocardiography. Am J Med. 1987;82:1109.

73. Panjrath GS. Monitoring chemotherapy-induced cardiotoxicity: role of cardiac nuclear imaging. J Nucl Cardiol. 2006;13:415.

74. Phan TT. Increased atrial contribution to left ventricular filling compensates for impaired early filling during exercise in heart failure with preserved ejection fraction. J Card Fail. 2009; 15:890.

75. Gosselink AT. Prognostic value of predischarge radionuclide ventriculography at rest and exercise after acute myocardial infarction treated with thrombolytic therapy or primary coronary angioplasty. The Zwolle Myocardial Infarction Study Group. Clin Cardiol. 1998;21:254.

76. McKillop JH, et al. Sensitivity and specificity of radionuclide ejection fractions in doxorubicin cardiotoxicity. Am Heart J. 1983;106:1048.

77. Ganz WI. Detection of early anthracycline cardiotoxicity by monitoring the peak filling rate. Am J Clin Oncol. 1993;16:109.

78. Wittry MD. Procedure guideline for equilibrium radionuclide ventriculography. J Nucl Med. 1997;38:1658.

79. Williams KA. Left ventricular function in patients with coronary artery disease assessed by gated tomographic myocardial perfusion images. Comparison with assessment by contrast ventriculography and first-pass radionuclide angiography. J Am Coll Cardiol. 1996;27:173.

80. Chua T. Gated technetium-99 m sestamibi for simultaneous assessment of stress myocardial perfusion, postexercise regional ventricular function and myocardial viability. Correlation with echocardiography and rest thallium-201 scintigraphy. J Am Coll Cardiol. 1994;23:1107.

81. Ioannidis JP. Electrocardiogram-gated single-photon emission computed tomography versus cardiac magnetic resonance imaging for the assessment of left ventricular volumes and ejection fraction: a meta-analysis. J Am Coll Cardiol. 2002;39:2059.

82. Hacker M. Clinical validation of the gated blood pool SPECT QBS processing software in congestive heart failure patients: correlation with MUGA, first-pass RNV and 2D-echocardiography. Int J Cardiovasc Imaging. 2006;22:407.

83. Weijs LE. Pericardial involvement in a non-Hodgkin lymphoma patient: coregistered FDG-PET and CT imaging. Eur Heart J. 2007;28:2698.

84. Lee JC. Positron emission tomography combined with computed tomography as an integral component in evaluation of primary cardiac lymphoma. Clin Cardiol. 2010;33:E106–8.

85. Kaderli AA. Diffuse involvement of the heart and great vessels in primary cardiac lymphoma. Eur J Echocardiogr. 2010;11:74.

86. Valdés Olmos RA. Assessment of anthracycline-related myocardial adrenergic derangement by [123I]metaiodobenzylguanidine scintigraphy. Eur J Cancer. 1995;31A:26.

87. Wakasugi S, et al. Metaiodobenzylguanidine: evaluation of its potential as a tracer for monitoring doxorubicin cardiomyopathy. J Nucl Med. 1993;34:1283.

第5章
肿瘤患者化疗前中后期的评估

Iris Parrini and Alessandro Bonzano

摘要　在治疗开始之前，临床医生必须评估病情的严重程度，建议治疗的频率和评估病人的危险因素。一个完整的心脏评价，包括评价心电图 QT 间期，超声心动图是对化疗候选人进行初步评估的主要工具。在特定的情况下可能会需要额外的调查。癌症患者在化疗过程中会出现呼吸困难等症状，心悸和胸痛与其他疾病的鉴别诊断右室很难，需要具体的研究方法。早期发现高危患者最常用的方法是超声心动图，但是，为早期识别，评估，和监测心脏毒性测量心脏特异性标志物，如肌钙蛋白，NT-pro-BNP 可作为一种有效的诊断工具，在治疗期间，心电图和超声定期评估与肌钙蛋白和钠尿肽导致不同的决策策略。

关键词　心脏病学　肿瘤学　化学疗法　放射疗法　毒性　超声心动图
磁共振　闪烁术　肌钙蛋白　脑钠肽

本章包括特定主题的建议，医生或内科医生可能面对一个已经接受癌症治疗的病人或治疗过程中或之后面临医学检查的问题。在实际情况下，需要对某一特定问题作出回答。有关某一专题的系统论述，请参阅相关章节。

5.1　患者是否适合进行化疗 / 放疗？
Iris Parrini

心脏毒性是肿瘤治疗过程中最常见的并发症。对各种化疗或放疗相关的心脏作用的认识与评估心血管危险因素关联起来。

本节中，我们总结了临床医生在对患者开始进行治疗前必须自查的事项。临床医师必须评估：其所建议的治疗方法是否有心脏毒性、发生率、患者是否有与治疗相关或是个体化的心血管危险因素。

回答了上述问题，可以让患者在完成救命治疗的同时尽量减少心脏损害。

在开始肿瘤治疗前对患者的会诊过程中，心脏病科医师首先会想到的问题是"患者是否适合进行化疗 / 放疗？"。

肿瘤治疗的确能够改善患者的生活质量,提高生存率,但是对心脏的毒副作用仍旧是化疗的重大弊端[1,2]。

以下说法是对上述问题的最佳答案:

适合进行化疗/放疗的患者是那些可以在完成治疗的同时,把发生心脏毒性可能降到最低的患者。

心脏毒性与很多因素有关,可能与治疗本身有关,或是与个体化风险有关。

必须进行评估的事项包括:

(1)建议进行的治疗是否有心脏毒性?

(2)特定药物相关并发症的发生几率?

(3)患者是否存在心脏毒性的特殊危险因素,尤其是在特殊的抗肿瘤治疗时?

(4)我是否必须进一步查找心脏危险因素?

(5)治疗是否会产生心脏毒性?

(6)在评估特殊临床情况时,首先要记住的是下述内容:

了解化疗诱导的心血管并发症的风险,有助于减少心脏中毒的发生。

如第 2 章所示,同一种化疗药物可以导致不同发生率、不同类型的心脏事件,因此必须考虑多种危险因素。

每个阶段的药物处方剂量、累积剂量、给药时间、用药途径、联合用药以及与联合用药的时间间隔都是重要的药物相关因素。

在制定个体化抗肿瘤治疗过程中,肿瘤医生的首要目标是早期识别有发生心脏毒性危险的患者。

从临床实践角度来说,要考虑药物的潜在心脏毒性、剂量、副作用、危险性以及可能的预防措施(表 5.1)。

特定药物相关并发症的发病几率?

不同药物发生化疗毒性作用的几率有明显差异。可以是极少发生也可以是非常常见,发生率可以从拉帕替尼的 0.2%,到大剂量阿霉素的 48%。

心血管并发症的发生率和危险因素见表 5.2。

患者是否存在以及在进行特定抗肿瘤治疗时,是否存在特殊危险因素?

每位患者有内在的危险等级,根据多种不同因素归为三个等级:①遗传因素;②一般的心血管危险因素;③各种明显的心血管疾病。

化疗后发生副作用的遗传易感性的研究正在兴起,在成为临床常规之前还需要很大改进。可能在不久的将来,药物基因组学概念将会用于此领域。

通过筛选基线危险因素,减少患者遭受心血管损伤,进而降低化疗/放疗的毒性作用。

对准备进行化疗的患者评估心血管危险因素,包括:高血压、糖尿病、总胆固醇、低密度脂蛋白胆固醇、肥胖和吸烟状况[3~5]。

表 5.1   癌症治疗：剂量、毒副作用、风险因素和潜在的预防措施

化疗药物	剂量	频率	心脏毒性	注
蒽环类药物				
阿霉素	>450mg/m²	常见	充血性心力衰竭和左心室功能紊乱	注意毒副作用的危险因素
柔红霉素	>600mg/m²	常见		注意心脏保护措施
表柔比星	>800mg/m²	较常见		
去甲氧柔红霉素	>100mg/m²	较常见		
米托蒽醌	>160mg/m²	较常见		
烷化剂				
环磷酰胺	>100~120mg/kg	较常见	充血性心力衰竭	
		不常见	心包炎/心肌炎	大剂量
异环磷酰胺	>12.5g/m²	较常见	充血性心力衰竭	注意剂量以及共同应用的蒽环类药物
		较常见	心律失常	
顺铂	>400mg/m²	较常见	高血压	
		较常见	充血性心力衰竭	注意共同应用的蒽环类药物、胸部放疗
		不常见	心肌缺血	
白消安	>600mg	不常见	心内膜纤维化	
		不常见	心脏压塞	
丝裂霉素 C	>30mg/m²	较常见	充血性心力衰竭	注意剂量、共同应用的蒽环类药物、胸部放疗
抗代谢药物				
5-氟尿嘧啶		较常见	心肌缺血	注意冠心病、既往胸部放疗、共同应用的顺铂治疗、频率和剂量
卡培他滨		不常见	心肌缺血	注意冠心病
阿糖孢苷		不常见	心包炎	
		不常见	充血性心力衰竭	
抗微管药物				
紫杉醇		较常见	心律失常和传导障碍	
		不常见	低血压	与阿霉素一起应用注意可能出现充血性心力衰竭

化疗药物	剂量	频率	心脏毒性	注
长春碱		较常见	心肌缺血	冠心病或既往胸部放疗史增加危险

信号通路抑制剂

HER2 抗体

化疗药物	剂量	频率	心脏毒性	注
曲妥单抗		较常见	充血性心力衰竭和左心室功能紊乱	单药治疗时不常见。注意与环磷酰胺、蒽环类药物,和紫杉醇一起应用;预防:减少蒽环类药物剂量、增加蒽环类药物和曲妥单抗之间的时间间隔
拉帕替尼		不常见	充血性心力衰竭和左心室功能紊乱	

血管生成抑制剂 / 血管内皮生长因子抗体

化疗药物	剂量	频率	心脏毒性	注
贝伐单抗		常见	高血压	注意已经存在的高血压。预防措施:对已经存在的高血压进行最佳治疗
		较常见	充血性心力衰竭	
		较常见	血栓栓塞性并发症	
舒尼替尼		常见	高血压	
		较常见	QT 间期延长	
		较常见	充血性心力衰竭和左心室功能紊乱	
索拉非尼		常见	高血压	
		较常见	QT 间期延长	
		不常见	充血性心力衰竭和左心室功能紊乱	
		不常见	心肌缺血	

Bcr-Abl 抑制剂

化疗药物	剂量	频率	心脏毒性	注
伊马替尼	300mg/d	非常常见	水肿	
		不常见	充血性心力衰竭	
		较常见	心包积液	
达沙替尼		不常见	QT 间期延长	
尼罗替尼		不常见	QT 间期延长	
凡德他尼		不常见	QT 间期延长	

化疗药物	剂量	频率	心脏毒性	注
其他药物				
沙利度胺		不常见	水肿	
		不常见	血栓栓塞性并发症	
		较常见	心动过缓	
			低血压	
三氧化二砷		非常常见	QT 间期延长	预防措施：维持正常的电解质，避免药物延长 QTc
它莫西芬		不常见	血栓栓塞性并发症	

表 5.3 中是心血管预防的目的，以及针对每种危险因素，预防的推荐强度。

但是，医生也可以使用已被广泛应用的欧洲心脏病学会 2012 年预防指南提供的风险图，来预测心血管疾病的危险[6]。

患者可以划分为：

（1）极高危

- 心血管疾病病史，例如：陈旧性心肌梗死、急性冠脉综合征、冠状动脉介入治疗后（经皮冠脉介入治疗、冠状动脉旁路移植术），以及伴有一种或多种心血管危险的（Ⅰ型或Ⅱ型）糖尿病
  - 严重慢性肾脏疾病
  - SCORE 评分≥10%

（2）高危

- 当前存在显著异常的单一危险因素，例如：家族性血脂异常、严重的高血压，以及不伴心血管危险因素或是靶器官损伤的（Ⅰ型或Ⅱ型）糖尿病。
- 中度慢性肾脏疾病
- SCORE 评分≥5%，并且 10 年致死性心血管疾病的危险≥10%

（3）中危

- SCORE 评分≥1%，10 年≥5%。很多中年患者属于这一类。危险度可以因上述因素变化进一步改变。

（4）低危

- SCORE 评分为 1%，且不符合中危标准。

确定患者的特异性总体风险致使我们对患者做更深入的评估，如更深入的研究分析，采取预防措施，如：更为严格的动脉压控制和代谢控制，以及采取理论上对潜在毒性具有预防作用的治疗方法（右丙亚胺、血管紧张素转化酶抑制剂或受体阻滞剂）。

表 5.2 与心血管并发症相关的化学治疗剂

	药物	风险率
心功能障碍	阿霉素（400mg/m²）	7%～26%
	阿霉素（550mg/m²）	18%～48%
	表柔比星	0.9%～3.3%
	去甲氧柔红霉素	5%～18%
	脂质体蒽环类药物	2%
	米托蒽醌＞150mg/m²	2.6%
	环磷酰胺	7%～28%
	多西他赛	2.3%～8%
	曲妥单抗	2%～8%
	拉帕替尼	0.2%～1%
	舒尼替尼	10%～28%
	伊马替尼	0.5%～1.7%
	贝伐单抗	1.7%～3%
心肌缺血	5-氟尿嘧啶	7%～10%
	卡培他滨	3%～9%
	紫杉醇	1%～5%
	多西他赛	1.7%
	贝伐单抗	0.6%～1.5%
	索拉非尼	3%
血栓栓塞	顺铂	18% 静脉
	沙利度胺	27% 静脉
	伏立诺他	5%～8% 静脉
	厄洛替尼	3.9%～11% 静脉
	贝伐单抗	12% 动脉
高血压	贝伐单抗	4%～35%
	舒尼替尼	6.8%～21.5%
	索拉非尼	16%～42%

表 5.3 心血管疾病预防目标

禁止吸烟
身体质量指数（BMI）＜25kg/m²，避免向心性肥胖
血压＜140/90mmHg
总胆固醇≤190mg/dl
低密度脂蛋白胆固醇≤115mg/dl
血糖≤110mg/dl

患者会有特异性抗肿瘤治疗相关的危险吗？

临床实践中，了解特异性抗肿瘤治疗相关危险，有助于确定治疗策略。

每种化疗药物的毒性作用特点见第 2 章。

但是，每种药物的大量知识无法直接用于临床实践，必须对其进行总结与系统化。

特异性化疗药物相关的危险因素见表 5.4。

临床医生是否需要进一步查找心脏风险因素？

各种心脏毒性的易患性及其严重程度取决于遗传因素与其他多种因素之间的相互作用。

应考虑的其他问题：

（1）年龄是应考虑的主要问题之一：儿童肿瘤幸存者在化疗 / 放疗后多年可以出现晚期并发症；相比之下，年龄较大者具有更高的心血管风险，因而，抗肿瘤治疗相关风险更高。

（2）性别是第二大主要因素：男性、女性具有截然不同的心脏毒性风险。与同龄男性相比，绝经前女性发生动脉粥样硬化的可能性较低。绝经后，保护性激素水平下降，因此，绝经后女性动脉粥样硬化的发生率迅速增加。

（3）最新认为患者停止体力活动是一种心血管危险因素。实际上，很多患者抗肿瘤治疗后趋于静养，导致体重增加、发生抑郁 [17]。鼓励运动锻炼可能有效，因为已经证实：运动锻炼能够提高心血管储备能力、改变个体代谢危险因素和高血压，以及总体降低心血管疾病死亡率。

（4）如果发生抑郁，必须考虑适当的药物和心理支持来提高生活质量，遵从健康的生活方式。

（5）既往放疗史具有重要意义。很多肿瘤患者接受放疗伴或不伴化疗。大多数临床数据报告纵隔放疗会对心脏造成急性和慢性作用 [18]。心脏毒性强度取决于放疗剂量、心脏暴露区域，以及应用的特殊技术 [19]。在放疗的基础上进行化疗，如蒽环类药物应用，一般都会增加心脏损伤。

（6）如果接受过同样方式化疗的患者需要再次治疗，既往化疗史可能是重要危险因素，可以是再次治疗的禁忌征。

存在一种或多种前述情况以及具有经典心血管危险因素的患者，应该积极治疗。改变危险因素如：体重、缺乏锻炼、吸烟和高血压，可以显著改善远期心血管结果 [18]。

表 5.5 总结了放疗诱导的心脏毒性的可能危险因素。

有证据表明：最新的放疗技术可能会降低放射治疗诱导的心脏疾病风险，但是需要更长期的随访来验证这一假说。

表 5.4　发生心脏毒性的危险因素

蒽环类药物	
蒽环类药物应用史	评价治疗最重要的是对心血管疾病和易感因素进行评估
纵隔放疗史	儿童，尤其是女童，蒽环类药物心脏毒性高发
遗传易感性	一半以上接受抗肿瘤治疗的儿童患者发生心脏毒性，是因为相对较好的预后，晚期毒性作用的风险比成人患者更高[7, 8]
已经存在的心脏病	同样，具有相关疾病的老年患者，发生心脏毒性的风险也较高
女性	
年龄（儿童 / 老年患者）	
与其他化疗一起	
烷化剂	
老年患者	环磷酰胺和顺铂含具有这些危险因素，但是异环磷酰胺会导致电解质紊乱[9]
蒽环类药物应用史	
纵隔照射[10, 11]	
抗代谢药物	
并存冠心病	如其他章节所述，发病机制尚不明确，似乎与内皮功能紊乱和冠状血管痉挛有关[10]
心血管危险因素	
既往纵隔放疗 / 化疗	
抗微管药物	
并存心脏病	注意紫杉醇与蒽环类药物的合并用药可以增加心脏毒性[12]
血电解质紊乱[12]	
靶向 HER2 药物	
并存心血管疾病	曲妥单抗是公认的心脏并发症的高危药物
危险因素（冠心病、高血压、糖尿病、高脂血和肥胖）	既往治疗后，LVEF 值（左心射血分数）在基准线附近的患者尤其高危[10, 13~15]
老年	
既往心脏毒性治疗（包括纵隔放疗和化疗）	
VEGF 靶向治疗剂	
已经存在的高血压	这些药物可以使已经存在的高血压恶化，或新发高血压
65 岁以上患者	
既往动脉血栓栓塞事件	
其他药物	
心动过缓	三氧化二砷，注意 QT 间期延长[10, 11, 16]
QT 间期延长	沙利度胺，注意基线心动过缓的心电图

表 5.5　放疗相关心脏损伤的危险因素

剂量＞30～35Gy
分次剂量＞2Gy
大面积心脏放疗
有暴露的年轻患者
暴露时间长
使用细胞毒药物治疗
内分泌治疗或曲妥单抗
出现其他危险因素，如糖尿病、高血压、血脂异常、肥胖、吸烟等

框 5.1　患者是否适合进行化疗 / 放疗？

建议进行的化疗 / 放疗是否有心脏毒性？
特定治疗方法引发并发症的发病频率？
患者是否有心血管危险因素？
患者是否对特定治疗有特殊危险因素？

5.2　开始治疗前临床医生必须做什么？

Iris Parrini 和 Alessandro Bonzano

　　如第 2 章所示，很多药物可以导致急慢性心脏毒性。心脏毒性可以表现为心力衰竭、心肌缺血、心肌梗死和心律失常。在任何可能会引起心脏毒性的化疗药物使用前，应对特异性毒性的危险因素进行深入评估。完成心脏评估包括对检查冠心病危险因素、心电图及评估 QTc，以及超声波心动图。后者在大多数情况下是准备化疗患者初步评估的主要工具。根据具体情况，可能需要其他检查。

表 5.6　基线评估

	蒽环类	氟嘧啶	抗血管内皮生长因子	抗 HER2	酪氨酸激酶抑制剂	半胱氨酸蛋白酶（cyspl.）	伏立诺他
超声心动图	+++	++	++	++	++	+-	+-
心电图	+++	+++	+++	+++	+++	+++	+++
心脏评估	+	+	+	+	+	+	+
负荷测试	-	+-	-	-	-	-	-

说明：负荷测试，平板运动心电图、负荷超声心动图、心肌 SPECT 闪烁照相术；+++，治疗前强制性检查；++，有用；+，可考虑；+-，当其他检查异常时有用；-，不必要

患有诊断了肿瘤一般需要尽快开始治疗,以避免肿瘤扩散。

确定进行治疗后,必须尽快制定治疗策略,以更好地打击肿瘤,并尽可能地避免相关毒性造成减少治疗强度。

一些化疗药物进行经过深入研究,已经明确了心脏毒性作用机制,如蒽环类药物和抗 HER2 酪氨酸激酶抑制剂——曲妥单抗。一些药物的相关心脏毒性在细胞水平还不清楚,如氟嘧啶和抗血管内皮生长因子抑制剂。因此,患者进行治疗前必须控制心脏功能,控制方法见表 5.6。

5.2.1　蒽环类药物

蒽环类药物造成的最常见的损伤是降低心室收缩功能,通常是无症状的。心脏毒性类型常常是不可逆的,需要应用超声心动图,对其心脏功能进行基线检查。在治疗前,强制性要求进行基线超声心动图和心电图检查。最重要的是,在蒽环类药物应用前,这类检查可以有助于判断患者心功能正常。最重要的参数是左心室射血分数值(LVEF),是收缩功能的标准测量参数。舒张功能指标也很重要:超声心动图发现:25%~97% 的接受蒽环类药物治疗的乳癌或恶性血液病患者,舒张功能异常[20~22]。但是舒张功能可在短时间内发生变化,表现为舒张末期左心室压力参数增大;这种情况可以是心脏损伤的最早表现,后序将出现收缩功能障碍。

5.2.2　HER2 抑制剂

曲妥单抗可以导致伴或不伴症状性心力衰竭的左心室舒张功能和收缩功能障碍,尤其是在蒽环类药物同时,或应用后,或者环磷酰胺或紫杉醇等其他化疗药物同时应用时。曲妥单抗所致心脏毒性是可逆的(2 型),但是会对已因其他原因,如:既往蒽环类药物治疗,造成损伤的心脏再增加损伤。在这种情况下,必须进行基线心电图检查和超声心动图检查,了解治疗前的心脏功能情况。

5.2.3　氟嘧啶

在开始氟嘧啶治疗前,必须对冠状动脉主要危险因素进行仔细评估,对可改善的危险因素进行治疗,以获得更好的代谢和血流动力学平衡。临床心脏评估判定高龄、男性、高血压、糖尿病、高胆固醇、高低密度脂蛋白、肥胖、吸烟习惯以及所有有助于对患者危险度分层的因素。患有糖尿病、高胆固醇血症或高血压的患者必须尽快接受他汀类药物、β 受体阻滞剂、血管紧张素转化酶抑制剂或血管紧张肽 Ⅱ 型受体拮抗剂等药物的治疗。

开始氟嘧啶治疗前的治疗目标:

正常血压＜140/90mmHg

正常低密度脂蛋白胆固醇＜130mg/dl

正常血糖＜100mg/dl

第二重要的是：排除已存在的冠状动脉性心脏病。如果存在，必须确定可以导致缺血。如果患者主诉心绞痛，必须进行激发试验（负荷测试、负荷超声心动图、或心肌闪烁照相术），并且没有发作时就应该开始使用 β 受体阻滞剂、钙拮抗剂和硝酸盐来抗缺血治疗；如果发作，必须对上述治疗方案进行优化。如果是无症状心绞痛，可以进行治疗，如果诱导缺血不明显，可以定期进行心脏病评估。

5.2.4　VEGF 抑制剂

作为化疗方案一部分的血管生成抑制剂（索拉非尼、舒尼替尼、贝伐单抗），对多种肿瘤患者有效。贝伐单抗治疗前，强制性要求进行动脉压检查；进行超声心动图获取关于左室功能的所有信息；并进行基线心电图检查来确定已经存在的心脏病理情况。

有心脏病病史的患者，在开始治疗前，必须制定最佳的药物治疗方案，以减少抗 VEGF 药物可能导致的心脏并发症，如高血压、心肌缺血、无症状左室功能障碍和心力衰竭。

有高血压史的患者必须积极治疗以保持血压在正常范围内：有时，在治疗过程中，血压会升高（4%～35%），而且是药物有效的表现。因此，在治疗过程中，必须准备随时调整抗高血压药物的剂量。

5.2.5　沙利度胺、来那度胺、顺铂、伏立诺他和酪氨酸激酶抑制剂

沙利度胺或来那度胺治疗前，最好是询问患者的血栓栓塞事件史，如有必要，则开始血栓预防治疗。事实上，沙利度胺经常会导致血栓栓塞性并发症，而在沙利度胺类似物——来那度胺治疗中，血栓形成的风险仍显著。

顺铂和伏立诺他也会增加肿瘤患者血栓事件的风险。在这种情况下，有血栓栓塞事件病史的患者应该进行血栓预防性治疗（低分子量肝素）。

开始治疗前，强制性要求进行基线心电图检查，沙利度胺（和紫杉醇）治疗会加重基线心动过缓，伏立诺他、三氧化二砷、尼罗替尼、达沙替尼和拉帕替尼治疗前评价基线 QTc 值。QT 间期，用各种公式（一般是 Bazett 公式和 Fredericia 公式）根据心率进行矫正非常重要，因为 QT 间期值过大时，存在威胁生命的室性心动过速——尖端扭转型室性心动过速的风险。

框 5.2　开始治疗前，临床医师必须做什么？

完成心脏评估

冠状动脉危险因素评估

血压的评估与监测

心电图评估：

　ST-T 改变

　心律失常

　QTc 间期延长

超声心动图评估：

　收缩和舒张功能

　局部心肌收缩功能

　瓣膜与心包

负荷测试

5.3　当出现症状时

Iris Parrini

化疗中，肿瘤患者会出现很多症状，总是不容易与其他疾病进行鉴别诊断。

本章中，评价了患者出现呼吸困难、心悸和胸痛症状时的处理。制定了流程图，显示所需要的临床和实验室检查，可能的其他诊断，以此对可能的心脏毒性进行评估。

首先提到的也是极其重要需时刻谨记的：接受化疗的肿瘤患者通常处于严重疾病状态，症状经常不明确并具有误导性。

表 5.7 总结了抗肿瘤药物心血管副作用。

当患者出现症状，很多是非特异性的，且很难区分是抗肿瘤治疗的心血管并发症，还是其他疾病。

内科医生和肿瘤医生进行的评估包括：既往史、体格检查、血标本检查、诊断性检查（主要是影像学检查）。

患者可能会出现呼吸困难、端坐呼吸、外周性水肿、疲倦、胸痛、心悸和其他非特异性症状[23, 24]。

5.3.1　呼吸困难

当患者主诉呼吸困难时，必须进行心力衰竭以及其他原因的鉴别诊断。此症状常常来源于多种原因（图 5.1）。

表 5.7   化疗的心血管副作用

心脏并发症	药物	频率
充血性心力衰竭	蒽环类药物	与累积剂量有关
	环磷酰胺	罕见
	顺铂	罕见
	曲妥单抗	可多见可少见 [a]
	拉帕替尼	低
	贝伐单抗	低
	舒尼替尼	罕见
	索拉非尼	罕见
	伊马替尼	
高血压	所有的血管生成抑制剂 / 抗 VEGF	中度, 剂量相关
心肌缺血	嘧啶类似物	中度
血栓栓塞	顺铂	中度
	所有的血管生成抑制剂 / 抗 VEGF	中度
心律失常 /QT 间期延长	三氧化二砷	中度
	拉帕替尼	罕见
	舒尼替尼	罕见
	尼罗替尼	罕见
	达沙替尼	罕见

[a] 与蒽环类药物联合时常见

呼吸困难的发作可能不同：当与早期心力衰竭相关时，一般只有在劳累时才会出现呼吸困难。随着病情恶化，即使是非剧烈体力活动，也会出现呼吸困难；最终，即使是在休息状态，也会出现呼吸困难。

然而，肿瘤患者因图 5.1 中与心力衰竭无关的原因所致呼吸困难，也会有同样类型的发作。急性肺栓塞或急性贫血可能会导致急性呼吸困难，而进展性的胸腔积液可以发生逐渐加重的呼吸困难。

尽管习惯上将疲劳归为心力衰竭引发的心输出量不足，但骨骼肌异常以及其他非心血管并发症（例如：贫血）也可能导致此症状。

更进一步讲：心力衰竭的症状可能相似，但是还需从具体情况来区分：继发于异常盐或水潴留的循环充血，但并无心肌结构 / 心脏功能异常（例如：肾衰竭）或非心源性肺水肿（例如：急性呼吸窘迫综合征）。

对于有心力衰竭典型症状和体征的大多数患者，诊断相对较容易。

有时候，即使是有经验的临床医生也很难仅根据症状和临床表现鉴别呼吸困难的病因。

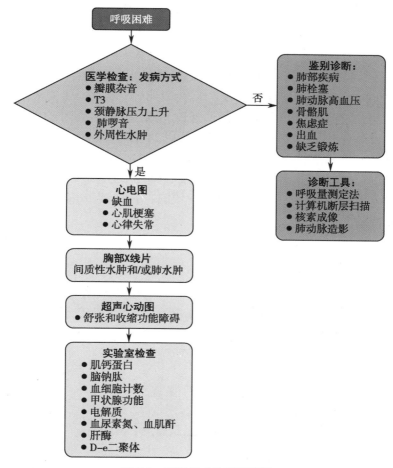

图 5.1 呼吸困难诊断流程图

在这种情况下，生物标记物、心电图、胸部 x 光片、无创性心脏成像和肺功能检查可能有帮助。

极低的 BNP 或氨基末端脑钠肽前体（pro-BNP）均有助于除外心源性呼吸困难。化疗过程中，肌钙蛋白 I 和 BNP 的增加，提示心脏并发症的高风险[11]。

当出现新的心电图变化可能有帮助，主要包括：新发左束支传导阻滞、复杂性心律失常或心肌缺血的明显表现。

当发生心力衰竭时，超声心动图和其他成像方法测得的射血分数减低支持正确诊断。当射血分数仍可以保持的时候，很难诊断出心力衰竭。

5.3.2 心悸

心悸是一些化疗药物的常见副作用[25]。

可以发生各种心律失常,如室上性、室性期前收缩、心房颤动、室性心动过速,甚至是少见的尖端扭转型室性心动过速。

临床评估包括对基础心脏病,主要是冠状动脉疾病或心力衰竭的评估。在这种情况下,关系到诊断和治疗,必须由心脏科医师进行评估。

12 导联心电图是最重要的诊断工具,用以明确症状是心律失常相关。还应进行 QTc 评估,当出现病理性 QTc 间期延长,易发生可以威胁生命的心律失常。

对每日都会出现症状的患者,应考虑使用 24 小时动态心电图 Holter 监测。

超声心动图检查评价心腔大小、收缩和舒张功能以及心脏形态的其他信息,有助于评估在化疗过程中和化疗后出现心律失常的患者。

实验室检查可以评估电解质紊乱、甲状腺、肾脏或肝功能异常等可能诱发心律失常的情况(图 5.2)。

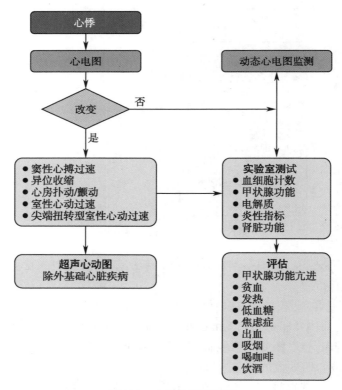

图 5.2　心悸诊断流程图

5.3.3　胸痛

胸部不适往往很难进行评估。

鉴别诊断包括影响胸腹部器官的各种情况,预后意义也不同,可以是良性疾病,也可以严重到危及生命。发现急性缺血性心脏病等潜在的危险情况,可以避免出现严重的并发症。诊断性检查有助于在急、慢性情况下鉴别其他疾病[26]。

详细病史深入分析了胸痛特点、异常心电图、肌钙蛋白等血液生化参数,可以有助于进行鉴别诊断。

如果肌钙蛋白和 BNP 阴性,基本上可以除外导致胸痛的急性心脏并发症。

此外,超声心动图评价节段性室壁运动的变化或由于急性心包炎引起的心包积液或是心包增厚,有助于评估化疗中和化疗后的患者胸痛(图 5.3)。

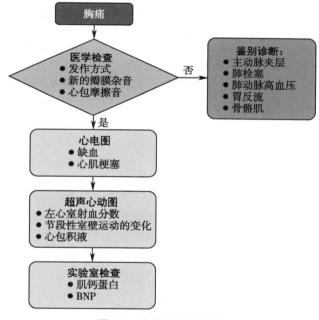

图 5.3 胸痛诊断流程图

5.3.4 水肿

水肿的分布位置,是判定水肿原因的重要依据。

单腿/单臂/双臂水肿一般是静脉/淋巴管阻塞/静脉血栓栓塞造成的。

低白蛋白血症造成的水肿是全身性的,在松软组织处尤为明显。

当患者保持直立位,心力衰竭相关水肿更多见于双下肢,如果患者卧床,在腰骶部和其他躯干接触床面区域会更加明显[27]。临床鉴别诊断见表 5.8。

其他可能导致水肿的原因有:①顺铂等化疗药物使用时需要增加容量负荷;②皮质类固醇治疗;③二氢吡啶和其他钙通道阻滞剂;④其他药物,也包括其他类型抗肿瘤药；⑤不同原因的低钠血症（药物诱导或副肿瘤性疾病）。

表 5.8　全身性水肿的主要原因

	心脏	肝脏	肾脏
症状	劳力性呼吸困难常常与端坐呼吸或阵发性睡眠性呼吸困难有关	除非出现严重腹水，否则很少出现呼吸困难；而大部分有酗酒史	通常为慢性；与尿毒症体征和症状有关。会出现呼吸困难，但是总体不如心力衰竭多见
体格检查	颈静脉压力上升、室性奔马律（S3）	常与腹水有关；颈静脉压力正常或较低；血压低	血清白蛋白、胆固醇及其他肝脏蛋白（转铁蛋白、纤维蛋白原）减少；肝酶升高，取决于肝脏损伤的原因和严重程度
实验室检查	尿素氮；肌酸酐；尿酸；电解质；肝酶	血白蛋白、胆固醇及其他肝脏蛋白（转铁蛋白、纤维蛋白原）肝酶；电解质	血白蛋白；肌酐和尿素氮；电解质、血红蛋白

5.3.5　虚弱

　　虚弱是肿瘤患者的一种非特异性症状。可能与"肿瘤疾病"本身有关，主要表现为精神萎靡；可能是贫血、肾脏、肝脏或是甲状腺疾病的表现，也可以是化疗/放疗的常见副作用。一般而言，虚弱并不是心脏损害的常见后果，且只出现在心力衰竭晚期。

5.3.6　血栓栓塞

　　肿瘤患者的病史中，血栓栓塞是常见并发症，原因有很多（肿瘤产生促凝血物质、促血栓情况，以及某些化疗药物的副作用）。对医生而言，判断肿瘤患者是否有发生静脉血栓栓塞事件以及常见肺栓塞并发症的高风险是非常有挑战性的工作，这些并发症有时可以导致死亡，有些具有隐匿性，很难诊断出来。

　　接受积极的抗肿瘤化疗的患者，应该考虑血栓栓塞相关的因素，包括：①某些类型肿瘤，肿瘤部位有副肿瘤综合征的可能（胃和胰腺肿瘤为极高危；淋巴瘤和多发性骨髓瘤、肺、结直肠、妇科、膀胱和睾丸癌为高危），②化疗前血小板计数 $\geqslant 350\,000/mm^3$，③血红蛋白 b 10g/dL 或是使用红细胞生长因子，④化疗前血小板生长因子，⑤化疗前白细胞计数 >11 000/mm^3，⑥留置中心静脉导管，⑦以及显著增加卧床时间[28]。

　　临床鉴别诊断见图 5.4。

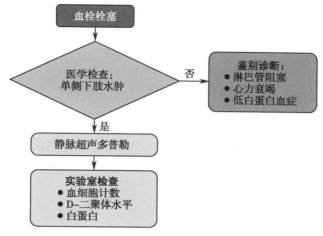

图 5.4　血栓栓塞的诊断流程图

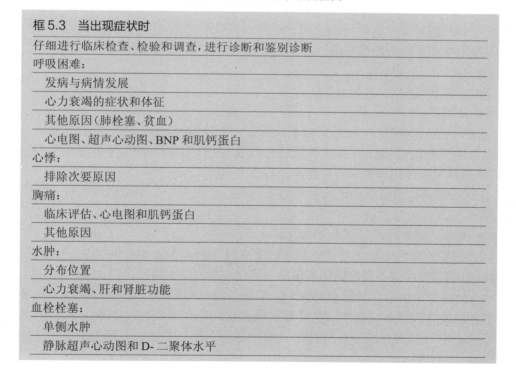

5.4　生物标志物是否有作用？

Iris Parrini

最大限度减少心肌损伤的主要策略是早期发现可以发生心脏毒性的高危患

者。最广泛使用的方法是超声心动图，但心脏特异性生物标志物的检测也可以是一种有效的诊断工具，用于早期识别、评估和监测心脏毒性。特别是，应用肌钙蛋白和 NT-pro-BNP 识别高危患者是新的有效方法。在本节中，我们描述了这些生物标志物使用的适应征和局限性。

在临床实践中，推荐在化疗前、中、后进行心功能的常规评估。

超声心动图通过检测射血分数（LVEF）来评价和监测左室功能，得到最广泛地应用。

在过去的几年中，心脏生物标志物已被提出作为早期识别和监测心脏毒性的诊断工具。文献中主要报道的标志物是肌钙蛋白和 NT-proBNP。

5.4.1　肌钙蛋白

肌钙蛋白等生物标志物用于诊断急性心肌梗死，可以识别心肌损伤，明确心脏危险度分层。

心脏特异性生物标记物的测量检测方法已经建立，作为诊断工具可以对抗肿瘤治疗相关的心脏毒性进行：

- 早期识别
- 评估和监测
- 危险度分层

在不同的研究中，肌钙蛋白 I 水平的升高与心肌损伤有关。肌钙蛋白 I 是成人接受大剂量化疗后心肌损伤的标志物，具有很好的敏感性和特异性。并且，能够早期预测未来左心功能不全的发生和严重程度[29]。

Cardinale 研究组和他的同事们提出在化疗周期中采集检测这些标记物的时间点，如下：

- 基线，24 小时，72 小时，30 天后

在其他发表的研究中，检测肌钙蛋白的血标本在采集时间上有很大的差异，有的研究检测不同时间间隔后肌钙蛋白浓度的增加情况。

化疗后 1 个月肌钙蛋白持续升高的患者与仅有短暂升高的患者相比，心脏事件的发生率更高。此外，在接受大剂量化疗的患者中，早期 ACE 抑制剂治疗已证明可以明显减少后续随访过程中的肌钙蛋白释放，从而预防收缩功能障碍[30]。

5.4.2　脑钠肽

NT-proBNP 是一种前体激素，是由心肌细胞应对牵拉刺激和伴有尿钠排泄增加的容量过度产生的。

NT-proBNP 是最重要的生物标志物之一，可以用于心力衰竭的评价、诊断、

预后和分层以及心力衰竭治疗疗效监测。

NT-proBNP 也可以作为监测心脏功能的方法,或检测接受抗肿瘤治疗患者的亚临床损伤。

研究表明 NT-proBNP 可在抗肿瘤治疗过程中增加,而且持续升高与心脏毒性相关[31]。其他研究观察到,接受蒽环类药物治疗的多数患者有 BNP 短暂增加,但是如果单独应用这一数据,预测性有限[32]。

Cardinale 的几种血标本采集方法的研究报告:基线和 72 小时后的 NT-proBNP 与 12 个月的 LVEF 降低具有强相关性[33]。在临床实践中,ESMO 指南建议检测肌钙蛋白和 BNP 浓度(证据水平Ⅲ级)[34]。

5.4.2.1　基线与监测(每周期)

尽管上述结果提示了应用前景,但是这些标志物仍没有在接受可能具有心脏毒性治疗的患者中常规应用。

目前尚无明确共识,原因是绝大多数的科学研究样本量小,研究的患者伴有多种不同肿瘤类型,应用了不同的治疗,检测方法和采集血标本的时间也各不相同;而且,阳性阈值也尚未确定。因此在广泛使用之前,必须进行大规模、多中心临床试验来评价生物标志物在这个特殊人群中的作用。见表 5.9。

表 5.9　生物标志物

未来目标:	肌钙蛋白Ⅰ(TnI)和脑钠肽(BNP)在早期发现心脏损伤中的作用
	肌钙蛋白检测用于识别可以获益于早期治疗的患者
薄弱环节:	血液标本采集时机
	心脏结局的定义
	临床研究中患者以及治疗的异质性

框 5.4　生物标志物是否有作用?

肌钙蛋白和脑钠肽的应用

用于:

心脏毒性的早期鉴定

评估与监测

危险分层

时机?

阳性阈值?

5.5 怎样并且何时进行可能毒性评估?

Iris Parrini

在化疗和放疗前,评估的第一步是详细询问病史,重点放在可能的危险因素和治疗的特点,其次是心电图和超声心动图进行 LVEF 评估。在某些病例,如果存在缺血或心律失常并发症的可能性,则需要进一步评估负荷试验和心电图监测。在治疗过程中,与肌钙蛋白和脑钠肽相关的心电图和超声心动周期性再评估可以指导决策。在化疗之前,了解怎样以及何时评估可能的心脏毒性非常重要。对将要使用具有可能心脏毒性的化疗药物的患者必须要进行仔细评估。第一个最重要的步骤是识别那些有心脏病诱因的患者,以便为预防心血管并发症预防性用药。因此,在化疗前必须收集详细的病史,并针对心血管危险因素和合并症进行全面的体格检查。

对每位患者,要进行以下评估:

- 年龄
- 心血管危险因素
- 每种化疗药物的剂量
- 联合其他抗肿瘤治疗
- 既往化疗或放疗史

基线心电图和超声心动图测量 LVEF 是正在接受蒽环类药物或其他可以导致心肌病药物患者的两个初始基本评估。当前对心脏功能再评估的频率还没有明确的共识。在临床实践中,对不可逆(1 型)和可逆(2 型)的心脏毒性的心脏功能监测计划可能不同。附图显示了接受蒽环类药物、非蒽环类药物和抗 HER2 后蒽环类药物的患者心脏毒性评估流程(图 5.5、图 5.6 和图 5.7)[35]。ESMO 指南也推荐在基线、治疗期间每三个月,然后在治疗开始的第 12 和 18 个月常规进行 LVEF 评估[34]。高危患者或已经接受较高剂量蒽环类药物的患者应该更加频繁地进行监测。

最近,应用新的无创性影像学检查方法,如:超声心动图与应变 / 应变率或 MRI 可以有助于检测到本书特定章节阐述的早期心脏毒性。在心脏成像的应用受限的情况下,可以通过检测心脏的生物标记物,特别是肌钙蛋白,作为替代方法[34]。见图 5.8。可能挽救生命的治疗也同时存在潜在的毒性,对于每一个病人来说,风险和效益比必须拿出来进行讨论。患者接受的抗肿瘤治疗可能导致心脏缺血,收集前述信息非常必要。临床建议:

- 基线 12 导联心电图
- 如果有缺血性心脏病或既往放射治疗史,应进行应力测试

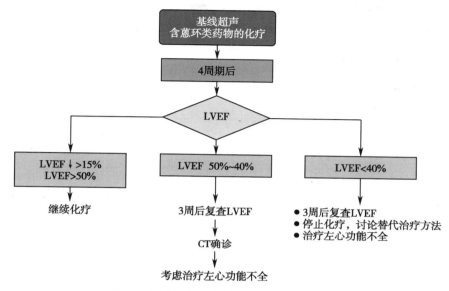

图 5.5　基于超声心动图进行决策 - 蒽环类药物

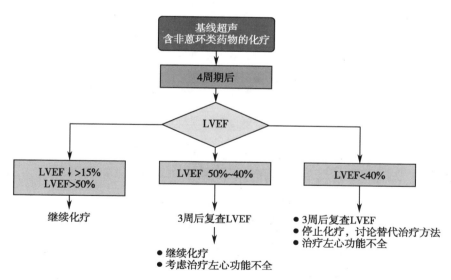

图 5.6　基于超声心动图进行决策：非蒽环类药物化疗

- 化疗药物输注期间进行心电图检查，尤其是 5-FU 或紫杉醇
- 肌钙蛋白水平用于诊断缺血性心脏并发症
- 动态心电图监测和评估可疑心律失常或无症状缺血
  实际操作参见图 5.9。某些抗肿瘤治疗可能会导致高血压如血管生成抑制

剂。接受治疗患者必须要考虑以下情况。当患者的基线情况综合了下述表现，
应被视为高危：

- 收缩压≥160mmHg，或舒张压≥100mmHg
- 糖尿病
- 缺血性心脏病史

  最近美国国家癌症研究所的推荐：保持血压低于 140/90mmHg[36]。

  临床建议：

- 基线心电图
- 严密监测血压和治疗高血压

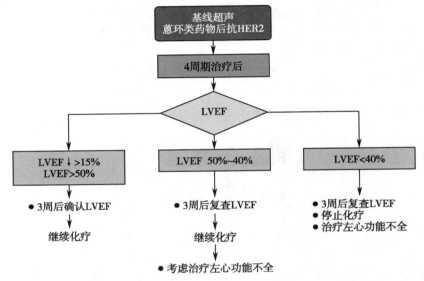

图 5.7　基于超声心动图进行决策 - 抗 HER2 的后蒽环类抗

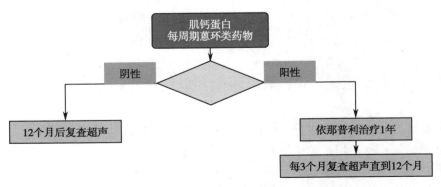

图 5.8　基于肌钙蛋白进行决策 - 蒽环类药物

如图 5.10 所示,必须开始高血压治疗,并只有在严重高血压或高血压相关并发症的情况下考虑暂停抗肿瘤治疗。

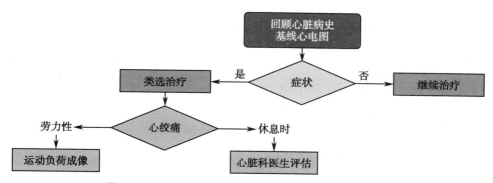

图 5.9 应用和心脏缺血可能有关的药物的决策流程图

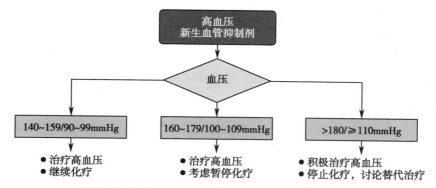

图 5.10 应用高血压和血管生成抑制剂的决策流程图

5.5.1 QT 间期延长

接受抗肿瘤治疗的患者可以发生 QT 延长,可能可以导致致命性心律失常,包括"尖端扭转室速"以及猝死。如在特定章节所述,某些化疗药物可以导致与 QT 延长相关的心律失常。

因此,必须评价:

- 个体危险因素
- 合并应用可以延长 QT 间期的药物
- 其他与抗肿瘤治疗相关的并发症
  临床建议:
- 记录基线 12 导联心电图。应用 Bazett 公式计算的心率校正的 QT 时间(QTc)。

- 每周期或者血药浓度高峰时的 12 导联心电图。
- 密切监测电解质。

如果 QTc 间期 > 500ms 或较基线延长超过 60ms,必须纠正危险因素并考虑收住院。如果 QTc < 470ms,可以过一段时间再评估临床情况和心电图。

5.5.2 放疗

新的放射技术似乎可以降低放疗引起的心脏病的风险,但是我们需要更长时间随访来验证。发生特定章节中描述的迟发毒性效应的辐射耐受剂量估计在 30～40Gy 之间。在一般推荐之外,使用特殊检查取决于可疑并发症的类型(图 5.11)。

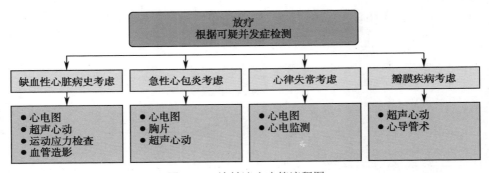

图 5.11　放射治疗决策流程图

框 5.5　怎样并且何时进行可能毒性评估?
工具:临床、动脉血压监测、心电图、超声和生物学标记(其他根据可疑毒性进行的特殊检查)
时机尚不明确,并且取决于治疗方式
每次化疗药物输注时的心电图(主要是 5-FU 和紫杉醇)
在基线时、治疗中每 3 个月,治疗开始的 12 个月和 18 个月进行超声心动检查

(杨申淼　译)

参考文献

1. Force T. Introduction to cardiotoxicity review series. Circ Res. 2010;106:19.
2. Youssef G. The prevention and management of cardiovascular complications of chemotherapy in patients with cancer. Am J Cardiovasc Drugs. 2005;5:233.
3. Hershman DL. Doxorubicin, cardiac risk factors, and cardiac toxicity in elderly patients with diffuse B-cell non-Hodgkin's lymphoma. J Clin Oncol. 2008;26:3159.

4. Steinherz LJ. Cardiac toxicity 4 to 20 years after completing anthracycline therapy. JAMA. 1991;266:1672.
5. Slamon DJ. Use of chemotherapy plus a monoclonal antibody against HER2 for metastatic breast cancer that overexpresses HER2. N Engl J Med. 2001;344:783.
6. Perk J, European Association for Cardiovascular Prevention & Rehabilitation (EACPR); ESC Committee for Practice Guidelines – CPG. European Guidelines on cardiovascular disease prevention in clinical practice (version 2012). The Fifth Joint Task Force of the European Society of Cardiology and Other Societies on Cardiovascular Disease Prevention in Clinical Practice (constituted by representatives of nine societies and by invited experts). Eur Heart J. 2012;33(13):1635. doi:10.1093/eurheartj/ehs092. Epub 2012 May 3.
7. Slordal L. Heart failure induced by non-cardiac drugs. Drug Saf. 2006;29:567.
8. Swain SM. The current and future role of dexrazoxane as a cardioprotectant in anthracycline treatment: expert panel review. J Cancer Res Clin Oncol. 2004;130:1.
9. Yeh ET. Cardiovascular complications of cancer therapy: incidence, pathogenesis, diagnosis, and management. J Am Coll Cardiol. 2009;53:2231.
10. Yeh ET. Cardiovascular complications of cancer therapy: diagnosis, pathogenesis, and management. Circulation. 2004;109:3122.
11. Yeh ET. Cardiotoxicity induced by chemotherapy and antibody therapy. Annu Rev Med. 2006; 57:485.
12. Floyd JD. Cardiotoxicity of cancer therapy. J Clin Oncol. 2005;23:7685.
13. Hayes DF. Heart of darkness: the downside of trastuzumab. J Clin Oncol. 2006;24:4056.
14. de Aazambuia E. Cardiac toxicity with anti-HER-2 therapies: what have we learned so far? Target Oncol. 2009;4:77.
15. Suter TM. Cardiotoxicity associated with trastuzumab (Herceptin) therapy in the treatment of metastatic breast cancer. Breast. 2004;13:173.
16. Khakoo AY. Therapy insight: management of cardiovascular disease in patients with cancer and cardiac complications of cancer therapy. Nat Clin Pract Oncol. 2008;5:655.
17. Menezes AR. Psychological risk factors and cardiovascular disease: is it all in your head? Postgrad Med. 2011;123:165.
18. Yusuf SW. Radiation-induced heart disease: a clinical update. Cardiol Res Pract. 2011. doi:10.4061/2011/317659.
19. Darby SC. Radiation-related heart disease: current knowledge and future prospects. Int J Radiat Oncol Biol Phys. 2010;76:656.
20. Dodos F. Usefulness of myocardial performance index and biochemical markers for early detection of anthracycline-induced cardiotoxicity in adults. Clin Res Cardiol. 2008;97:318.
21. Di Lisi D. Chemotherapy-induced cardiotoxicity: role of the tissue Doppler in the early diagnosis of left ventricular dysfunction. Anticancer Drugs. 2011;22:468.
22. Nagy AC. Early diagnosis of chemotherapy-induced cardiomyopathy: a prospective tissue Doppler imaging study. Pathol Oncol Res. 2008;14:69.
23. Abidov A. Prognostic significance of dyspnea in patients referred for cardiac stress testing. N Engl J Med. 2005;353:1889.
24. American Heart Society. Dyspnea mechanisms, assessment, and management: a consensus statement. Am J Rev Resp Crit Care Med. 1999;159:321.
25. Abbott AV. Diagnostic approach to palpitations. Am Fam Physician. 2005;71:743.
26. Swap CJ. Value and limitations of chest pain history in the evaluation of patients with suspected acute coronary syndromes. JAMA. 2005;294:2623.
27. Chertow GM. Approach to the patient with edema. In: Braunwald E, Goldman L, editors. Cardiology for the primary care physician. 2nd ed. Philadelphia: Saunders; 2003. p. 117.
28. Khorana AA. Development and validation of a predictive model for chemotherapy-associated thrombosis. Blood. 2008;111:4902.
29. Cardinal D. Prevention of high-dose chemotherapy-induced cardiotoxicity in high-risk patients by

angiotensin-converting enzyme inhibition. Circulation. 2006;114(23):2474. Epub 2006 Nov 13.

30. Ky B. Biomarker approach to the detection and cardio protective strategies during anthracycline chemotherapy. Heart Fail Clin. 2011;7(3):323. doi:10.1016/j.hfc.2011.03.002. Epub 2011 May 14. Review.

31. Pichon MF. Drug-induced cardiotoxicity studied by longitudinal B-type natriuretic peptide assays and radionuclide ventriculography. In Vivo. 2005;19:567.

32. Daugaard G. Natriuretic peptides in the monitoring of anthracycline induced reduction in left ventricular ejection fraction. Eur J Heart Fail. 2005;7(1):87.

33. Sandri MT. N-terminal pro-B-type natriuretic peptide after high-dose chemotherapy: a marker predictive of cardiac dysfunction? Clin Chem. 2005;51:1405.

34. Curigliano G, on behalf of the ESMO Guidelines Working Group. Cardiovascular toxicity induced by chemotherapy, targeted agents and radiotherapy: ESMO Clinical Practice Guidelines. Ann Oncol. 2012;23 Suppl 7:vii155–66. doi:10.1093/annonc/mds293.

35. Suter TM. Cancer drugs and the heart: importance and management. Eur Heart J. 2013; 34(15):1102–11.

36. Maitland ML. Initial assessment, surveillance, and management of blood pressure in patients receiving vascular endothelial growth factor signaling pathway inhibitors Cardiovascular Toxicities Panel, Convened by the Angiogenesis Task Force of the National Cancer Institute Investigational Drug Steering Committee. J Natl Cancer Inst. 2010;102(9):596–604.

第6章
癌症治疗相关心脏毒性并发症的临床问题

Iris Parrini, Alessandro Bonzana, Gonzalo Báron-Esquivias, and
Xavier Garcia-Moll

摘要 急性心脏毒性在第一周期化疗的用药期间或化疗结束后不久即可出现,通常表现为急性心力衰竭、急性冠脉综合征、心律失常和高血压。

迟发的心血管反应是最重要的并发症,包括伴或不伴发充血性心力衰竭的心肌病、心律失常、高血压、心肌缺血和心包疾病。心功能不全可由多种化疗药物引起,发病时间不定。超声心动是应用最为广泛的评价手段,但 CMR 才是评价左心功能不全的金标准。

动脉压升高主要与 VEGF 抑制剂的使用相关。高血压可以使得癌症治疗相关并发症进一步加重。因此,高血压的治疗需要得到特别关注。

在治疗癌症的过程中,化疗及放疗均可导致冠脉疾病的发生。放疗相关冠脉疾病通常以猝死为首发表现。而化疗则有可能导致冠脉痉挛或冠脉血栓的形成。因此,抗栓治疗管理是一个相当具有挑战性的过程,生物可吸收支架或金属支架或许是更好的选择。深静脉血栓及肺栓塞的治疗和预防以 LWMH 和口服维生素 K 拮抗剂为基础,目前并没有足够的证据推荐使用新型口服抗凝药(NOACs)。

心律失常的发病风险较低,但它的重要性正日益增加,有可能威胁患者生命,因此需要恰当的诊断和治疗,尤其是对可能导致出现心律失常的发病诱因。

关键词 心脏病学 肿瘤学 化疗 放疗 毒性 超声心动 磁共振成像 核素显像 肌钙蛋白 BNP

6.1 急性心脏毒性

Alessandro Bonzana and Iris Parrini

急性心脏毒性在第一周期化疗的用药期间或化疗结束后不久即可出现。它需要与超敏反应相鉴别。急性心脏毒性最常见的表现包括急性心力衰竭、急性冠脉综合征、心律失常及高血压。症状、体征及临床表现,取决于心脏所受毒性损害的种类。

心脏毒性即由于有毒物质或药物的毒性反应所产生的心脏损害。

急性心脏毒性一般指化疗过程中出现或化疗结束后立即出现的心脏事件。

此类事件与超敏反应不同：在一个为期 3 年的观察性研究中[1]，共入组 56120 例化疗患者，其中有 240 例患者在用药后出现急性超敏反应，总发生率为 0.4%。按发生率排序，铂类药物、紫杉类药物及单克隆抗体出现超敏反应的频率最高。其中，奥沙利铂的相对频率为 2.5%，卡铂为 0.4%，紫杉醇、多西紫杉醇、曲妥珠单抗及利妥昔单抗均为 1.2%。

药物相关的心血管反应研究的最为深入的是蒽环类药物。

幸运的是，急性心脏毒性非常罕见：<1% 的患者在使用蒽环类药物后立即出现，表现为急性的心脏收缩力的短暂下降，通常是可逆转的[2]。如患者的临床症状不明显，急性心脏毒性不易诊断。在用药后 1 周之内的时间里，急性心脏毒性的发生率升将至 11%[9]。

除蒽环类以外，某些化疗药物也可导致急性心脏毒性的发生。

表 6.1 中总结了可以导致急性心脏毒性的药物（摘自 De Vita et al.)[3]。

通常在中断治疗后，心功能即可得到改善，但有时候心脏损伤仍会持续存在。

表 6.1　可以引起急性心脏毒性的药物：发病时间、发病率以及对心血管系统的影响

药物	发病时间	发病率（%）	对心血管系统的影响
安丫啶	罕见	H, AR, VR, CHF	急性、亚急性
三氧化二砷	3～24	QT, VR	急性
贝伐单抗	8～67	HBP（罕见）, CHF	急性、亚急性
硼替佐米	2～5	CHF, H, QT	急性、亚急性
白消安	罕见	CHF	迟发
卡莫司汀	罕见	H, AR, CP	急性
顺铂	罕见	H, AR, VR, CP	急性
氯法拉滨	27	CHF, HBP, H	急性、亚急性
环磷酰胺	<10	CHF	急性
阿糖胞苷	罕见	AR, VR, CP, P, CHF	急性、亚急性
达沙替尼	<1～3	QT, CHF, HBP	急性
厄洛替尼	2.3	CP, MI	
依托泊苷	1～2	H	急性
	罕见	CP, MI	
吉西他滨	罕见	AR, CHF	急性
干扰素	罕见	H, AR, CP, MI, CHF	急性、亚急性
白介素 -2	剂量依赖	H, AR, CP, MI	急性、亚急性

续表

药物	发病时间	发病率（%）	对心血管系统的影响
拉帕替尼	罕见 -16	QT	
氮芥	罕见	AR	亚急性
丝裂霉素	10	CHF	
尼洛替尼	1～10	QT	
紫杉醇	0.5	AR，VR	急性
喷司他丁	3～10	AR，VR，CP，MI，CHF	亚急性
索拉非尼	17～43	HBP	急性、亚急性
	2.7～3	CP，MI	
舒尼替尼	5～47	HBP	急性、亚急性
	2.7～11	CHF，MI	
替尼泊苷	2	H	急性
维甲酸	14～23	H，AR	急性、亚急性
	3～6	CP，MI，P，CHF	急性、亚急性
凡德他尼	罕见	CHF	急性
长春碱类	10	H	急性、亚急性
	罕见	MI	
伏立诺他	3.5～6	QT	

H，低血压（hypotension）；AR，房性心律失常（atrial arrhythmia）；VR，室性心律失常（ventricular arrhythmia）；CHF，充血性心力衰竭（congestive heart failure）；QT，QT 间期延长（prolonged QT）；HBP，高血压（hypertension）；CP，胸痛（chest pain）；P，心包炎（pericarditis）；MI，心肌梗死（myocardial infarction）

6.1.1　症状

- 呼吸困难：通常在静息时出现，伴或不伴氧饱和度下降，是不同严重程度急性心力衰竭的征象。
- 心悸：与心律失常或呼吸困难相关；心率加快或心律不齐会使病人产生不适感，需进行基线心电图（ECG）或 24 小时动态心电图监测以明确心悸是否与心律失常相关及心律失常的严重程度。
- 胸痛：胸痛有许多不同的类型。呼吸相关的胸痛与心包炎相关；胸部正中出现不随呼吸改变的强烈的压榨性疼痛，多提示心肌炎、心绞痛或急性冠脉综合征（或主动脉夹层）；症状发作时的基线心电图对诊断具有非常重要的意义。由化疗药物的心脏毒性导致的胸痛必须与进食或饮水相关的食管源性胸痛及与触碰胸部或改变体位相关的骨 - 肌性纤维（osteofibromuscular）胸痛相鉴别。

6.1.2 体征

所有体征都可通过查体发现:
- 肺底啰音,第三或第四心音,如伴发心力衰竭可出现液体潴留
- 如出现心律失常、心动过缓或心动过速可闻及不规则心音
- 高血压或低血压

6.1.3 临床表现

急性心脏毒性的临床情况包括:
- 超声心动证实的一过性左心室功能不全,伴或不伴心力衰竭、心肌炎、心包炎及 Takotsubo 心肌病的征象
- 经 ECG 证实的心律不齐:室性或室上性期前收缩、非持续性的室上性心动过速、窦房结功能不全及非特异性复极改变合并 QTc 间期延长

ECG、超声心动及心脏损伤标志物(肌钙蛋白 T 和 I、钠尿肽)有利于疾病的诊断。

6.1.4 蒽环类药物

用药期间出现的急性心脏毒性通常表现为心肌心包炎导致的胸痛或由窦性心动过速、阵发性室上性/室性心动过速、房性/室性期前收缩引起的心悸。

尽管急性左心室功能不全罕见,但它有可能是可逆的(图 6.1)。

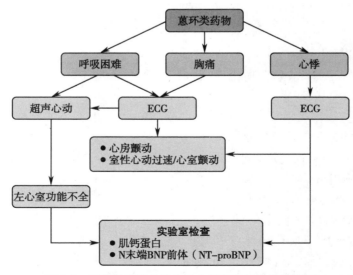

图 6.1 蒽环类药物导致急性心脏毒性的诊断流程图

此外，所有的蒽环类药物均可导致 QT（QTc）间期延长[4]。

6.1.5　氟嘧啶

急性心脏毒性通常表现为胸痛、心绞痛、心肌梗死、心律不齐引起的心悸和较为少见的心力衰竭[5, 6]（图 6.2）。

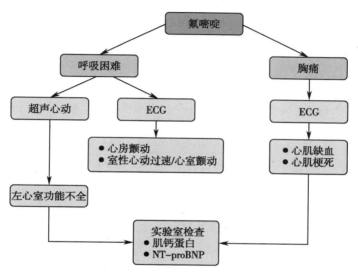

图6.2　氟嘧啶导致急性心脏毒性的诊断流程图

6.1.6　烷化剂

该类药物中，最常引起急性心脏毒性的是环磷酰胺，它在干细胞动员的过程中不如依托泊苷有效[7]。大剂量用药时更容易出现心肌心包炎，且常合并急性/亚急性心力衰竭。

此类事件并不常见（<10%），具有一过性、可逆性的特点。此外，由室上性心律失常和心房颤动引起的心悸也有可能出现[8, 9]（图 6.3）。

6.1.7　铂类化合物

顺铂用药期间出现的急性毒性反应一般表现为急性心肌缺血或心肌梗死引起的心悸和胸痛。此外，还有可能出现因心力衰竭及电解质紊乱而导致的呼吸困难[8~10]（图 6.4）。

6.1.8　抗微管药物

有关于紫杉醇心脏毒性的大部分研究显示由严重心律失常（心房颤动

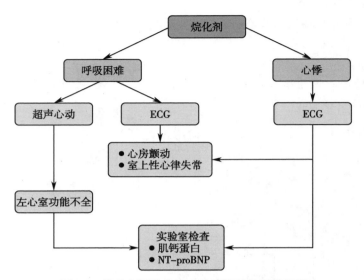

图 6.3　烷化剂导致急性心脏毒性的诊断流程图

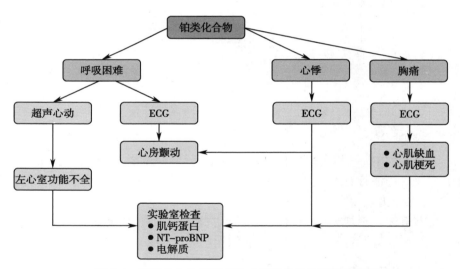

图 6.4　铂类化合物导致急性心脏毒性的诊断流程图

0.23%，室性心动过速 / 心室颤动 0.26%）引起的心悸少见（0.5%）。该类药物可
导致窦性心动过缓、房室传导阻滞及束支传导阻滞（但通常无症状），从而产生
呼吸困难、眩晕或晕厥等症状[8, 9]（图 6.5）。

　　曾有个案报告显示伊沙匹隆的心脏毒性是致命的[11]。凡德他尼也有同样
的报道[12]。

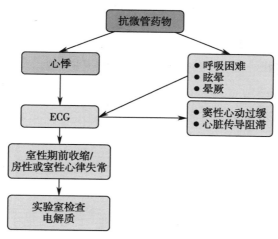

图6.5　抗微管药物导致急性心脏毒性的诊断流程图

6.1.9　关于急性心脏毒性心肌保护的一些观点

目前只有试验证据表明，血管紧张素 II 抑制剂可阻止细胞内的 ROS 形成，从而预防阿霉素的急性心脏毒性。但实际上，一些天然化合物在保护小鼠免于蒽环类药物导致的急性心脏毒性方面也有着良好的前景。这些化合物包括：右丙亚胺、五味子乙素（schisandrin B）[8]、拟人参皂苷奥克梯隆 [9]、银杏叶提取物 [10] 及白杨素 [11]。但它们仍缺少遵循临床循证医学原则的随机试验来验证其有效性。

6.1.10　治疗

应做好所有措施，预防急性心脏毒性的发生：我们期待前述药物在预防心脏永久性损伤方面可以起到一定的效果。如果患者出现心力衰竭，应给予 β 受体阻滞剂、ACEI 及利尿剂。如出现心律失常，应针对心律失常的类型给予相应的治疗。急性冠脉综合征应按照指南进行治疗。

框6.1　急性心脏毒性
- 与超敏反应不同
- 一般表现：急性心力衰竭、急性冠脉综合征、心律失常及高血压
- 主要症状：呼吸困难、胸痛、心悸
- 主要征象：心力衰竭的征象，ECG 的变化
- 多发生于：蒽环类药物、氟嘧啶、烷化剂、铂类化合物、抗微管药物

6.2　慢性心脏毒性

Iris Parrini

迟发性心血管反应是癌症治疗过程中最重要的并发症之一。取决于患者接受治疗的类型,他们可表现出多种临床症状。癌症治疗相关的心脏并发症包括伴或不伴充血性心力衰竭的心肌病、心律失常、高血压、心肌缺血及心包疾病。

在本章节中,将对具有心脏毒性的治疗方法所导致的迟发性并发症的相关症状和体征进行分析。

在过去的几十年中,癌症治疗有效地改善了患者的生存质量和生存期,但是迟发性心脏并发症这一问题却日益凸显出来。

这些并发症的特点取决于患者接受的药物治疗的种类和方案。

由于化疗的心脏毒性,在应用某些治疗方案后,约有一半的患者将出现左心室收缩功能不全,继而有可能伴发心力衰竭[12]。

在早期的时候,由于心脏和机体代偿机制的激活,心力衰竭的患者可没有任何临床症状。一旦出现症状,发病率将显著增高,死亡率也显著上升[13, 14]。

此外,放疗也可以在心脏的各个部位(心肌、心包、冠状动脉、瓣膜及传导组织)导致心血管毒性反应的产生。

但是,由于癌症治疗导致的各种损伤可以同时存在,且各种治疗方法之间存在协同作用,因此迟发性并发症可以有多种临床表现。

在临床实践当中,正确认识化疗及放疗导致的并发症是十分重要的。但这类心脏损伤的症状和体征多样,所以有时难以与其他心血管疾病相鉴别。

因此,在对肿瘤患者的治疗史进行评估时,应对心脏疾病相关表现予以特别关注。

6.2.1　癌症患者出现迟发性心血管并发症的诱因

在评价癌症治疗导致的迟发性心血管并发症时,应尽可能地收集患者的病史并进行详细的查体:

心肌功能异常

- 收缩功能异常,伴或不伴心力衰竭的症状
- 舒张功能异常,伴或不伴射血分数正常的心力衰竭
- 限制型心肌病
- 心肌纤维化

器质性心脏病

- 心脏瓣膜病
- 二尖瓣狭窄、二尖瓣功能不全
- 主动脉瓣狭窄、主动脉瓣功能不全
- 心包疾病
- 传导系统疾病
  血管疾病
- 冠状动脉疾病
- 高血压
- 颈动脉疾病
- 血栓形成

6.2.2　心肌功能异常

癌症治疗相关的最广为人知的长期心血管并发症是由直接的心脏毒性或心肌长期缺血引起的慢性心肌病。

另一个相对少见的是限制型心肌病。它是心肌受损后舒张功能严重异常的晚期表现。

在临床实际中，患者既可表现为亚临床症状，也可表现为明确的心力衰竭的症状和体征。

一般症状表现为劳力性呼吸困难、端坐呼吸及夜间阵发性呼吸困难；特异性相对较差的症状包括活动耐力下降和乏力。

特有的体征包括颈静脉压升高、心尖搏动移位、第三心音、奔马律及心脏杂音。许多心衰的症状，如肺淤血和外周水肿，是由水钠潴留导致的。

6.2.3　器质性心脏病

6.2.3.1　心脏瓣膜退化

如其他章节所述，二尖瓣和主动脉瓣较右心瓣膜更容易受到放疗的影响。整个瓣膜的结构都会受累。相较于瓣膜狭窄，这种功能上的病理改变更容易导致反流的发生。

而狭窄更容易出现在主动脉瓣。患者可以没有任何症状，也有可能出现瓣膜病相关的症状和体征。如果患者同时伴发心肌损害，还有可能出现心衰的相关表现 [15]。

6.2.3.2　心包疾病

心包疾病可伴发心包积液，严重时可进展为心包填塞；心包缩窄是癌症患者放疗后的罕见的晚期并发症[16]。

心包积液可以没有任何症状，但若积液量很大，将会导致心包填塞，使得心室充盈受阻，心输出量降低，继而导致血流动力学障碍。

首先，心包摩擦音不易闻及；其次，由于心包积液的影响，心音可以完全消失。如果出现心包填塞，患者可能出现的症状包括：呼吸困难、端坐呼吸、肝大、脾大、腹水及颈静脉怒张。缩窄性心包炎时还可出现心包叩击音。

上述症状及体征涉及的相关鉴别诊断见图 6.1 和图 6.2。

6.2.3.3   心律失常

化疗及放疗后的心脏节律异常普遍存在。这种异常有可能是暂时性的功能异常，如期前收缩及一过性的 QTc 间期延长，也有可能是由引起心动过速或传导阻滞（如病窦综合征、束支传导阻滞和房室传导阻滞）的传导系统障碍所引起。

诊断流程见图 6.6。

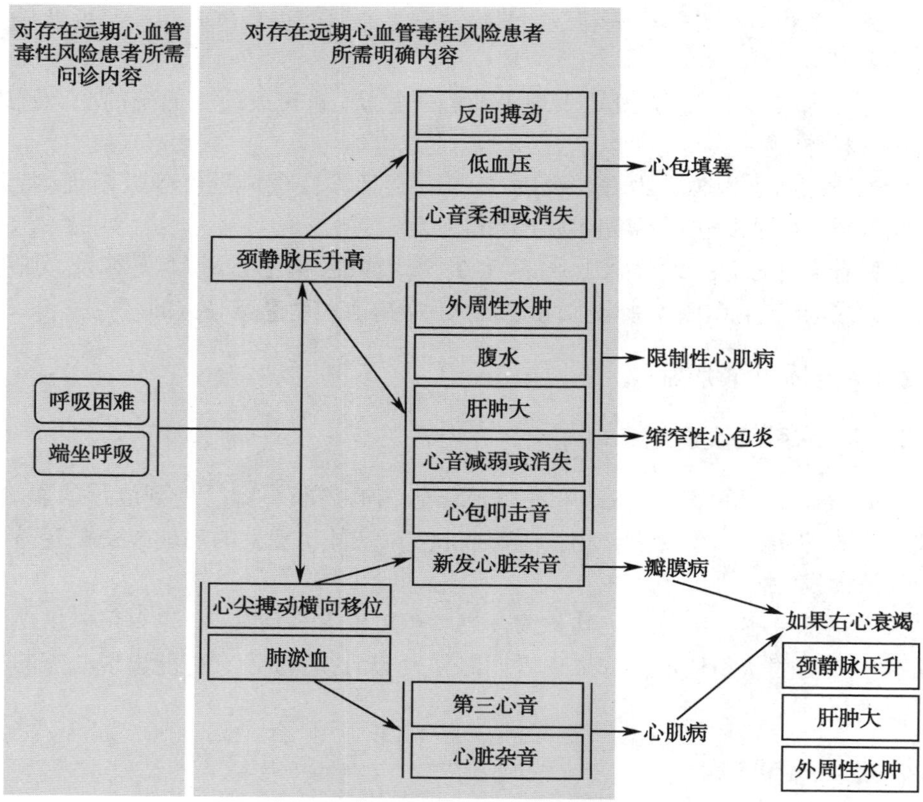

图 6.6   潜在化疗相关慢性心脏毒性的临床决策

6.2.4 血管疾病

放疗是引起或加重动脉粥样硬化的重要因素之一,但并非唯一因素。放疗野之内的任何血管均可出现动脉粥样硬化。起初,患者通常没有任何不适,但随着动脉硬化的进展,他们将逐渐出现临床症状[17]。

接受过胸部放疗的患者出现冠状动脉疾病的风险更高。它与冠状动脉粥样硬化的不同之处在于,血管受累的部位通常局限于血管起始处或开口处,且患者的年龄普遍更加年轻。由于胸部神经病变可以提高患者的疼痛阈值,所以患者通常没有临床症状。一旦出现症状,则患者更易出现心绞痛、心肌梗死及心力衰竭。但猝死也可以是冠状动脉疾病的首发症状。对于有胸部放疗史的无症状患者,应考虑进一步行应激试验协助诊断。

此外,颈部放疗史是患者出现颈动脉疾病的主要危险因素。患者可以没有任何临床症状,但也可以以缺血性卒中作为首发表现。

癌症患者的其他血管事件还包括高血压及动/静脉血栓。

6.2.4.1 动脉性高血压

高血压是许多化疗药物的常见并发症,化疗患者中约有半数患者发生高血压[18]。对高血压病的认识不足和管理不当会导致严重不良事件发生,包括:
（1）缺血性或出血性卒中
（2）心脏衰竭
（3）心肌缺血
（4）猝死
常见症状有头痛、呼吸困难、头晕或神经症状。

6.2.4.2 动脉和静脉血栓形成

许多动脉或静脉血栓形成可能与肿瘤本身具有促血栓形成特性有关,或与肿瘤治疗相关。血栓形成可能与动脉粥样硬化斑块同时存在,导致血栓形成和心肌梗死等并发症发生的可能性增加。

从临床实践角度来看,参见图6.7。

框6.2 慢性心脏毒性
- 最常见的肿瘤治疗相关心脏毒性
- 症状经常在治疗的多年后出现
- 心肌功能障碍（收缩、舒张、受限）、结构紊乱（瓣膜、心包、传导系统）、血管功能障碍（冠状动脉、颈动脉高压、血栓）

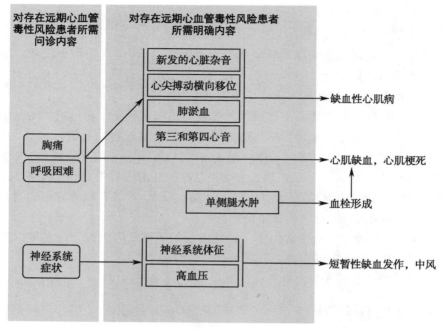

图 6.7　远期可疑化疗相关心脏毒性的临床决策

6.3　收缩功能不全

Iris Parrini

　　许多化疗药物可以引起心脏功能障碍，其发病时间各异。超声心动是最常用的评价方法；随着纵向应变（GLS）检查的出现，早期发现心脏收缩功能障碍已变为可能。

　　CMR 是评价左室功能不全的金标准。它的主要限制是成本问题，应该用于超声心动图检查结果不理想的患者。

　　放化疗最常见的心血管并发症之一是心肌病，该并发症可能甚至在治疗后数年仍有相关临床表现。

　　生存期较长的儿童肿瘤患者能够提供给我们最重要的信息。成年人的疾病进展是多因素的，且一般的心血管危险因素会被加入到抗肿瘤治疗的效应中，给净平衡评价带来困难。

　　众所周知，许多化疗药物可能导致左室功能不全[19]。蒽环类药物是一种非常重要的抗肿瘤药物，多年来已有多项关于其心脏毒性效应的研究[20, 21]。如前面章节所述，其他类药物也被证实能够引起明显的心脏毒性，包括烷化剂、酪氨酸激酶抑制剂、抗微管药物和单克隆抗体。

收缩功能障碍相关心脏毒性表现涵盖亚临床心脏损害，表现为症状体征均显著的心脏衰竭。

基线评估临床评路径：

对可导致收缩功能障碍的化疗药物的认识。

- 评估心脏病的心血管危险因素以对心脏毒性风险进行分层。
- 基线评估包括：心电图检测心肌缺血或心律失常、超声心动评估心功能（若条件允许行 GLS），血肌钙蛋白和脑钠肽。
- 若治疗开始前 LVEF < 53%，建议请心脏病专家进行会诊。

化疗期间临床路径：

- 超声心动图监测 LVEF（条件允许时进行 GLS）。
- 查血肌钙蛋白和钠尿肽。
- 如果 LVEF 降低，遵循前面所述方法。如果可行 GLS：对 LVEF < 53% 者若下降 10%，或与基线 GLS 相比减少超过 15%，则提示存在亚临床心脏功能不全，建议请心脏病专科会诊。
- 开始心脏保护治疗。

化疗结束后临床路径：

- 临床检查探寻心力衰竭症状和体征。
- 如果确诊存在心脏收缩功能障碍，行血液检查和心脏显像以评估收缩功能障碍严重程度，并依据心力衰竭指南开始治疗[22]。

临床诊疗流程示意图，请参见图6.8。

许多心脏成像工具可对基线时、化疗期间和化疗后的心脏损害诊断有帮助。

在检测心脏毒性方面，心电图可辅以相关诊断信息，因为心脏毒性有时与节律紊乱，心脏传导阻滞或缺血性改变相关。

超声心动图是一种广泛使用的测量 LVEF 方法，但它受限于次优的图像显示和检查者结论的差异性[19, 20]。

多普勒脉冲分析和 DTI 诊断出的心脏功能障碍通常先于心脏收缩功能障碍的改变，但没有预测价值[21]。

总体纵向应变是早期收缩功能障碍的检测参数，可预测晚期 LVEF 下降[23]。

放射性核素心室造影或多门控采集扫描（MUGA）已经被确认为是一种准确且可重复性好的评估 LVEF 方法，但患者需要暴露于电离辐射[24, 25]。

心脏 MRI 被认为是测定心脏体积和 LVEF 的金标准，但成本较高限制了其应用。当 LVEF 的测量值存在争议或超声心动图的质量图像不佳时，则应考虑 MRI[26]。

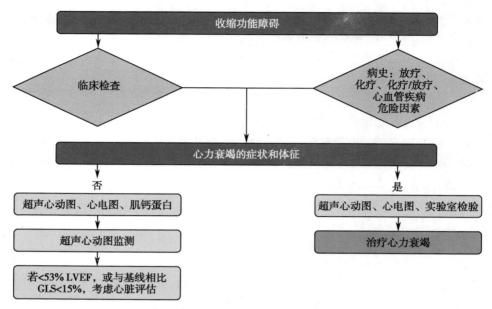

图6.8   可疑心脏收缩功能障碍诊断流程

目前，心脏病学和肿瘤学专家致力于早期发现心脏收缩功能障碍，提高肿瘤患者特别是收缩功能障碍患者的生存[27]。

框6.3   收缩功能障碍

- 由于多种化疗药物和放射治疗
- 临床发病时间各异
- 临床路径：
  - 了解化疗药物可能的毒性
  - 评估毒性的危险因素
  - 心电图、超声心动图、生物标志物进行基线评估
  - 如果基线水平 LVEF<53%，治疗前请心脏病专家会诊
- 治疗期间密切监测
- 最终停止或修改化疗方案和（或）开始心脏保护治疗
- 长期随访

6.4   高血压：如何评估，如何预防，如何治疗

Gonzalo Báron-Esquivias, Alessandro Bonzano, Iris Parrini, and Xavier Garcia-Moll

接受化疗肿瘤患者常出现高动脉压。高血压可引起严重的并发症或加重肿

瘤治疗相关的其他并发症。

为了避免进一步的并发症发生，识别和及时干预这些危险因素是至关重要。

临床应用中可采用常规高血压治疗方案，但必须是特别严格地控制血压水平。

每一个冠状动脉危险因素都严重影响化疗或放疗肿瘤患者的预后。高血压是这些危险因素中最为重要的因素之一。高血压可能是先前就存在，也可能发展于某些特定的化疗过程中。积极治疗先前存在的高血压和预防化疗中高血压出现至关重要。

高血压在世界范围内都呈现高发病率，这意味着对于癌症患者，尤其是老年人，在诊断为癌症时多已经存在高血压。事实上，高血压是恶性肿瘤患者中最常见的伴随疾病（37%）[28]。癌症与高血压之间的关系不仅仅是一种巧合，它们之间有四个方面的关系。

首先，在1975年，Dyer等人通过对芝加哥一家煤气公司的1233名男性雇员进行队列研究后发现，高血压与癌症死亡率呈正相关[29]。此外，还有许多文献支持高血压和癌症之间存在联系；然而其机制尚不清楚。一项基于超大规模样本量的前瞻性荟萃分析通过对七个欧洲人群队列进行肿瘤病例完整分析发现，血压升高与男性患者肿瘤发生率和男女性肿瘤死亡率，以及数种特定肿瘤呈显著相关。在这项研究中，肿瘤风险随着血压水平的增加呈线性增加，并且无论是肿瘤发病率还是死亡率，这种相关性都是男性更显著于女性。对男性而言，高收缩压或高舒张压的50岁男性其癌症发病率或死亡率的20年绝对风险与正常血压男性相比高出1%～2%[30]。

其次，高血压和癌症的危险因素关联是真实存在的。盐摄入可导致高血压，并被认为是胃癌的一个致病因素。类似，大量饮酒会引发血压升高和许多恶性肿瘤。高血压的另一重要危险因素是肥胖。瑞典的一项研究发现，体重指数、收缩压、舒张压均与肾细胞癌的发生风险呈现独立的剂量依赖关系，轻度的体重指数或血压升高就会引起较高的肾细胞癌发生风险[31]。脂肪的摄入增加会导致体重增加和血压升高，并被认为是某些癌症的危险因素，膳食脂肪可以解释血压和癌症之间的关系。同样，低社会经济地位的人群由于暴露于酒精和烟草等致癌因素，其高血压和某些肿瘤的发生风险也随之增加。

第三，血压同时受危险因素和关键因子调节，后者包括多巴胺受体（D1R），G蛋白偶联激酶4（GRK4）和c-myc。这些因子均被发现存在与肾近曲小管上皮细胞中。其中有些因子对肿瘤的发展具有重要作用，例如c-Myc能够调节乳腺癌MCF7细胞的GRK4。

最后，化疗前高血压患病率在30%左右，这与一般人群患病率相似，但高血压和癌症治疗之间是存有一定联系的。HT 是一个公认的抗代谢嘌呤类似物，如氯法拉滨；天然剂长春花生物碱如长春碱和长春新碱；紫杉类药物如紫杉醇和多烯紫杉醇；抗小分子酪氨酸激酶如达沙替尼、伊马替尼，拉帕替尼，索拉非尼，舒尼替尼和帕唑帕尼；单克隆抗体贝伐单抗；激素如强的松；抗雄激素当醋酸阿比特龙乙酸盐[32, 33]。表6.2 显示了最常见的患病率[34~42]。

表6.2　血管内皮生长因子抑制剂在临床试验中的高血压发生率

药物/药剂	文献第一作者和年份	总患病率(%)
阿柏西普	Ten, 2007[34]	46
阿西替尼	Qi, 2013[35]	40.1
贝伐珠单抗	Hurwitz, 2004[36]	22
西地尼布	Robinson, 2010[37]	67
莫特塞尼	Sherman, 2008[38]	56
帕唑帕尼	Qi, 2013[39]	35.9
索拉菲尼	Wu, 2008[40]	23.4
舒尼替尼	Motzer, 2007[41]	24
凡德他尼	Motzer, 2007[41]	24.2

由于肿瘤和高血压这两种疾病均具有较高的患病率，二者之间的联系日益受到重视。在化疗药物中，抗 VEGF 是最常见的容易引起血压升高的药物，因为其最主要通过减少 NO 合成发挥作用。目前已有许多针对抗高血压药物和肿瘤进展风险之间关系的研究，但尚无一致结论。然而，最近的研究证实接受降压药物治疗的患者其患癌症风险不会增加[43]。对再发高血压的控制，或对抗肿瘤治疗开始后原有高血压加重的控制预示了一些可能的潜在机制：与一氧化氮生物利用度降低相关的血管内皮功能障碍，血管和肾脏内皮素生成增加，血管张力增加，血管稀疏（微血管密度降低），和结构与功能性改变引起肾小球肾血栓性微血管病继而的导致高血压和蛋白尿，肾小球病变，或为更常见，高血压治疗本身引起的继发性高血压。目前缺乏单一的主导机制，以上机制通常同时存在[44~46]。在几乎所有的情况下，肾小球、血管受累或先前损害恶化能够解释高血压的出现，因此评估肾功能异常（肌酐清除率，蛋白尿，血尿）和溶血性贫血或血小板减少具有重要意义。

6.4.1　预防

高血压和癌症之间的关联需要心脏病学家和肿瘤学家针对这两个疾病制定联合策略。目的既包括减少高血压本身对肿瘤病理的影响，又包括减少肿瘤和抗肿瘤治疗本身对高血压的影响。两方面的专家均应着眼于协作诊疗肿瘤病人。

有冠心病主要风险的肿瘤患者需要治疗调整的危险因素（表6.3）。

评价高血压的第一步是寻找高血压病的危险因素（表6.4）。

表6.3 冠状动脉危险因素
高血压
吸烟
糖尿病
高胆固醇血症的低密度脂蛋白
CAD家族史
代谢综合征

表6.4 高血压危险因素
遗传易感性或家族史
黑色人种
诊断为高血压前期
年龄增长
肥胖
高盐低钾摄入
过多酒精摄入
低社会经济地位
睡眠呼吸暂停
使用非法药物（可卡因）或非处方类药物

6.4.2 病人管理（图6.9）

癌症患者在开始治疗之前，必须确认是否存在心血管危险因素（见表6.2和表6.3），特别是确认是否已有高血压存在。

有必要对患者就肿瘤和高血压这两种疾病进行详细的病史追问和客观评估。针对高血压病，有必要了解其血流动力学、心血管弹性、治疗效果和可能的相互作用；针对肿瘤，必须清楚肿瘤类型与高血压、肿瘤状态、肿瘤治疗之间可能的联系。

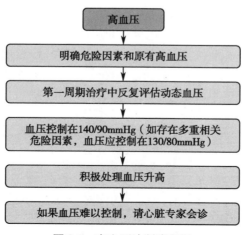

图6.9 高血压诊断流程图

在对肿瘤患者的高血压治疗进行评估时,必须与其他高血压患者建立相同的治疗前提。2010出版的一项共识给出五个建议,概括为不仅要可用于接受特定抗肿瘤治疗的癌症患者,还要适用于并有高血压病的癌症患者[32]:①需要在基线水平对病人的风险进行分层—肿瘤患者通常合并原有高血压病,应在抗肿瘤治疗前明确病史和降压治疗;②建议在整个癌症治疗期间积极监测血压,尤其是在第一个治疗周期中,大多数患者会在治疗中出现继发血压升高。③血压管理指标应与JNC 7分类和欧洲指南中血压低于140/90mmHg的指标相匹配[47]。④建议积极控制血压,以尽量减少末端器官损伤的风险。⑤注意降压药物的选择。该小组推荐,当肿瘤科医生在控制血压方面面临困难不能较好控制血压时,请高血压病专家介入给予专科意见。

6.4.3 抗肿瘤药物与高血压病

表6.5示与高血压病进展相关的化疗药物。

6.4.4 诊断

患有心脏疾病或高血压、且未能良好控制的患者,因为药物的心脏毒性被放大而面临着更高的不良事件发生风险,故而抗肿瘤治疗过程中医师应给予他们更多关注。为每一个患者制定治疗决策时,不论是药物还是给药模式的选择,肿瘤科医师都应把心血管状况纳入考量,而心血管的评估应由专科医师提供。抗肿瘤药物的单次给药剂量、累积剂量、用药间隔、给药途径都是影响心脏毒性的重要因素。有如下检测和检查值得推广:血生化、血压、心电图,一些需要评价ST间期延长或心律失常的患者还应接受动态心电图检查,需要评价心室容量、室壁厚度、LVEF和瓣膜功能异常的患者则应接受超声心动图检查。

另外,及时判定亚临床肾脏病也会帮助医师鉴别出面临更高心血管并发症风险的患者。亚临床肾脏病包括:微量白蛋白尿、蛋白尿、eGFR < 60ml/(L·min),或出现其他脏器的亚临床损害,例如心电图或超声心动图显示的左心室肥大。

在肿瘤治疗的过程中原发性高血压患者常常需要提高降压药物的剂量才能将血压控制在合理范围。

通常来说,使用血管内皮生长因子信号传导抑制剂(anti-VEGF)类药物期间出现血压升高,被认为是药物反应较敏感、治疗效果可能较好的标志。解释这种现象的其中一种机制是内皮水平的一氧化氮通路被抑制。奈比洛尔则因为可以增强血管水平的一氧化氮释放而成为一种非常有用的β受体阻滞剂。

多项临床实验推荐在治疗周期中严格监测血压,尤其是治疗的第一星期,因为初发血压升高发生在第一周期,之后每2～3天监测血压即可。在肿瘤科

表 6.5 高血压和抗肿瘤药物

名称	适应证	心脏反应	HTN	肾损害	其他毒性	与降压药物交互作用	肝衰竭校正/肾衰竭校正
抗代谢药物: 嘌呤类似物							
氯法拉滨	淋巴转移; 急性白血病	27, 00	是	是	骨髓毒性, 肝毒性, 肾毒性	否	是(红, 剂量)/
天然成分药物: 长春碱类							
长春花碱	霍奇金/非霍奇金淋巴瘤, 睾丸癌, 卡波氏肉瘤, 乳腺癌, 蕈样肉芽肿并	是	是	否	骨髓毒性, 胃肠道毒性, 血小板减少症	地尔硫草, 维拉帕米, 非洛地平, 硝苯地平, (长春花碱加量)	是(↓剂量)/否
长春新碱	霍奇金/非霍奇金淋巴瘤, 横纹肌肉瘤, 白血病	是	是	否	骨髓毒性, 神经毒性	地尔硫草, 维拉帕米, 非洛地平, 硝苯地平	是(↓剂量)/否
天然成分药物: 紫杉烷							
紫杉醇	卵巢癌, 乳腺癌转移, 非小细胞肺癌, 卡波氏肉瘤	2.3%~8%	是	否	骨髓毒性, 神经毒性, 胃肠道/皮肤/肝脏毒性	地尔硫草, 维拉帕米, 非洛地平, 硝苯地平	是(↓剂量)/不详
多西紫杉醇	乳腺癌转移, 非小细胞肺癌, 前列腺癌, 胃癌, 头颈癌	2.3%~8%	是	否	贫血, 血小板减少症, 嗜中性白细胞减少症, 白细胞减少症, 肝毒性, 心律失常	地尔硫草, 维拉帕米, 非洛地平, 硝苯地平	
各种小分子酪氨酸激酶拮抗剂							
达沙替尼	急性淋巴性白血病和慢性骨髓性白血病	2%~4%	是	否	恶心, 呕吐, 骨髓毒性, 心衰	ACEi/阿利吉仑/氨氯地平/噻嗪类/alphalithic/ARBs/β受体阻滞剂/利尿剂/钙拮抗剂	谨慎/不详
伊马替尼	急性淋巴性白血病和慢性骨髓性白血病/胃肠道间质肿瘤(GIST)	0.5%~1.7%	是	否	液体潴留, 水肿, 骨髓毒性, 胃肠道毒性	ACEi/阿利吉仑/氨氯地平/噻嗪类/alphalithic/ARBs/β受体阻滞剂/利尿剂/钙拮抗剂	是(↓剂量)/是(↓剂量)
拉帕替尼	乳腺癌	1.5%~2.2%	是	否	手足综合征, 胃肠道毒性, 肝毒性	维拉帕米	是(↓剂量)/不详

续表

名称	适应证	心脏反应	HTN	肾损害	其他毒性	与降压药物交互作用	肝衰竭校正/肾衰竭校正
索拉非尼	肝癌和肾癌	是	是	是	手足综合征, 胃肠道毒性, 出血, 淋巴细胞减少症	否	是(↓剂量)/不详
舒尼替尼	GIST；肾癌	2.7%~11%	是	是	心衰, 肝毒性, 高血压, 急性肾功能衰竭, 甲亢和甲减, 血栓栓塞, 骨髓毒性, 黏膜炎	ACEi/阿利吉仑/噻嗪类药物/α-受体阻滞剂/ARBs/β-受体阻滞剂/利尿药/钙拮抗剂	不详/不详
帕唑帕尼	肾癌	是	是	是	肝毒性, 卒中/TIA, QT间期延长, 心绞痛, 高血压危象, 胃肠道毒性, 骨髓毒性	地尔硫草, 维拉帕米, 索他洛尔	是(↓剂量)/否
各种小分子抗体							
贝伐单抗	乳腺癌转移, 结肠癌转移, 胶母细胞瘤, 非小细胞肺癌, 肾癌	1.7%~3%	是	是	心衰, 肝毒性, 高血压, 胃肠穿孔, 出血, 栓塞, 心绞痛, 卒中	否	不详/不详
激素：皮质类固醇激素							
强的松	前列腺癌	否	是	否	肾上腺功能不全, 库欣综合征, 免疫抑制, 糖尿病, 骨质疏松症, 胃肠道溃疡, 类固醇肌病, 钠和液体潴留	是(低钾血症风险增加)	不详/不详
激素：抗雄激素							
醋酸阿比特龙	前列腺癌	是	是	否	低钾血症, 肝脏毒性, 心律失常, 心衰, 液体潴留, 高血压	氟卡尼, 普罗帕酮	是/否

来源: Toxnet 和 Epocrates

HTN, 高血压; ND, 不详; ACEI, 血管紧张素转换酶抑制剂; ARB, 血管紧张素Ⅱ受体抑制剂

注意: 如果肝脏或肾功能发生改变, 目前尚无药物减量的标准, 但临床实践中通常都会给予药物减量。

引自 Rete oncologica – October 2013 – extracted by da Milan et al. International J of Cancer 2013

的临床实践中，高血压病是一种很常见的合并症，每周一次的家庭监测、早期治疗都是避免严重并发症的有效途径。

心电图一般就可以诊断心脏损伤，例如左心室肥大。但为了更准确地鉴定心室肥大，超声心动图就更实用了，而心室肥大的分度则需要完成彩色多普勒超声心动检查以观察心室壁厚度、心室舒缩功能、房室容积。

6.4.5　治疗

出现高血压病时，治疗应遵循一下原则。

6.4.5.1　非药物治疗

表 6.6 总结了高血压病患者需要的非药物治疗。

表 6.6　非药物治疗方法

调整生活方式
限制饮酒
锻炼
限制盐的摄入
体重管理
抗高血压饮食（减少钠，增加钾、钙、镁摄入的饮食）

美国和欧洲的一些研究一致推荐[48, 49]肿瘤患者应做出生活方式伤的一些改变，例如：每天盐摄入限制在 4g 以内，在不改变总体能量摄入的前提下限制饱和、不饱和脂肪摄入，增加水果、豆类和蔬菜的摄入。然而上述非药物治疗方式并不能对所有患者产生足够的影响，尤其是出现远处转移的进展期肿瘤已经引起了器官功能改变时，需要早期药物干预。

6.4.5.2　药物治疗

恶性肿瘤患者对降压药物和血压监测的依从性似乎比非肿瘤患者高一些，因而肿瘤患者的血压似乎也控制得更好[50]。但是因为缺少对照研究，对肿瘤患者并不能针对某一种特定的降压药物作出推荐。

当肿瘤或抗肿瘤药物诱导的高血压病达到治疗指征时，应该遵循指南推荐给出标准的抗高血压治疗[47]。抗肿瘤药物引起的高血压病一般需要联合使用一种以上的降压药物，并需要密集监测血压。因高血压的出现而中断抗肿瘤治疗的做法则是有争议的[51]。

如果中断抗肿瘤治疗仍不能改善血压，降压治疗应从单药治疗开始。

使用降压药物期间，医疗和护理上有许多问题需要格外注意。

因为 ACEI/ARB 预防蛋白尿、减少纤溶酶原激活物抑制剂 -1 表达的作用，ACEI/ARB 作为一线用药可能能够让肿瘤患者获益[52]。在肾功能不全患者中可以将雷米普利 2.5～10mg 或氯沙坦 12.5～100mg、缬沙坦 80～320mg、坎地沙坦 4～32mg、厄贝沙坦 150～300mg、替米沙坦 20～80mg 与 CCB 类药物联合使用或替代 CCB 类药物使用。同时应定期监测血肌酐水平和电解质。

另外要注意的是，使用 VEGF 传导通路抑制剂构成了一些降压药物的使用禁忌。非二氢吡啶类 CCB 不应与索拉非尼联合使用，因为它们都是 CYPA4 同工酶抑制剂，联合使用会显著提升索拉非尼、舒尼替尼和其他药物的血药浓度。如果需要使用 CCB 类药物，氨氯地平或硝苯地平则更合适，如果使用非洛地平、马尼地平、乐卡地平，不仅药效降低，药物的副作用也会降低。治疗索拉非尼有关的高血压时，磷酸二酯酶抑制剂和硝酸盐因为它们升高氮氧化物水平的作用而被推荐，尽管还没有进一步的临床研究的支持[40]。

CCB 类药物因为可能引起下肢水肿而应该被谨慎使用，但在老年人和单纯收缩性高血压患者中，可以直接选用 CCB 类药物。

高血压病应该尽早、规范治疗。如果抗肿瘤药物未能达成治疗目的，这些患者应该被转至高血压中心以优化治疗方案。

β 受体阻滞剂和奈比洛尔 5mg 可以单独或与其他药物联合使用。副作用包括心动过缓、乏力、易疲劳，而 β 受体阻滞剂的使用禁忌是传导障碍、哮喘和基础心动过缓。

最后，使用噻嗪类利尿剂时，应注意可能出现痛风、高钙血症、低钾血症、QT 间期延长等不良反应。

表 6.7 展示的是患有不同合并症时，有优势的降压药物组合。

表 6.7　不同合并症适合的降压药物组合

心肌梗死	ACEI, beta 受体阻滞剂
心绞痛	β 受体阻滞剂, CCB
心力衰竭	ACEI, ARB, beta 受体阻滞剂, 利尿剂, 醛固酮拮抗剂
慢性肾脏病	ACEI, ARB
糖尿病	ACEI, ARB, 其他
高冠脉事件风险	ACEI, ARB, beta 受体阻滞剂, CCB, 利尿剂

使用利尿剂（例如氢氯噻嗪类）时都应该更加谨慎，因为肿瘤患者经常出现脱水和症状性的腹泻。降压药物的常用剂量见表 6.8。

表 6.9 则总结了即将或已经接受化疗的肿瘤患者管理高血压病的临床路径。

表 6.8 常用降压药物及剂量

钙离子通道阻滞剂	ACEI	RAAS 系统抑制剂	Beta 受体阻滞剂	利尿剂
氨氯地平 5～10mg	雷米普利 2.5～10mg	替米沙坦 20～80mg	奈比洛尔 5mg	氢氯噻嗪 12.5mg
非洛地平 5～10mg		缬沙坦 80～320mg		
马尼地平 10～20mg		坎地沙坦 4～32mg		
		厄贝沙坦 150～300mg		
		氯沙坦 12.5～100mg		

表 6.9 高血压病的临床路径

如何评估	如何预防	如何治疗
评价心血管事件危险因素	识别心血管事件危险因素	适应证尚在试验中
测量血压	重视已存在的高血压病	
	监测血压	

框 6.4 小结:高血压病

- 化疗患者常见
- 本身既是一种严重的合并症,也会加重其他疾病的病情
- 使用动脉压作为诊断标准
- 治疗包括非药物治疗和药物治疗

6.5 冠状动脉疾病和血栓问题

Xavier Garcia-Moll and Gonzalo Báron-Esquivias

肿瘤治疗中的化疗和放疗都有可能引起冠状动脉疾病。

需要放疗的患者中有一部分,心脏也处在放射治疗野中,例如霍奇金病、左侧乳腺癌和肺癌。这些患者同时暴露在其他冠状动脉疾病危险因素下时,动脉粥样硬化的进程则会加快。通常来说,放疗引发的冠脉疾病首发症状即是猝死;直到放疗引起的病变已经带来了显著的病理改变,患者都不会或仅表示出非常少的症状。

放疗引起冠脉疾病的可能机制是:冠脉痉挛或冠脉栓塞。

急性冠脉综合征当主要处理是溶栓治疗,但在肿瘤患者中应用溶栓治疗有时是有挑战性的。用可吸收的生物支架或金属支架作介入下血管再通是更好的选择。

而慢性冠脉疾病患者接受全面的二级预防治疗则是必需的,常规推荐的药物包括 β 受体阻滞剂、ACEI、抗血小板聚集药物和他汀类药物。

深静脉血栓形成和肺栓塞在肿瘤患者中也是比较常见的,这与继发于肿瘤本身或很多化疗药物的高凝状态有关。

深静脉血栓形成和肺栓塞的主要治疗和预防仍是基于低分子肝素和口服维生素 K 拮抗剂的,截至目前,尚且没有足够的使用非维生素 K 拮抗剂类药物的证据。

6.5.1　概述

在传统观念中,肿瘤和缺血性心脏病并没有被联系起来。然而近年来,可能由于人口老龄化和急性冠脉综合征的双抗治疗越来越积极,心脏病医生已经成为很多肿瘤患者的诊断决策者,尤其是消化系统和泌尿系统肿瘤患者。在曾经发生过急性冠脉综合征的肿瘤患者中,抗血小板治疗策略相对于其他冠脉疾病管理方式,发生了很多改变,这样一来就提升了发生心脏并发症的风险。另一方面,既是因为血栓栓塞事件和冠脉疾病都是肿瘤本身和抗肿瘤治疗的并发症,也是肿瘤学的进步让更多患者获得更长多生存期,也间接增加了发生心脏并发症的可能性。不同的专业间需要更紧密的互动,一方面既往患有心脏疾病的患者接受肿瘤治疗时需要选择合适的药物和剂量,另一方面肿瘤患者接受治疗期间可能出现新发的急性心脏事件。因此心内科医师与肿瘤科医师之间需要建立流畅、高效的沟通方式。这一章主要讨论肿瘤患者患有或抗肿瘤治疗诱发的缺血性心脏病有关的问题。

6.5.2　肿瘤治疗是缺血性心脏病和血栓性并发症的原因之一

与缺血性心脏病有关的抗肿瘤治疗主要有两类:放疗和化疗。

6.5.3　放疗与缺血性心脏病

除外血管痉挛,胸部放疗是肿瘤相关冠脉疾病和心肌梗死的主要原因。这个现象在 20 世纪 70 年代早期就已经被发现了 [56],在十几年前更是非常常见,而现在因为有了更精确的放疗技术,我们可以使用更少的累积剂量、更准确地定位放疗野,这个问题已经十几年前少了 [57]。霍奇金病和乳腺癌的放疗都被报道过可能增加缺血性心脏病和心源性死亡的风险 [58]。

冠状动脉粥样硬化可能是由放疗诱发的内皮损伤引起的 [59]。显著的冠脉狭窄多见于冠状窦口 [60],并且通常与接受放疗的解剖部位有关,例如左侧前方近心端的动脉或左主干与左侧乳房放疗有关 [61, 62]。尚有一些其他因素与冠脉疾病有关,比如放射剂量,大剂量放疗更可能诱发冠脉疾病;比如同时接受化疗。此外,传统上认为的各种危险因素也可能提高冠脉疾病的风险,尤其是在糖尿病患者中。

乳房放疗史还提高了 10～20 年的冠心病风险和心脏病死亡率[64~68]。根据欧洲心脏病学会关于急慢性缺血性心脏病管理的推荐,对没有肿瘤病史的患者来说,心绞痛症状出现时即应接受诊断性实验[70, 71]。

针对如何筛选放疗诱发冠心病的高危患者,目前还没有明确的推荐,但已有报道提出了一些理论上的想法,例如因霍奇金淋巴瘤接受放疗 15 年后,14% 患者在运动实验中表现异常,超过一般患者发生了明确的冠脉疾病,其中 16% 患者因严重三支病变或左主干病变需要接受冠脉搭桥手术[72]。

胸部放疗还可能引起其他问题。一个经常被忽略的事实是,胸部放疗提高了开放心脏手术的难度,也提高了手术并发症的发生风险[73]。对这些患者而言,接受过放疗损伤的乳内动脉可能不再是优质的桥动脉。另外,放疗诱发左锁骨下动脉疾病引起的传统盗血现象、左乳内动脉流量受限和主动脉钙化,都会冲击冠脉旁路,不论是大隐静脉桥还是动脉桥。考虑心脏手术时应格外谨慎地处理升主动脉、主动脉弓和两侧乳内动脉[74]。因此现有的血管重建指南推荐既往有胸部放疗史的患者在条件允许的情况下选择经皮冠脉介入手术替代冠脉搭桥手术[75]。

最后,放疗后纵隔纤维化也是一项需要纳入考量的并发症。纤维化会成为二次手术的限制、增加手术出血,也会延长手术时长。当手术是唯一可行的选择时,应该在一次手术中尽可能解决所有心脏疾病问题。此外,其他治疗方式也应该被考虑,例如经皮静脉和冠脉介入治疗。

6.5.4 化疗和缺血性心脏病

化疗诱发急性冠脉综合征可能的机制有两种:冠脉痉挛和栓塞(表 6.10)。

表 6.10 常用化疗药物及其与缺血性心脏病的关系

药物	缺血性心脏病发病率(%)
抗代谢药物	
卡培他滨	3～9
氟尿嘧啶	1～68
小分子酪氨酸激酶抑制剂(TKI)	
厄洛替尼	2.3
索拉非尼	2.7～3
抗微管药物	
紫杉醇	0～5
TKI 单抗	
贝伐珠单抗	0.6～1.5

根据 Chobanian 改良[53]

6.5.4.1　冠脉痉挛

　　5-FU 和 TKI 是导致冠脉痉挛的两种主要药物。在历年报道中接受大剂量5-FU 治疗的患者发生心肌缺血的风险高低不等，低至 1%，最高可达 68%[76]。在一项回顾性研究中，7.6% 接受过大剂量 5-FU[600～1000 mg/(m²·d)] 治疗的患者在治疗期间发生了心脏事件，2.2% 死于心脏事件[76, 77]。另一项研究也观察了接受大剂量 5-FU 治疗的患者，并发现了 4% 患者在给药期间出现了心电图缺血性改变[78]。大部分患者在治疗结束后或使用硝酸盐类药物后都能改善。既往患有冠脉疾病的患者显然在 5-FU 治疗时面临更高的缺血性心肌病的风险[79]。5-FU 的口服前体药物卡培他滨，也被报道过与胸痛和心电图缺血性改变有关[80]。尽管冠脉痉挛已经被充分探讨[82]，其机制可能与内皮功能异常和冠脉栓塞有关[81]。卡培他滨和静脉输注的 5-FU 引起心肌缺血的机制很可能是相似的，尽管还没有大宗实验来证实（图 6.10）。

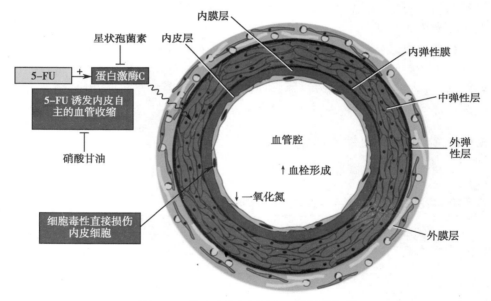

图 6.10　化疗药物与冠脉相互作用的机制

　　长春碱类例如主要应用于白血病和淋巴瘤治疗的长春新碱和长春花碱，这两者都与缺血性心脏病和心肌梗死有关[83]。虽然长春碱类诱发心肌缺血的机制尚不清楚，但可能与冠脉痉挛有关[84]。另一种长春碱类，半合成的长春瑞滨，是一种用于治疗非小细胞肺癌和晚期乳腺癌的化疗药物，就被认为可能小幅度增加心肌缺血的风险[85]。

　　还有另一些抗肿瘤药物例如，依托泊苷、博莱霉素、长春碱类、贝伐珠单抗、索拉非尼和紫杉醇类,都曾经被报道过与心肌缺血有关联。其中依托泊苷引起心肌缺血的机制可能是冠脉痉挛有关的心绞痛和心肌梗死 [86~89],而长春花碱则与广泛性血管闭塞综合征有关 [90]。

所有抗有丝分裂药物都可能引起血管内皮损伤并提高缺血性心脏病的发生风险。而内皮功能障碍是粥样硬化最早期的表现之一,所以既往接受过化疗的患者再次化疗时相当于承受了血管粥样硬化的二次打击,尽管这种观点还没有被正式论证。

6.5.5　缺血性心脏病的治疗

缺血性心脏病的治疗可以分为急性期和慢性期。表 6.11 总结了用于肿瘤患者的主要治疗方式。

表 6.11　肿瘤患者缺血性心脏病治疗的差异性提示

急性患者
冠状动脉痉挛
出血风险较高:
支架的选择:BMS 和 DES,优选 BMS
DAPT 持续时间:越短越好
使用的药物:从研究中排除的肿瘤患者
某些患者 / 肿瘤治疗中血栓形成的风险较高
还需要二级预防
慢性患者
二级预防治疗
无症状
有症状
提高生活质量

6.5.6　急性缺血性心脏病

急性期的主要问题是处理因积极使用抗凝和抗血小板药物可能带来的并发症,而抗凝、抗血小板药物都十分常用。这里要强调的一点是,治疗急性冠脉综合征非常重要,但同时重新检查肿瘤治疗是否触发了急性冠脉综合征也非常重要。

大多数使用 5- 氟尿嘧啶,患有心肌缺血的患者接受治疗后都可以暂时缓解。钙离子通道阻滞剂和口服利尿剂也可以减轻冠脉痉挛患者的心脏症状。另外 5- 氟尿嘧啶化疗期间出现心肌缺血的患者,在随后的化疗中会面临更高的心脏病复发风险，但预防性使用扩张冠脉药物也并不能预防这类复发[91]，尽管临床上常常使用预防性治疗。

对于急性冠脉综合征病人，除了一些肿瘤患者的必要考虑，心脏方面的治疗原则都应保持一致。几个主要的心脏病学会都发布了指南[69~71]。急性期的治疗关键是犯罪血管早期再血管化。然而肿瘤患者则有一些特殊情况，例如出血倾向（血小板缺乏）或颅内肿瘤本身构成了溶栓治疗的绝对禁忌证。类似地，介入血管成形术也需要使用全量肝素抗凝治疗联合积极抗血小板治疗，抗血小板治疗可能使用糖蛋白ⅡB/ⅢA抑制剂、阿司匹林、氯吡格雷、普拉格雷或替卡格雷，这些药物都会使大出血风险提高到一个非常危险的高度。

急性冠脉综合征急性期再血管化的另一个问题是，有可能植入冠脉支架。植入支架则需要延长抗凝、抗血小板联合治疗，可能长达1年，这是为了促进斑块稳定而不是预防支架血栓。进入慢性期，抗血小板治疗的目的则转变为预防支架内血栓形成，几项关于新一代药物洗脱支架近期的临床试验对这个理论提出了挑战，并提出将双抗治疗缩短到半年的可能性。

然而不论是急性期还是慢性期，恶性肿瘤患者长期抗血小板治疗都可能引起出血，包括没有出血历史的患者和具有出血倾向的患者，并且肿瘤手术和化疗都可能因此推迟。多项大宗试验已经证实，如果不将肿瘤的情况纳入考虑，治疗的获益可能被这群特殊患者的各类风险所中和，所以治疗急性冠脉综合征时，综合处理所有信息是极为重要的（图6.11）。

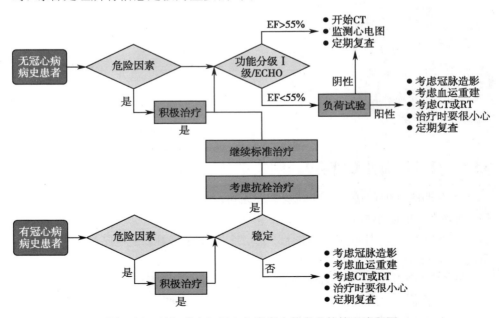

图6.11 已知或未知冠心心病病史的患者的管理流程图

6.5.7　慢性 I 型疾病

　　一旦确诊,这些患者的冠心病治疗与非放射引起的冠心病的治疗相同(图 6.11)。主要目标是充分控制心血管危险因素(戒烟,血压低于 140/90mmHg,糖尿病患者血糖控制良好,高危患者低密度脂蛋白低于 100 或 70mg/dl)和适当的血管重建术(三支病变或左主干病变,无满意的药物治疗的心绞痛患者)。除非禁忌,否则选择的药物包括阿司匹林、ACE 抑制剂、BBs 和他汀类药物 [69~71]。由于冠状动脉疾病放疗后 10～15 年出现,建议长期随访 [92]。

　　辐射后的一级预防不能减少辐射诱导的动脉粥样硬化 [93]。

6.5.8　肿瘤病性的急性冠脉综合征的治疗

　　如前所述,目前的治疗急性 ST 段抬高型心肌梗死包括在全剂量量肝素抗凝下进行的原发性血管成形术,以及用糖蛋白 II B/ III A 抑制剂、阿司匹林、氯吡格雷、普拉格雷或替格瑞洛进行积极的抗血小板治疗,这些增加了出血风险。

　　此外,大多数患者接受冠状动脉支架置入术,裸金属支架和药物洗脱支架。

　　因此,MI 后患者出现血尿或黑色素作为肿瘤病症的首要症状并不罕见 [94]。例如,在 TIMI-38 试验(TRITON 试验)中,与氯吡格雷组相比,普拉格雷组的肿瘤问题增加,可能与普拉格雷对血小板的更大抑制作用相关 [95]。

　　双重抗血小板治疗急性冠脉综合征和药物洗脱支架治疗慢性缺血性心脏病的主要问题是需要长期双联抗血小板治疗(长达 1 年)。急性期治疗的目的是斑块稳定而不是支架内血栓形成,在慢性情况下,延长双重抗血小板治疗的目的是避免药物洗脱支架晚期血栓形成。在抗血小板治疗支架内血栓形成的慢性病治疗中,最近对新一代药物洗脱支架的临床试验已经对这一概念提出了质疑,并可能将这一制度缩短至 6 个月。然而,已经报道用药物洗脱支架治疗的癌症患者具有比无癌症患者更高的晚期血栓形成率 [96]。因此,不建议在急性和慢性癌症患者中植入药物洗脱支架。

　　问题是,当诊断肿瘤时意味着手术,应该停止抗血小板治疗,增加支架血栓形成的风险,导致急性心肌梗死或心脏死亡。另一方面,如前所述,抗血小板治疗可能会推迟必要的癌症手术或化疗。因此,询问患者是否有任何已知的肿瘤情况是非常重要的,因为如果是这样的话,裸金属支架或可吸收的支架应该是选择的方法。

6.5.9　肿瘤治疗的血栓栓塞并发症和肿瘤病症

　　静脉血栓栓塞(VTE)是可能威胁生命的癌症患者的常见并发症。除了癌症本身,癌症化疗可能诱发血栓形成。

血栓预防是一种治疗方法,可用于预防被认为有高度发生此并发症的癌症患者的VTE。因此认识到癌症患者VTE的各种危险因素至关重要。

VTE发生在4%～20%的癌症患者中,并且是这些患者的主要死亡原因之一[97]。深静脉血栓形成(DVT)和肺栓塞(PE)都是VTE的表现。

高风险的患者包括住院患者和接受积极治疗的患者[98]。在所有VTE患者中,癌症患者占20%,化疗患者占VTE总量的13%[99]。

此外,这些数据可能低估了肿瘤患者的真正VTE发生率,因为尸检显示高达50%[100]。此外,新的治疗方法报道了较高的VTE(沙利度胺、来那度胺和贝伐单抗)。

VTE的诊断具有重要的临床意义,因为它占死亡的比率高达10%[97]。只要同一时间或者近一年内诊断出癌症和VTE,死亡率都会增加[101]。与无手术病人相同的手术相比,VTE也增加了癌症手术的死亡率[102]。另外,癌症患者的VTE抗凝治疗出血并发症的风险要高于没有癌症的患者[103]。因此,在肿瘤患者中VTE的减少可能对发病率,结果和死亡率产生显著的影响。

在诊断后的初期,VTE的风险最高,一些特定的部位(胰腺、胃、脑、卵巢、肾、肺和淋巴瘤)已被证明与较高的风险相关,并且存在转移性疾病[104]。接受积极治疗的癌症患者发生VTE的风险更高,特别是接受抗血管生成药物治疗的患者。与较高VTE率有关的其他疗法包括激素疗法,特别是他莫昔芬和促红细胞生成剂,还有沙利度胺、来那度胺、伏立诺他和厄洛替尼。

6.5.9.1　诊断

VTE的症状包括单侧小腿、腿部或大腿肿胀和疼痛,但诊断检查是下肢多普勒超声。

PE的症状包括呼吸急促、胸膜炎性胸痛、胸膜摩擦感、缺氧、咯血、心动过速或晕厥伴随症状,以及DVT或右心衰竭的迹象。目前主要使用的诊断检查是断层扫描。也可以进行通气/灌注扫描。

6.5.9.2　治疗

在住院期间,肿瘤患者需要预防血栓形成是可以接受的。当可行走时,不推荐常规抗凝。只有一些具有高血栓风险的特定患者才能接受治疗,如接受化疗或地塞米松的多发性骨髓瘤患者给予抗凝治疗。在这些高危患者中,低分子量肝素(LMWH)或低剂量阿司匹林预防静脉血栓栓塞可能被用于预防血栓。需要进行大规模肿瘤手术的患者应该在手术前接受预防性治疗,持续至少7～10天,最多持续4周,然后接受华法林抗凝或持续6个月以上的低分子量肝素[105]。然而,正如临床肿瘤学目前的指南所提到的那样,"因为患有癌症的患者复发风险较高，因此接受 6 个月以上的持续抗凝治疗的是应该考虑选择的患者。继续抗凝治疗的决定必须与出血风险、治疗费用、生活质量、预期寿命和患者个人倾向相平衡"[106]。

新的口服抗凝血药物（达比加群）和抗 Xa 因子（利伐沙班、阿哌沙班、依托沙班）在治疗静脉血栓栓塞的关键研究中极少有肿瘤患者（在所有病例中占比少于 6.9%）。肿瘤患者会存在一些非肿瘤患者不常有的问题，如黏膜炎、腹泻、肝或肾功能改变，以及与化疗药物的相互作用。需要充分的动力研究来评估这些抗凝药物在肿瘤患者中的有效性和安全性。出于所有这些原因，目前不推荐对具有静脉血栓栓塞并发症的肿瘤患者使用新的口服抗凝药物。

最后，由于可供文献过少且结果不相符，下腔静脉（IVC）过滤器在预防 VTE 肺部并发症方面的作用不确定。

应该对肿瘤患者进行随访并评估 VTE。

框 6.5　冠状动脉疾病和血栓栓塞问题
- 无论有没有已知冠心病病史，都应该在化疗和放疗之前进行评估。
- 放射治疗结束后的一段时间
- 从 5-FU，顺铂，长春花生物碱，贝伐单抗，多西紫杉醇
- 急性毒性 / 晚期毒性 / 第一表现突然死亡
- 放疗后的周期性压力测试

6.6　心律失常并发症：如何评估、预防和治疗

心律失常作为癌症治疗的并发症的几率很小，但是变得越来越重要，因为有时可能会危及生命。

在本章节中，分析了化疗药物可能引起的心律失常的发生及预防策略，并借助检查来断定诊断、治疗以及需要住院治疗的时机。

6.6.1　心房颤动

心房颤动常发生于潜在的心脏疾病，并且在老年患者中可能经常发生。

然而，这可能是由几个抗癌治疗，如异环磷酰胺，顺铂，蒽环类，5- 氟尿嘧啶、紫杉烷或高剂量的皮质类固醇冲击[107]。

心房颤动可能完全无症状或血流动力学不稳定，这取决于正常的心房收缩力，心室功能和心室频率响应。

从实际的角度来看，考虑表 6.12。

表 6.12　房颤

如何评估	如何防止并搜寻可逆因素	如何治疗
12 导联心电图	抗癌药物的类型	控制心率
超声心动图	甲状腺功能亢进症	复律
甲状腺	贫血	尽可能抗凝
电解质	潜在的心脏疾病	
脑钠肽（BNP）		
血球计数		

心房颤动的治疗应考虑心律失常诊断的临床情况：①房颤类型（急性阵发性或持续性房颤或永久性房颤）；②血栓栓塞危险因素和 CHA2DS2-VASc 评分；③血流动力学损伤程度；④患者症状（最终根据 EHRA 评分分级）。

在无症状心率控制良好的患者中，需要考虑的主要问题是评估血栓栓塞风险。通常使用 β 受体阻滞剂和钙通道阻断剂如维拉帕米、地尔硫草甚至地高辛来实现良好的心室率控制。

如果急性房颤发作持续时间少于 24～48 小时，主要症状伴随或者是血流动力学不良，可以通过直流电复律或药物治疗复律[108]。对于持续时间较长的房颤患者，抗凝后可考虑电转复或药物转复至少 3～4 周。

如果房颤的发生明显与特定的化疗治疗时间有关，则很少需要抗心律失常预防。

必须强调的是，在癌症患者中，抗凝治疗可能是困难的，还需要担忧相关的出血风险的增高。然而，这种预防对于已知有严重卒中风险因素的患者特别重要。

6.6.2　心动过缓

心动过缓是指心率 <60 次 / 分。

心动过缓不是抗癌药物的常见表现，通常是无症状而且短暂的。

当合并退行性传导系统纤维化或可导致窦房结功能障碍的心脏疾病或传导阻滞时其风险较高。

另外，心脏的肿瘤转移受累可致传导系统的障碍。

癌症患者的纵隔辐射可能导致几度的传导系统损伤，从简单的右束支传导阻滞或一度房室传导阻滞到严重的病态窦房结综合征或完全房室传导阻滞。

可能导致临床相关性心动过缓发生的最重要的药物是紫杉醇和沙利度胺。沙利度胺特别作用于窦房结功能。

心动过缓的评估、预防和治疗见表 6.13。

沙利度胺和紫杉醇可能诱发心动过缓而无临床意义，且这一发现往往无法被意识到[109]。

报道了包括二度心脏病的 Mobitz Ⅰ型（Wenckebach 期）和 Mobitz Ⅱ型和三度心脏病这些更严重的缓慢心律失常，但发病率较低[110]。

表 6.13　心动过缓的评估、预防和治疗

药物	检测方法	预防方法	治疗方法
	12 导联心电图	个人或家族性心脏疾病 避免心动过缓的药物 电解质化验 出现头晕、晕厥、虚弱等任一症状时行动态心电图检测	取决于服用的药物
沙利度胺（血管生成抑制剂）		甲状腺激素	无症状患者无需治疗 若症状与心动过缓有关，可考虑减量或停药
紫杉醇（微管蛋白活性抑制剂）		若患者出现心动过缓应监测心率和血压，尤其是在输液的一小时内 若心电图本身存在传导干扰，则在输液的第一个小时内进行监测 若有过敏史，建议使用糖皮质激素	若出现二叶式主动脉瓣或心动过缓引起血流动学力学不稳定则停止化疗

6.6.3　QT 间期延长

QT 间期的延长与恶性疾病治疗中使用的几种药物有关，并可能引起危及生命的心律失常，尤以尖端扭转型室性心动过速为主要表现。QT 间期是评估药物所致心律失常风险的主要临床指标。

6.6.4　什么是 QT 间期？

QT 间期代表由离子跨膜流动引起的心室去极化和复极化的过程。正离子（钠和钙）的快进导致心肌细胞去极化，正离子（钾）的外流超过钠和钙的内流时发生复分化。

药物引起的去极化电流的增加和复极化电流的减少延长了心室动作电位的持续时间，从而延长了 QT 间期。

像电解质失衡，心脏病态改变和药物等许多情况均可以改变内向和外向电流的平衡，增加（有时减少）并诱发心律失常的发生。也有一些化疗药物可能诱发这些变化。

6.6.5　如何测量 QT 间期？

心电图上 QT 间期指 QRS 波群的起点到 T 波终点的间距（图 6.12）。

QT 间期的缩短与心率的快慢密切相关。其他条件也会导致 QT 间期的变化,如性、感染性发热、血糖、心理压力或肿瘤进展。

心电图和QT间期

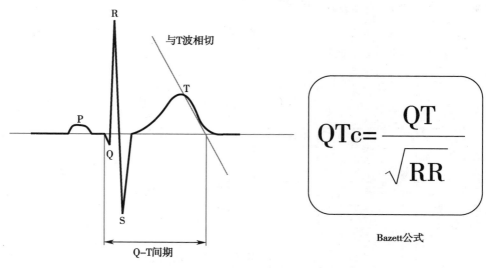

图 6.12　QT 和 QTc 的测量

多种数学方法被用来校正心率对 QT 间期的影响。其中一个常用的公式是 Bazett 公式,是通过 QT 间期除以 RR 间期的平方方根对心率进行校正。

表 6.14 使用 Bazett 公式显示正常和异常的 QT 间期。

国家癌症研究中心毒性标准第 3 版适用于 QTc 延长,指南细则详见表 6.15[111]。

临床上通常认为 QTc 间期 > 500 毫秒,或超过基线值 60 毫秒是值得关注的,也是预测潜在心脏毒性的常用标准[112]。

表 6.14　建议使用 Bazett 校正公式来诊断 QT 间期的延长

	成年男性(毫秒)	成年女性(毫秒)
正常	<430	<450
边界	430～450	450～470
延长	>450	>470

6.6.6　如何评价 QT 间期的延长呢?

以下因素可能会影响癌症患者 QT 间期的判定,包括个体危险因素、遗传倾向、潜在心脏疾病或使用已知能延长 QT 间期的药物和化疗药[113]。

详见图 6.13。

表6.15　QTc间期相关的毒性分级

QTc延长的分级	定义
Ⅰ级	QTc>450~470毫秒
Ⅱ级	QTc>450~500毫秒或>基线值60毫秒以上
Ⅲ级	QTc>500毫秒
Ⅳ级	QTc>500毫秒；出现危及生命的症状及体征（晕厥，休克，低血压，心律失常，心力衰竭）
Ⅴ级	死亡

QT间期延长的不良事件常用术语标准3.0版（Common terminology criteria for adverse events v3.0，CTCAE）

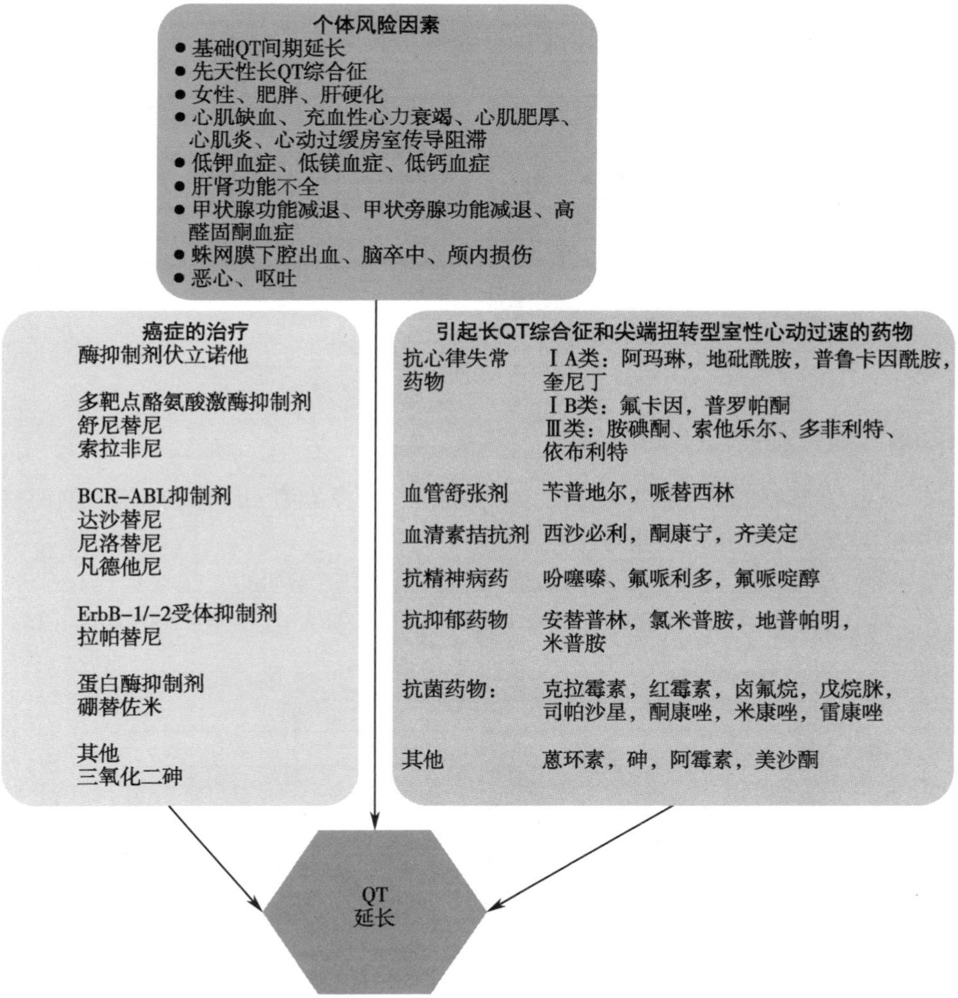

个体风险因素
- 基础QT间期延长
- 先天性长QT综合征
- 女性、肥胖、肝硬化
- 心肌缺血、充血性心力衰竭、心肌肥厚、心肌炎、心动过缓房室传导阻滞
- 低钾血症、低镁血症、低钙血症
- 肝肾功能不全
- 甲状腺功能减退、甲状旁腺功能减退、高醛固酮血症
- 蛛网膜下腔出血、脑卒中、颅内损伤
- 恶心、呕吐

癌症的治疗
酶抑制剂伏立诺他

多靶点酪氨酸激酶抑制剂
舒尼替尼
索拉非尼

BCR-ABL抑制剂
达沙替尼
尼洛替尼
凡德他尼

ErbB-1/-2受体抑制剂
拉帕替尼

蛋白酶抑制剂
硼替佐米

其他
三氧化二砷

引起长QT综合征和尖端扭转型室性心动过速的药物

抗心律失常药物	ⅠA类：阿玛琳，地砒酰胺，普鲁卡因酰胺，奎尼丁 ⅠB类：氟卡因，普罗帕酮 Ⅲ类：胺碘酮、索他乐尔、多菲利特、依布利特
血管舒张剂	苄普地尔，哌替西林
血清素拮抗剂	西沙必利，酮康宁，齐美定
抗精神病药	吩噻嗪、氟哌利多、氟哌啶醇
抗抑郁药物	安替普林，氯米普胺，地普帕明，米普胺
抗菌药物	克拉霉素，红霉素，卤氟烷，戊烷脒，司帕沙星，酮康唑，米康唑，雷康唑
其他	蒽环素，砷，阿霉素，美沙酮

QT延长

图6.13　QT间期延长的因素

6.6.7　如何避免 QT 间期延长

治疗开始前的评估（图 6.14）：

（1）基线心电图上应该使用心率校正后的 QT 间期值。如果 QTc 延长，考虑使用其他校正方法。

（2）开始治疗前需重新评估 QTc。

（3）若先前存在心脏疾病并服用抗心律失常药物或其他可能导致 QT 间期延长的药物，心脏需要重新被评估。

（4）维持电解质平衡。

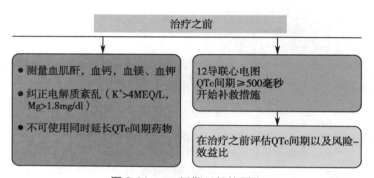

图 6.14　QT 间期延长的预防

6.6.8　如何治疗 QT 间期延长

无论在基线时，每周期化疗结束后（取决于治疗类型）还是定期的剂量调整后，都应该做心电图来监测 QTc 的变化。

在治疗期间定期进行心电图检查可以检测到 QT 间期的无症状延长。

目前，有关这个论点的指南还未发表，所以一些推荐总结在图 6.15 和图 6.16。

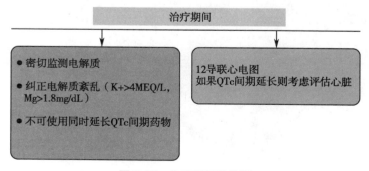

图 6.15　化疗期间的监测

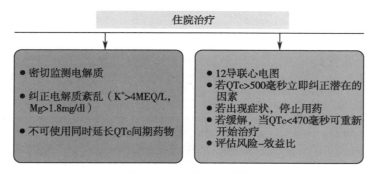

图6.16　入院时的标准

结论

（1）定期行心电图监测是很有必要的，尤其是对高危患者。若出现 QTc 延长或异常心电图，在更改药物剂量之前，要考虑到并发症或新药是否可能会使临床情况复杂化。如果出现了心律失常症状，均应停止治疗并行心电图和动态心电监护。

（2）如果 QTc > 500 毫秒，应中断治疗并住院行心律监测，直到 QTc < 470 毫秒或较正常值增高 < 30 毫秒。

（3）问题解决后，病人可能会被分到一个新的低剂量的治疗周期中。在第一个新的治疗周期结束后应进行心电图监测，若没有超过基线值 60 毫秒以上，在之后可以减少行心电图监测[114]。

（4）化疗期间患者若出现任何不适症状如心悸、头晕和晕厥均应立即报告。

（5）这些症状需在呕吐和腹泻时、或在使用了会导致低血钾的治疗时，或 QT 间期已经延长等伴随情况下进行搜索。

（6）药物延长 QT 间期的总获益值得特别关注。

（7）医生可以进行降低心律失常事件的风险的治疗。

框6.6　心律失常并发症
- 发生率较低但可危及生命
- 应考虑会引起心律失常发生的状况（电解质失衡，甲状腺功能）并提前预防
- 用药前后均应行心电图的监测
- 应特别关注 QTc 间期的修订

（杨　阳　沈光前　杜　鑫　刘思尧　王　殊 译）

参考文献

1. Ferrari LA. Are antineoplastic drug acute hypersensitive reactions a submerged or an emergent problem? Experience of the Medical Day Hospital of the Fondazione IRCCS Istituto Nazionale Tumori. Tumori. 2014;100(1):9–14. doi:10.1700/1430.15808.
2. Wouters KA. Protecting against anthracycline-induced myocardial damage: a review of the most promising strategies. Br J Haematol. 2005;131:561.
3. De Vita, Hellman & Rosenberg cancer: principle and practice of oncology. 9th ed. e-book, OVID library online.
4. Ozkan HA. Assessment and comparison of acute cardiac toxicity during high-dose cyclophosphamide and high-dose etoposide stem cell mobilization regimens with N-terminal pro-B-type natriuretic peptide. Transfus Apher Sci. 2014;50:46. doi:10.1016/j.transci.2013.12.001. Epub 2013 Dec 8.
5. Santiago MJ. Severe cardiotoxicity associated with ixabepilone use in metastatic breast cancer. Ann Pharmacother. 2013;47(4):e17. doi:10.1345/aph.1R681. Epub 2013 Mar 19.
6. Scheffel RS. Toxic cardiomyopathy leading to fatal acute cardiac failure related to vandetanib: a case report with histopathological analysis. Eur J Endocrinol. 2013;168:K51–4. doi:10.1530/EJE-13-0015. Print 2013 Jun.
7. Taskin E. Acute adriamycin-induced cardiotoxicity is exacerbated by angiotensin II. Cytotechnology. 2014. doi: 10.1007/s10616-014-9748-6.
8. Hu KY. Prevention against and treatment of doxorubicin-induced acute cardiotoxicity by dexrazoxane and schisandrin B. Yao Xue Xue Bao. 2014;49:1007.
9. Fu X. Protective effect of ocotillol against doxorubicin-induced acute and chronic cardiac injury. Mol Med Rep. 2014;9:360. doi:10.3892/mmr.2013.1791. Epub 2013 Nov 11.
10. El-Boghdady NA. Increased cardiac endothelin-1 and nitric oxide in adriamycin-induced acute cardiotoxicity: protective effect of Ginkgo biloba extract. Indian J Biochem Biophys. 2013;50:202.
11. Mantawy EM. Chrysin alleviates acute doxorubicin cardiotoxicity in rats via suppression of oxidative stress, inflammation and apoptosis. Eur J Pharmacol. 2014;728:107. doi:10.1016/j.ejphar.2014.01.065. Epub 11 2014 Feb 6.
12. Carver JR. American Society of Clinical Oncology clinical evidence review on the ongoing care of adult cancer survivors: cardiac and pulmonary late effects. ASCO Cancer Survivorship Expert Panel. J Clin Oncol. 2007;25:3991.
13. Mann DL. Mechanisms and models in heart failure: the biomechanical model and beyond. Circulation. 2005;111:2837.
14. Van der Pal HJ. High risk of symptomatic cardiac events in childhood cancer survivors. J Clin Oncol. 2012;30:1429.
15. Hull MC. Valvular dysfunction and carotid, subclavian, and coronary artery disease in survivors of Hodgkin lymphoma treated with radiation therapy. JAMA. 2003;290:2831.
16. Maisch B. Evaluation and management of pericardial effusion in patients with neoplastic disease. Prog Cardiovasc Dis. 2010;53:157.
17. Correa CR. Coronary artery findings after left-sided compared with right -sided radiation treatment for early-stage breast cancer. J Clin Oncol. 2007;25:3031.
18. Chu TF. Cardiotoxicity associated with tyrosine kinase inhibitor sunitinib. Lancet. 2007;370:2011.
19. Lenzhofer R. Noninvasive methods for the early detection of doxorubicin-induced cardiomyopathy. J Cancer Res Clin Oncol. 1983;106:136.
20. Ewer MS. A comparison of cardiac biopsy grades and ejection fraction. J Clin Oncol. 1984;2(2):112.

21. Dorup I. Prospective longitudinal assessment of late anthracycline cardiotoxicity after childhood cancer: the role of diastolic function. Heart. 2004;90:1214.

22. McMurray JJ. ESC guidelines for the diagnosis and treatment of acute and chronic heart failure 2012: The Task Force for the Diagnosis and Treatment of Acute and Chronic Heart Failure 2012 of the European Society of Cardiology. Developed in collaboration with the Heart Failure Association (HFA) of the ESC. ESC Committee for Practice Guidelines. Eur J Heart Fail. 2012;14(8):803. doi:10.1093/eurjhf/hfs105. No abstract available. Erratum in: Eur J Heart Fail. 2013;15:361.

23. Thavendiranathan P. Use of myocardial strain imaging by echocardiography for the early detection of cardiotoxicity in patients during and after cancer chemotherapy: a systematic review. J Am Coll Cardiol. 2014;63:2751.

24. Bellenger NG. Comparison of left ventricular ejection fraction and volumes in heart failure by echocardiography, radionuclide ventriculography and cardiovascular magnetic resonance; are they interchangeable? Eur Heart J. 2000;21:1387.

25. Naik MM. Correspondence of left ventricular ejection fraction determinations from two-dimensional echocardiography, radionuclide angiography and contrast cineangiography. J Am Coll Cardiol. 1995;25:937.

26. Greenwood JP. Cardiovascular magnetic resonance and single-photon emission computed tomography for diagnosis of coronary heart disease (CE-MARC): a prospective trial. Lancet. 2012;379:453.

27. Plana JC. Expert consensus for multimodality imaging evaluation of adult patients during and after cancer therapy: a report from the American Society of Echocardiography and the European Association of Cardiovascular Imaging. Eur Heart J Cardiovasc Imaging. 2014; 15:1063.

28. Piccirillo JF. Prognostic importance of comorbidity in a hospital-based cancer registry. JAMA. 2004;291:2441.

29. Dyer AR. High blood pressure: a risk factor for cancer mortality? Lancet. 1975;1:1051.

30. Stocks T. Blood pressure and risk of cancer incidence and mortality in the Metabolic Syndrome and Cancer Project. Hypertension. 2012;59:802.

31. Chow WH. Obesity, hypertension, and the risk of kidney cancer in men. N Engl J Med. 2000;343:1305.

32. Maitland ML. Cardiovascular Toxicities Panel, convened by the Angiogenesis Task Force of the National Cancer Institute Investigational Drug Steering Committee. Initial assessment, surveillance, and management of blood pressure in patients receiving vascular endothelial growth factor signaling pathway inhibitors. J Natl Cancer Inst. 2010;102:596.

33. Milan A. Arterial hypertension and cancer. Int J Cancer. 2014;134:2269.

34. Tew WP. VEGF Trap for patients with recurrence platinum resistant epithelial ovarian cancer: preliminary results of a randomized, multicentre phase II study (meeting abstracts). J Clin Oncol. 2007;25(18 Suppl):5508.

35. Qi WX. Incidence and risk of hypertension with a novel multi-targeted kinase inhibitor axitinib in cancer patients: a systematic review and meta-analysis. Br J Clin Pharmacol. 2013;76:348.

36. Hurwitz H. Bevacizumab plus irinotecan, fluorouracil, and leucovorin for metastatic colorectal cancer. N Engl J Med. 2004;350:2335.

37. Robinson ES. Rapid development of hypertension and proteinuria with cediranib, an oral vascular endothelial growth factor receptor inhibitor. Clin J Am Soc Nephrol. 2010;5:477.

38. Sherman SI. Motesanib diphosphate in progressive differentiated thyroid cancer. N Engl J Med. 2008;359:31.

39. Qi WX, Lin F. Incidence and risk of hypertension with pazopanib in patients with cancer: a meta-analysis. Cancer Chemother Pharmacol. 2013;71:431.

40. Wu S. Incidence and risk of hypertension with sorafenib in patients with cancer: a systematic review and meta-analysis. Lancet Oncol. 2008;9:117.

41. Motzer RJ. Sunitinib versus interferon alfa in metastatic renal-cell carcinoma. N Engl J Med. 2007;356:115.
42. Qi WX. Incidence and risk of hypertension with vandetanib in cancer patients: a systematic review and meta-analysis of clinical trials. Br J Clin Pharmacol. 2013;75:919.
43. Yeh ET. Cardiovascular complications of cancer therapy: diagnosis, pathogenesis, and management. Circulation. 2004;109:3122.
44. Dhaun N. Receptor tyrosine kinase inhibition, hypertension, and proteinuria: is endothelin the smoking gun? Hypertension. 2010;56:575.
45. Aparicio-Gallego G. Molecular basis of hypertension side effects induced by sunitinib. Anticancer Drugs. 2011;22:1.
46. Eremina V. VEGF inhibition and renal thrombotic microangiopathy. N Engl J Med. 2008;358:1129.
47. Mancia G. 2013 ESH/ESC Guidelines for the management of arterial hypertension. Eur Heart J. 2013;34:2159.
48. Appel LJ. A clinical trial of the effects of dietary patterns on blood pressure. DASH Collaborative Research Group. N Engl J Med. 1997;336:1117.
49. Estruch R. Primary prevention of cardiovascular disease with a Mediterranean diet. N Engl J Med. 2013;368:1279.
50. Wook D. Comparison of hypertension management between cancer survivors and the general public. Hypertens Res. 2012;35:935.
51. Rixe O. Hypertension as a predictive factor of sunitinib activity. Ann Oncol. 2007;18:1117.
52. Dincer M. Angiotensin-converting enzyme inhibitors for bevacizumab-induced hypertension. Ann Pharmacother. 2006;40:2278.
53. Chobanian AV. The hypertension paradox — more uncontrolled disease despite improved therapy. N Engl J Med. 2009;361:878.
54. Maitland ML. Ambulatory monitoring detects sorafenib-induced blood pressure elevations on the first day of treatment. Clin Cancer Res. 2009;15:6250.
55. Azizi M. Home blood-pressure monitoring in patients receiving sunitinib. N Engl J Med. 2008;358:95.
56. Fajardo LF. Coronary artery disease after radiation. N Engl J Med. 1972;286:1265.
57. Darby SC. Long-term mortality from heart disease and lung cancer after radiotherapy for early breast cancer: prospective cohort study of about 300,000 women in US SEER cancer registries. Lancet Oncol. 2005;6:557.
58. Brosius FC. Radiation heart disease. Analysis of 16 young (aged 15 to 33 years) necropsy patients who received over 3,500 rads to the heart. Am J Med. 1981;70:519.
59. Basavaraju SR. Pathophysiological effects of radiation on atherosclerosis development and progression, and the incidence of cardiovascular complications. Med Phys. 2002;29:2391.
60. Orzan F. Severe coronary artery disease after radiation therapy of the chest and mediastinum: clinical presentation and treatment. Br Heart J. 1993;69:496.
61. McEniery PT. Clinical and angiographic features of coronary artery disease after chest irradiation. Am J Cardiol. 1987;60:1020.
62. Paszat LF. Mortality from myocardial infarction after adjuvant radiotherapy for breast cancer in the surveillance, epidemiology, and end results cancer registries. J Clin Oncol. 1998;16:2625.
63. Hooning MJ. Long-term risk of cardiovascular disease in 10-year survivors of breast cancer. J Natl Cancer Inst. 2007;99:365.
64. Paszat LF. Mortality from myocardial infarction following postlumpectomy radiotherapy for breast cancer: a population-based study in Ontario, Canada. Int J Radiat Oncol Biol Phys. 1999;43:755.
65. Paszat LF. A population-based case-cohort study of the risk of myocardial infarction following radiation therapy for breast cancer. Radiother Oncol. 2007;82:294.
66. Rutqvist LE. Cardiovascular mortality in a randomized trial of adjuvant radiation therapy versus surgery alone in primary breast cancer. Int J Radiat Oncol Biol Phys. 1992;22:887.

67. Gyenes G. Detection of radiation-induced myocardial damage by technetium-99 m sestamibi scintigraphy. Eur J Nucl Med. 1997;24:286.
68. Cuzick J. Cause-specific mortality in long-term survivors of breast cancer who participated in trials of radiotherapy. J Clin Oncol. 1994;12:447.
69. Gilles Montalescot G. 2013 ESC guidelines on the management of stable coronary artery disease. Eur Heart J. 2013;34:2949.
70. Steg PG. ESC Guidelines for the management of acute myocardial infarction in patients presenting with ST-segment elevation. Eur Heart J. 2012;33:2569.
71. Hamm CW. ESC Guidelines for the management of acute coronary syndromes in patients presenting without persistent ST-segment elevation. Eur Heart J. 2011;32:2999.
72. Heidenreich PA. Screening for coronary artery disease after mediastinal irradiation for Hodgkin's disease. J Clin Oncol. 2007;25:43.
73. Wu W. Long-term survival of patients with radiation heart disease undergoing cardiac surgery: a cohort study. Circulation. 2013;127:1476.
74. Groarke JD. Cardiovascular complications of radiation therapy for thoracic malignancies: the role for non-invasive imaging for detection of cardiovascular disease. Eur Heart J. 2014;35:612.
75. Jaworski C. Cardiac complications of thoracic irradiation. J Am Coll Cardiol. 2013;61:2319.
76. Tsibiribi P. Cardiotoxicity of 5-fluorouracil in 1350 patients with no prior history of heart disease. Bull Cancer. 2006;93:E27–30.
77. Daher IN. Vascular complications of selected cancer therapies. Nat Clin Pract Cardiovasc Med. 2008;5:797.
78. Altena R. Cardiovascular toxicity caused by cancer treatment: strategies for early detection. Lancet Oncol. 2009;10:391.
79. Braunwald E. Biomarkers in heart failure. N Engl J Med. 2008;358:2148.
80. Burioni R. Antigen-driven evolution of B lymphocytes in coronary atherosclerotic plaques. J Immunol. 2009;183:2537.
81. Van Cutsem E. Incidence of cardiotoxicity with the oral fluoropyrimidine capecitabine is typical of that reported with 5-fluorouracil. Ann Oncol. 2002;13:484.
82. Ang C. Capecitabine-induced cardiotoxicity: case report and review of the literature. Curr Oncol. 2010;17:59.
83. Joensuu H. Adjuvant docetaxel or vinorelbine with or without trastuzumab for breast cancer. N Engl J Med. 2006;354:809.
84. Yancey RS. Vindesine-associated angina and ECG changes. Cancer Treat Rep. 1982;66:587.
85. Lapeyre-Mestre M. Vinorelbine-related cardiac events: a meta-analysis of randomized clinical trials. Fundam Clin Pharmacol. 2004;18:97.
86. Schwarzer S. Non-Q-wave myocardial infarction associated with bleomycin and etoposide chemotherapy. Eur Heart J. 1991;12:748.
87. Swerdlow AJ. Myocardial infarction mortality risk after treatment for Hodgkin disease: a collaborative British cohort study. J Natl Cancer Inst. 2007;99:206.
88. Scappaticci FA. Arterial thromboembolic events in patients with metastatic carcinoma treated with chemotherapy and bevacizumab. J Natl Cancer Inst. 2007;99:1232.
89. Escudier B. Sorafenib in advanced clear-cell renal-cell carcinoma. N Engl J Med. 2007;356:125.
90. Subar M. Apparent myocardial ischemia associated with vinblastine administration. Cancer Treat Rep. 1986;70:690.
91. Patel B. 5-Fluorouracil cardiotoxicity: left ventricular dysfunction and effect of coronary vasodilators. Am J Med Sci. 1987;294:238.
92. Heidenreich PA. Radiation-induced heart disease: vigilance is still required. J Clin Oncol. 2005;23:7391.
93. Hoving S. Anti-inflammatory and anti-thrombotic intervention strategies using atorvastatin, clopidogrel and knock-down of CD40L do not modify radiation-induced atherosclerosis in

ApoE null mice. Radiother Oncol. 2011;101:100.

94. Shivaraju A. Temporal trends in gastrointestinal bleeding associated with percutaneous coronary intervention: analysis of the 1998–2006 Nationwide Inpatient Sample (NIS) database. Am Heart J. 2011;162:1062.

95. Wiviott SD, TRITON-TIMI 38 Investigators. Prasugrel versus clopidogrel in patients with acute coronary syndromes. N Engl J Med. 2007;357:2001.

96. McFadden EP. Late thrombosis in drug-eluting coronary stents after discontinuation of antiplatelet therapy. Lancet. 2004;364:1519.

97. Khorana AA. Thromboembolism is a leading cause of death in cancer patients receiving outpatient chemotherapy. J Thromb Haemost. 2007;5:632.

98. Heit JA. Risk factors for deep vein thrombosis and pulmonary embolism: a population-based case–control study. Arch Intern Med. 2000;160:809.

99. Heit JA. Relative impact of risk factors for deep vein thrombosis and pulmonary embolism: a population-based study. Arch Intern Med. 2002;162:1245.

100. Baron JA. Venous thromboembolism and cancer. Lancet. 1998;351:1077.

101. Sørensen HT. Prognosis of cancers associated with venous thromboembolism. N Engl J Med. 2000;343:1846.

102. Gallus AS. Prevention of post-operative deep leg vein thrombosis in patients with cancer. Thromb Haemost. 1997;78:126.

103. Prandoni P. Recurrent venous thromboembolism and bleeding complications during anticoagulant treatment in patients with cancer and venous thrombosis. Blood. 2002;100:3484.

104. Blom JW. Malignancies, prothrombotic mutations, and the risk of venous thrombosis. JAMA. 2005;293:715.

105. Palumbo A. Prevention of thalidomide- and lenalidomide-associated thrombosis in myeloma. Leukemia. 2008;22:414.

106. Lyman GH. Venous thromboembolism prophylaxis and treatment in patients with cancer: American Society of Clinical Oncology clinical practice guideline update. J Clin Oncol. 2013;31:2189.

107. Cornelis S. State-of-the-art paper: drug-induced atrial fibrillation. J Am Coll Cardiol. 2004;44:2117.

108. Wann LS. Management of patients with atrial fibrillation (compilation of 2006 ACCF/AHA/ESC and 2011 ACCF/AHA/HRS recommendations): a report of the American College of Cardiology/American Heart Association Task Force on practice guidelines. American College of Cardiology Foundation; American Heart Association; European Society of Cardiology; Heart Rhythm Society. Circulation. 2013;127(18):1916. doi:10.1161/CIR.0b013e318290826d. Epub 2013 Apr 1.

109. Senkus E. Cardiovascular effects of systemic cancer treatment. Cancer Treat Rev. 2011;37:300.

110. Arbuck SG. A reassessment of the cardiac toxicity associated with taxol. J Natl Cancer Inst Monogr. 1993;(15):117.

111. Trotti A. CTCAE v3.0: development of a comprehensive grading system for the adverse effects of cancer treatment. Semin Radiat Oncol. 2003;13:176.

112. International conference on harmonization of technical requirements for registration of pharmaceuticals for human use: the clinical evaluation of QT/QTc prolongation and pro-arrhythmic potential for non-antiarrhythmic drugs: E14. Geneva: International Conference on Harmonization of Technical Requirements for Registration of Pharmaceuticals for Human Use; 2005. Available at: http://www.ich.org/LOB/media/MEDIA1476.pdf.

113. Joanna M. Prolonged QTc interval in cancer therapeutic drug development: defining arrhythmic risk in malignancy. Prog Cardiovasc Dis. 2010;53:164.

114. Morganroth J. Evaluation and management of cardiac safety using the electrocardiogram in oncology clinical trials: focus on cardiac repolarization (QTc interval). Pharmacol Ther. 2010;87(2):166–74.

第 7 章
综 合 表 格

Iris Parrini and Alessandro Bonzano

表 7.1　药物 / 可能并发症

药物	心血管并发症	发生率	剂量
阿仑单抗	高血压，心衰	充血性心力衰竭	
三氧化二砷	QT 间期延长	26%～93%	
阿西替尼	高血压	4%～16%	
贝伐单抗	动脉血栓栓塞	12%	
	充血性心力衰竭	1.7%～3%	
	高血压	4%～35%	
	心肌缺血	0.6%～1.5%	
硼替佐米	充血性心力衰竭	2%～5%	
白消安	心内膜纤维化，心包积液		>600mg
卡培他滨	心肌缺血发生于频率小于 5- 氟尿嘧啶	3%～9%	
西妥昔单抗	低血压（反应期：支气管痉挛，喘鸣，荨麻疹）		
环磷酰胺[1~3]	心包积液，心衰，心肌心包炎	7%～28%	100～120mg/kg
	患者自体或非自体造血干细胞移植史	5%～10%	
顺铂	心衰	8%	>400mg/m^2
	血栓栓塞（静脉血栓栓塞）	18%	
阿糖胞苷 ARA-C	心包炎，环磷酰胺相关性心衰		
氯法拉宾	一过性心衰	27%	
达沙替尼	充血性心力衰竭	2%～4%	
	心包炎	罕见	
	QT 间期延长	<1%～3%	
多稀紫杉醇	充血性心力衰竭	2.3%～8%	
	心肌缺血	1.7%	
阿霉素	心衰	3%～26%	400mg/m^2
	心衰	18%～48%	550mg/m^2
多韦替尼	无数据		

药物	心血管并发症	发生率	剂量
表柔比星[4]	心衰	0.9%~3.3%	>800mg/m²
	明显的临床心脏毒性	6%	
	亚临床充血性心力衰竭	18%	
依维莫司	无明显心脏毒性		
埃罗替尼	静脉血栓栓塞	3.9%~11%	
	心肌缺血	2.3%	
5-氟二氧嘧啶	心肌缺血或严重室性心律失常	1%~68%	
吉西他滨	无明显心脏毒性		
去甲氧基柔红霉素	心衰	5%~18%	
异环磷酰胺	充血性心力衰竭	17%	>12.5g/m²
伊马替尼	充血性心力衰竭	0.5%~1.7%	300mg/d
IL-2	高血压	罕见	
阿尔法干扰素	高血压	罕见	
拉帕替尼	QT间期延长	16%	
	充血性心力衰竭	1.5%~2.2%	
来那度胺	静脉血栓栓塞	1%~58%	
脂质体阿霉素	心衰	2%	
丝裂霉素C	心衰	3%	
米托蒽醌	心衰	2.6%	>150mg/m²
尼洛替尼	QT间期延长	1%~10%	
紫杉醇	心动过缓	1%~31%	
	心肌缺血	1%~5%	
帕唑帕尼	高血压,心衰		
喷司他丁	心衰	罕见	
雷替曲塞[5]	无心脏毒性,单独或联合应用伊立替康或奥沙利铂,对于5-氟二氧嘧啶或者卡培他滨后有心脏毒性的患者是一个好的替代		
维甲酸	心衰,心包积液,低血压	罕见	
利妥昔单抗	低血压,血管性水肿		
索拉非尼	心肌缺血	2.7%~3%	
	高血压	17%~43%	
舒尼替尼	高血压	5%~47%	
	收缩和舒张功能不全,心衰	1.7%~3%	
三苯氧胺	血栓栓塞		
tivozanib	无数据		
曲妥单抗[1]	充血性心力衰竭或LVD	2%~28%	
凡德他尼	QTc延长	<3%	

续表

药物	心血管并发症	发生率	剂量
长春新碱	心肌缺血	3.5%～6%	
沃雷诺他	QT 间期延长	3.5%～6%	
	静脉血栓形成	4.7%～8%	

1. Yeh ETH. Cardiovascular complications of Cancer Therapy. JACC. 2009;53:2231
2. Ozkan HA. Assessment and comparison of acute cardiac toxicity during high-dose cyclophos-phamide and high-dose etoposide stem cell mobilization regimens with N-terminal pro-B-type natriuretic peptide. Transfus Apher Sci. 2014;50(1):46
3. Kupari M. Cardiac involvement in bone marrow transplantation: electrocardiographic changes, arrhythmia, heart failure and autopsy findings. Bone Marrow Transplant. 1990;5:91
4. Lotrionte M. Review and meta-analysis of incidence and clinical predictors of anthracycline cardiotoxicity. Am J Cardiol. 2013;112
5. Ransom D. Final results of ARCTIC study: an audit of raltitrexed for patients with cardiac toxic-ity induced by fluoropyrimidines. Ann Oncol. 2014;1:11

表 7.2 （肿瘤药名称不全）肿瘤 / 可能用药 / 可能并发症：乳腺

肿瘤类型	可能用药	可能并发症
	5- 氟二氧嘧啶，表柔比星，环磷酰胺，追加曲妥单抗[1]	心衰，缺血
	多稀紫杉醇 + 环磷酰胺 + 甲氨蝶呤 + 5-FO[2, 3]	缺血，心衰
	紫杉醇[4]，曲妥单抗[5, 6]，贝伐单抗，吉西他滨，拉帕替尼，卡培他滨，米托蒽醌，依托泊苷，来曲唑，法倔唑，伏氯唑，福美司坦，依西美坦，阿那曲唑[7]	血栓栓塞，缺血，心衰，高血压，心动过缓
	他莫西芬[8]	血栓栓塞

1. Peto R. Comparisons between different polychemotherapy regimens for early breast cancer: meta-analyses of long-term outcome among 100,000 women in 123 randomized trials. Lancet. 2012;379:432
2. Jones SE. Phase III trial comparing doxorubicin plus cyclophosphamide with docetaxel plus cyclophosphamide as adjuvant therapy for operable breast cancer. J Clin Oncol. 2006;24:5381
3. Jones S. Docetaxel with cyclophosphamide is associated with an overall survival benefit com-pared with doxorubicin and cyclophosphamide: 7-year follow-up of US Oncology Research trial 9735. J Clin Oncol. 2009;27:1177
4. Sparano JA. Weekly paclitaxel in the adjuvant treatment of breast cancer. N Engl J Med. 2008;358:1663
5. Perez EA. Four-year follow-up of trastuzumab plus adjuvant chemotherapy for operable human epidermal growth factor receptor 2-positive breast cancer: joint analysis of data from NCCTG N9831 and NSABP B-31. J Clin Oncol. 2011;29:3366
6. Piccart M. Trastuzumab after adjuvant chemotherapy in HER2-positive breast cancer. First result of HERA trial. N Engl J Med. 2005;353:1659
7. Carrick S. Single agent versus combination chemotherapy for metastatic breast cancer. Cochrane Database Syst Rev. 2009, Issue http://www2.cochrane.org/reviews/en/subtopics/52.html)
8. Early Breast Cancer Trialists' Collaborative Group (EBCTCG). Effects of chemotherapy and hormonal therapy for early breast cancer on recurrence and 15-year survival: an overview of the randomized trials. Lancet. 2005;365:1687

表7.3　肿瘤/可能用药/可能并发症:膀胱

肿瘤类型	可能用药	可能并发症
	顺铂,甲氨蝶呤,长春花碱 [1, 2]	心衰,缺血
	紫杉醇,顺铂,吉西他滨 [3]	心衰,缺血,心动过缓,血栓栓塞
	阿霉素,表柔比星,紫杉醇,多稀紫杉醇,奥沙利铂,托泊替康,拉帕替尼,吉非替尼,硼替佐米,长春氟宁	心衰,缺血,心动过缓,血栓栓塞,QT间期延长

1. Advanced Bladder Cancer (ABC) Meta-analysis Collaboration. Neoadjuvant chemotherapy in invasive bladder cancer: update of a systematic review and meta-analysis of individual patient data advanced bladder cancer (ABC) meta-analysis collaboration. Eur Urol. 2005;48:202

2. Griffiths G, International Collaboration of Trialists; Medical Research Council Advanced Bladder Cancer Working Party (now the National Cancer Research Institute Bladder Can Clinical Studies Group); European Organization for Research and Treatment of Cancer Genito-Urinary Tract Cancer Group; Australian Bladder Cancer Study Group; National Cancer Institute of Canada Clinical Trials Group; Finnbladder; Norwegian Bladder Cancer Study Group; Club Urologico Espanol de Tratamiento Oncologico Group. International phase III trial assessing neoadjuvant cisplatin, methotrexate, and vinblastine chemotherapy for muscle invasive bladder cancer: long-term results of the BA06 30894 trial. J Clin Oncol. 2011;29:2171

3. Paz-Ares L, on behalf of the SOGUG and GUO-AEU groups. Randomized phase III trial comparing adjuvant paclitaxel/gemcitabine/cisplatin (PGC) to observation in patients with resected invasive bladder cancer: results of the SOGUG (Spanish Oncology Genito-Urinary Group) 99/01 study. ASCO. 2010;(abst)

表 7.4 肿瘤 / 可能用药 / 可能并发症：胃肠

肿瘤类型	可能用药	可能并发症
食管	顺铂, 5- 氟尿嘧啶 [1, 2]	缺血, 心衰
	顺铂 + 紫杉醇 [2]	缺血, 心衰, 心动过缓
	曲妥单抗 + 顺铂 + 紫杉醇 [3]	心衰, 血栓栓塞, 心动过缓
结肠直肠	5- 氟尿嘧啶, 卡培他滨 [4]	缺血
	叶酸 + 5- 氟尿嘧啶 + 奥沙利铂 [5, 6]	缺血
	奥沙利铂 + 卡培他滨	缺血
	5- 氟尿嘧啶 + 伊立替康	缺血
	贝伐单抗, 西妥昔单抗	高血压, 心衰

1. Kelsen DP. Chemotherapy followed by surgery compared with surgery alone for localized esophageal cancer. N Engl J Med. 1998;339:1979
2. Medical Research Council Esophageal Cancer Working Party. Surgical resection with or without preoperative chemotherapy in esophageal cancer: a randomized controlled trial. Lancet. 2002;359:1727
3. Bang YJ. Trastuzumab in combination with chemotherapy versus chemotherapy alone for treatment of HER2-positive advanced gastric or gastro-esophageal junction cancer (ToGA): a phase 3, open-label, randomised controlled trial. Lancet. 2010;376:687
4. Andre T. Phase III study comparing a semimonthly with a monthly regimen of fluorouracil and leucovorin as adjuvant treatment for stage II and III colon cancer patients: final results of GERCOR C96.1. J Clin Oncol. 2007;25:3732
5. Andre T. Improved overall survival with oxaliplatin, fluorouracil, and leucovorin as adjuvant treatment in stage II or III colon cancer in the MOSAIC trial. J Clin Oncol. 2009;27:3109
6. Glimelius B. Rectal cancer: ESMO clinical practice guidelines for diagnosis, treatment and follow-up. Ann Oncol. 24(Suppl 6): vi81–88

表 7.5 肿瘤 / 可能用药 / 可能并发症：GIST

肿瘤类型	可能用药	可能并发症
	5- 氟尿嘧啶 [1, 2]	缺血
	卡培他滨 + 奥沙利铂 [3]	缺血
	舒尼替尼	高血压
		收缩和舒张功能障碍, 心衰
	伊马替尼	心衰

1. Paoletti X, GASTRIC (Global Advanced/Adjuvant Stomach Tumor Research International Collaboration) Group. Benefit of adjuvant chemotherapy for resectable gastric cancer: a meta-analysis. JAMA. 2010;303:1729
2. Bajetta E, for the ITACA-S (Intergroup Trial of Adjuvant Chemotherapy in Adenocarcinoma of the Stomach trial) Study Group. Randomized trial on adjuvant treatment with FOLFIRI followed by docetaxel and cisplatin versus 5-fluorouracil and folinic acid for radically resected gastric cancer. Ann Oncol. 2014;25:1373. doi:10.1093/annonc/mdu146. Epub 2014 Apr 12
3. Bang Y-J, Kim Y-W, Yang H-K, et al. Adjuvant capecitabine and oxaliplatin for gastric cancer, after D2 gastrectomy (CLASSIC): a phase 3 open-label, randomized controlled trial. Lancet. 2012;379:315

表 7.6   肿瘤 / 可能用药 / 可能并发症：妇科

肿瘤类型	可能用药	可能并发症
卵巢	卡铂＋紫杉醇 [1]	心衰，血栓栓塞（静脉血栓栓塞），心动过缓
	卡铂＋脂质体阿霉素 [2]	心衰，血栓栓塞（静脉血栓栓塞）
	贝伐单抗＋卡铂＋紫杉醇 [3, 4]	高血压，心衰，血栓栓塞（静脉血栓栓塞），心动过缓
	埃罗替尼，帕唑帕尼，曲贝替定	
子宫内膜	顺铂 [5]	心衰，血栓栓塞（静脉血栓栓塞）
	卡铂＋紫杉醇 [6]	心衰，血栓栓塞（静脉血栓栓塞），心动过缓
	异环磷酰胺，奥沙利铂，脂质体阿霉素，托泊替康，多稀紫杉醇 [7]	心衰

1. Bell J. Randomized phase III trial of three versus six cycles of adjuvant carboplatin and paclitaxel in early stage epithelial ovarian carcinoma: a Gynecologic Oncology Group study. Gynecol Oncol. 2006;102(3):432

2. Pignata S. Carboplatin plus paclitaxel versus carboplatin plus pegylated liposomal doxorubicin as first-line treatment for patients with ovarian cancer: the MITO-2 randomized phase III trial. J Clin Oncol. 2011;29(27):3628

3. Burger RA. Incorporation of bevacizumab in the primary treatment of ovarian cancer Gynecologic Oncology Group. N Engl J Med. 2011;365(26):2473

4. Perren TJ. A phase 3 trial of bevacizumab in ovarian cancer. N Engl J Med. 2011;365(26):2484

5. Bryant JN. Adjuvant chemotherapy for endometrial cancer after hysterectomy. The Cochrane Collaboration;1–25, 2012

6. Fleming GF. Phase III trial of doxorubicin plus cisplatin with or without paclitaxel plus filgrastim in advanced endometrial carcinoma: a Gynecologic Oncology Group study. J Clin Oncol. 2004;22(11):2159

7. Humber CE. Chemotherapy for advanced, recurrent or metastatic endometrial cancer: a systematic review of Cochrane collaboration. Ann Oncol. 2007;18(3):409

表 7.7 肿瘤 / 可能用药 / 可能并发症：头颈

肿瘤类型		可能用药	可能并发症
颈部		顺铂 [1, 2] 西妥昔单抗 [3~5]	心衰，血栓栓塞（静脉血栓栓塞）
		多稀紫杉醇，顺铂，5- 氟尿嘧啶 [6~9]	心衰，血栓栓塞（静脉血栓栓塞）
头部	恶性胶质瘤	西地尼布，替莫唑胺 [10]，亚硝基脲 [11]	
	星形细胞瘤	替莫唑胺 [12]，亚硝基脲 [13]	
	成神经管细胞瘤	顺铂 [14]	心衰，血栓栓塞（静脉血栓栓塞）
	淋巴瘤	甲氨蝶呤，阿糖胞苷（Ara-C）[15, 16]	

1. Advanced Bladder Cancer (ABC) Meta-analysis Collaboration. Neoadjuvant chemotherapy in invasive bladder cancer: update of a systematic review and meta-analysis of individual patient data advanced bladder cancer (ABC) meta-analysis collaboration. Eur Urol. 2005;48(2):202

2. Griffiths G, International Collaboration of Trialists; Medical Research Council Advanced Bladder Cancer Working Party (now the National Cancer Research Institute Bladder Cancer Clinical Studies Group); European Organization for Research and Treatment of Cancer Genito-Urinary Tract Cancer Group; Australian Bladder Cancer Study Group; National Cancer Institute of Canada Clinical Trials Group; Finnbladder; Norwegian Bladder Cancer Study Group; Club Urologico Espanol de Tratamiento Oncologico Group. International phase III trial assessing neo-adjuvant cisplatin, methotrexate, and vinblastine chemotherapy for muscle invasive bladder cancer: long-term results of the BA06 30894 trial. J Clin Oncol. 2011;29(16):2171

3. Pignon JP on behalf of the Meta-Analysis of Chemotherapy in Head and Neck Cancer (MACH-NC) Collaborative Group. Meta- analysis of chemotherapy in head and neck cancer (MACH-NC): An update on 93 randomized trials and 17.346 patients. Radiother Oncol. 2009;92:4

4. Pignon JP, on behalf of the MACH-NC Collaborative Group. Metanalyses of chemotherapy in head and neck cancer: an update. Int J Rad Oncol Biol Phys. 2007;69:S112

5. Bourhis J. Hyper fractionated or accelerated radiotherapy in head and neck cancer: a meta-analysis. Lancet. 2006;368:843

6. Bourhis J. Impact of age on treatment effect in locally advanced Head and neck cancer: two individual patient data meta-analyses. ASCO annual meeting proceedings 2006

7. Pointreau Y. Randomized trial of induction chemotherapy with cisplatin and 5-fluorouracil with or without docetaxel for larynx preservation. J Natl Cancer Inst. 2009;101(7):498

8. Lefebvre JL. Larynx preservation in pyriform sinus cancer: preliminary results of a European Organization for Research and Treatment of Cancer phase III trial. EORTC Head and Neck Cancer Cooperative Group. J Natl Cancer Inst. 88:890

9. Lefebvre J. A phase III randomized trial on larynx preservation comparing sequential vs alternating chemotherapy and radiotherapy. J Natl Cancer Inst. 2009;101(3):142

10. Stupp R. Radiotherapy plus concomitant and adjuvant temozolomide for glioblastoma. N Engl J Med. 2005;352:987

11. Brada M. Temozolomide versus procarbazine, lomustine, and vincristine in recurrent high-grade glioma. J Clin Oncol. 2010;28:4601

12. Quinn JA. Phase II trial of temozolomide in patients with progressive low-grade glioma. J Clin Oncol. 2003;21:646

13. Buckner JC. Phase II trial of procarbazine, lomustine, and vincristine as initial therapy for patients with low-grade oligodendroglioma or oligoastrocytoma: efficacy and associations with chromosomal abnormalities. J Clin Oncol. 2003;21:251

14. Taylor RE. Results of a randomized study of pre-radiation chemotherapy versus radiotherapy alone for non-metastatic medulloblastoma: the International Society of Paediatric Oncology/United Kingdom Children's Cancer Study Group PNET-3 Study. J Clin Oncol. 2003;21:1581

15. Ferreri AJ. High-dose cytarabine plus high-dose methotrexate versus high dose methotrexate alone in patients with primary CNS lymphoma: a randomised phase 2 trial. Lancet. 2009;374(9700):1512

16. Ferreri AJ. Clinical relevance of the dose of cytarabine in the upfront treatment of primary CNS lymphomas with methotrexate-cytarabine combination. Oncologist. 2011;16(3):336

表 7.8　肿瘤 / 可能用药 / 可能并发症：血液

肿瘤类型		可能用药	可能并发症
淋巴瘤	大细胞淋巴瘤 B	利妥昔单抗，环磷酰胺，阿霉素，长春新碱，地塞米松 [1~4]	心衰，高血压
	霍奇金病	阿霉素，博莱霉素，长春花碱，氮烯唑胺 [5]	心衰
骨髓瘤		硼替佐米，沙利度胺，地塞米松 [6, 7]	心衰，高血压，心动过缓，房室传导阻滞，QT 间期延长
		阿霉素，博莱霉素，长春花碱，氮烯唑胺 + 硼替佐米 [7]	心衰，高血压，心动过缓
		来那度胺，苯达莫司汀阿霉素，美法仑	

1. Coiffier B. Long-term outcome of patients in the LNH-98.5 trial, the first randomized study comparing rituximab-CHOP to standard CHOP chemotherapy in DLBCL patients: a study by the Groupe d'Etudes des Lymphomes de l'Adulte. Blood. 2010;116:2040

2. Habermann TM. Rituximab-CHOP versus CHOP alone or with maintenance rituximab in older patients with diffuse large B-cell lymphoma. J Clin Oncol. 2006;24:3121

3. Pfreundschuh M. CHOP-like chemotherapy with or without rituximab in young patients with good-prognosis diffuse large-B-cell lymphoma: 6-year results of an open-label randomised study of the MabThera International Trial (MInT) Group. Lancet Oncol. 2011;12:1013

4. Pfreundschuh M. Six versus eight cycles of bi-weekly CHOP-14 with or without rituximab in elderly patients with aggressive CD20+ B-cell lymphomas: a randomised controlled trial (RICOVER-60). Lancet Oncol. 2008;9:105

5. Eich HT, Diehl V, Gorgen H, et al. Intensified chemotherapy and dose-reduced involved-field radiotherapy in patients with early unfavorable Hodgkin's lymphoma: final analysis of the German Hodgkin Study Group HD11 trial. J Clin Oncol. 2010;28:4199; Rosiñol L, Programa para el Estudio y la Terapéutica de las Hemopatías Malignas/Grupo Español de Mieloma (PETHEMA/GEM) group. Superiority of bortezomib, thalidomide, and dexamethasone (VTD) as induction pretransplantation therapy in multiple myeloma: a randomized phase 3 PETHEMA/GEM study. Blood. 2012;120:1589

6. Moreau P. Bortezomib plus dexamethasone versus reduced-dose bortezomib, thalidomide plus dexamethasone as induction treatment before autologous stem cell transplantation in newly diagnosed multiple myeloma. Blood. 2011;118:5752

7. Jakuboviak AJ. Lenalidomide, bortezomib, pegylated liposomal doxorubicin and dexamethasone in newly diagnosed multiple myeloma: updated results of phase I/II MMRC trial. Blood. 2009;114 abs 132

表 7.9　肿瘤 / 可能用药 / 可能并发症：肺

肿瘤类型	可能用药	可能并发症
NSCLC（非小细胞肺癌）	顺铂 [1, 2]	心衰, 血栓栓塞
	吉非替尼, 顺铂	心衰, 血栓栓塞
小细胞肺癌	顺铂, 卡铂 [3]	心衰, 血栓栓塞

1. Pignon JP. Lung adjuvant cisplatin evaluation: a pooled analysis by the LACE Collaborative Group. J Clin Oncol. 2008;26:3552
2. Arriagada R. Adjuvant chemotherapy, with or without postoperative radiotherapy, in operable non-small-cell lung cancer: two meta-analyses of individual patient data. Lancet. 2010;375:1267
3. Rossi A. Carboplatin- or cisplatin-based chemotherapy in first-line treatment of small-cell lung cancer: the COCIS meta-analysis of individual patient data. J Clin Oncol. 2012;30:1692

表 7.10　肿瘤 / 可能用药 / 可能并发症：胰腺

肿瘤类型	可能用药	可能并发症
	5- 氟尿嘧啶, 吉西他滨 [1~4]	缺血
	卡培他滨, 顺铂, 培美曲塞, 埃罗替尼	心衰, 血栓栓塞

1. Neoptolemos JP. A randomized trial of chemoradiotherapy and chemotherapy after resection of pancreatic cancer. N Engl J Med. 2004;350:1200
2. Oettle H. Adjuvant chemotherapy with gemcitabine vs observation in patients undergoing curative-intent resection of pancreatic cancer: a randomized controlled trial. JAMA. 2007;297:267
3. Neoptolemos JP. Adjuvant chemotherapy with fluorouracil plus folinic acid vs gemcitabine following pancreatic cancer resection: a randomized controlled trial. JAMA. 2010;304:1073
4. Regine WF. Fluorouracil vs gemcitabine chemotherapy before and after fluorouracil-based chemoradiation following resection of pancreatic adenocarcinoma: a randomized controlled trial. JAMA. 2008;299:1019

表 7.11　肿瘤 / 可能用药 / 可能并发症：前列腺

肿瘤类型	可能用药	可能并发症
	无化疗指征	
	建议药物：阿比特龙, 多稀紫杉醇, 米托蒽醌, 卡巴他塞	心衰

表 7.12　肿瘤 / 可能用药 / 可能并发症：肾脏

肿瘤类型	可能用药	可能并发症
	舒尼替尼 [1]	高血压，心衰
	帕唑帕尼 [2]	
	索拉非尼 [3, 4]	缺血，高血压
	贝伐单抗 [5]	动脉血栓栓塞，心衰，高血压，缺血
	替西罗莫司，依维莫司	

1. Gore ME. Safety and efficacy of sunitinib for metastatic renal-cell carcinoma: an expanded-access trial. Lancet Oncol. 2009;10:757. Epub 2009 Jul 15
2. Motzer RJ. Pazopanib versus sunitinib in metastatic renal-cell carcinoma. N Engl J Med. 2013;369(8):722
3. Jonasch E. Upfront, randomized, phase 2 trial of sorafenib versus sorafenib and low dose interferon alfa in patients with advanced renal cell carcinoma: clinical and biomarker analysis. Cancer. 2010;116:57
4. Rini B. AMG 386 in combination with sorafenib in patients with metastatic clear cell carcinoma of the kidney: a randomized, double-blind, placebo-controlled, phase 2 study. Cancer. 2012;118:6152
5. Beck J, Procopio G. Final results of the European Advanced Renal Cell Carcinoma Sorafenib. (EUARCCS) expanded-access study: a large open-label study in diverse community settings. Ann Oncol. 2011;22:1812

表 7.13　肿瘤 / 可能用药 / 可能并发症：骨 / 软组织肉瘤

肿瘤类型	可能用药	可能并发症
	阿霉素，表柔比星 + 异环磷酰胺 106～111[1, 2]	心衰
	蒽环霉素 + 异环磷酰胺或吉西他滨 + 泰素帝或吉西他滨 + 阿霉素及多稀紫杉醇 111-114-115-118[2~5]	心衰

1. Santoro A. Doxorubicin versus CYVADIC versus doxorubicin plus ifosfamide in first-line treatment of advanced soft tissue sarcomas: a randomized study of the European Organization for Research and Treatment of Cancer Soft Tissue and Bone Sarcoma Group. J Clin Oncol. 1995;13:1537
2. Judson I. Randomised phase II trial of pegylated liposomal doxorubicin (DOXIL/CAELIX) versus doxorubicin in the treatment of advanced or metastatic soft tissue sarcoma: a study by the EORTC Soft Tissue and Bone Sarcoma Group. Eur J Cancer. 2001;37:870
3. Van Oosteronn AT. Results of randomised studies of the EORTC Soft Tissue and Bone Sarcoma Group (STBSG) with two different isofosfamide regimens in first- and second-line chemotherapy, in advanced soft tissue sarcoma patients. Eur J Cancer. 2002;38:2397
4. Spira AI. The use of Chemotherapy in Soft tissue sarcomas. Oncologist. 2002;7:348
5. Grosso F. Efficacy of trabectedin (ecteinascidin 743) in advanced pretreated myxoid liposarcomas: a retrospective study. Lancet Oncol. 2007;8:595

表 7.14　肿瘤 / 可能用药 / 可能并发症：皮肤

肿瘤类型	可能用药	可能并发症
转移性黑色素瘤	伊匹单抗 [1]	

1. Robert C. Ipilimumab plus Dacarbazine for previously untreated metastatic melanoma. NEJM. 2011;364(26):2517

表 7.15 化疗方案

血液病学		
高分化非霍奇金淋巴瘤		
CHOP+利妥昔单抗	环磷酰胺+阿霉素 阿霉素+长春新碱+强的松+利妥昔单抗	Coiffier B. et al. *NEJM* 346:235ff, 2002
COMP+利妥昔单抗	环磷酰胺+脂质体阿霉素柠檬酸复合物+强的松+利妥昔单抗	Luminari S. et al. *Ann Oncol* 21:1492ff, 2010
IMVP-16	异环磷酰胺+甲氨蝶呤+依托泊苷	Cabanillas F. et al. *Blood* 60:693ff, 1982
DHAP	顺铂+胞嘧啶 阿拉伯糖苷+地塞米松	Velasquez W. et al. *Blood* 71:117ff, 1988
CEOP-IMV16-DEXA	环磷酰胺+盐酸表柔比星+长春新碱+强的松+异环磷酰胺+依托泊苷+地塞米松+甲氨蝶呤	Fridrik MA. *J Clin Oncol* 14:227ff, 1996
CHOP	环磷酰胺+阿霉素 阿霉素+长春新碱+强的松	
CHOPE	环磷酰胺+阿霉素+依托泊苷+长春新碱+强的松	Wohrer S. et al. *Ann Oncol* (November 2004) 15(11):1680-3
DCXA-BEAM	地塞米松+BCNU（卡莫司汀）+依托泊苷+ARA-C（阿糖胞苷）+美法仑	
低分化非霍奇金淋巴瘤		
COP	环磷酰胺+长春新碱+强的松	Bagley C. et al. *Ann Int Med* 76:227ff, 1972
MINI-CHOP	利妥昔单抗+环磷酰胺+阿霉素+长春新碱+强的松	
FMC	5-氟嘧啶+甲氨蝶呤+环磷酰胺	
霍奇金淋巴瘤		
ABVD	阿霉素+博莱霉素+长春花碱+达卡巴嗪	Santoro A. et al. *Cancer Chemother Farmacol* 2:101ff, 1979
Beacopp intensified and basis	环磷酰胺+阿霉素+依托泊苷+甲基苄肼+强的松+长春新碱+博莱霉素	Diehel V. et al. *NEJM* 348:2386ff, 2003
多发性骨髓瘤		
美法仑 / 强的松 / 硼替佐米		
MPT	美法仑+强的松+沙利度胺	
VAD	长春新碱+阿霉素+地塞米松	

续表

	肿瘤学	
肺癌		
非小细胞肺癌（NSCLC）		
MIC	丝裂霉素 + 异环磷酰胺 + 沙利度胺	
小细胞肺癌 SCLC		
EVANS	阿霉素 + 环磷酰胺 + 长春新碱	
乳腺癌		
FEC	环磷酰胺 + 表柔比星 + 5- 氟嘧啶	
CMF	环磷酰胺 + 甲氨蝶呤 + 5- 氟嘧啶	
CAF	环磷酰胺 + 阿霉素 + 5- 氟嘧啶	
	胃肠肿瘤	
胃癌		
EOX	表柔比星 + 奥沙利铂 + 卡培他滨	
FLP	亚叶酸 + 5- 氟嘧啶 + 顺铂	
DCF	多稀紫杉醇 + 顺铂 + 5- 氟嘧啶	
FLO	奥沙利铂 + 亚叶酸 + 5- 氟嘧啶	
TOGA	卡培他滨 + 顺铂 + 曲妥单抗	
FAMTX	甲氨蝶呤 + 5- 氟嘧啶 + 阿霉素	
EAP	依托泊苷 + 阿霉素 + 顺铂	
ELF	依托泊苷 + 亚叶酸 + 5- 氟嘧啶	
胰腺癌		
GEMOX	吉西他滨 + 奥沙利铂	
OFF	奥沙利铂 + 亚叶酸 + 5- 氟嘧啶	
结肠直肠癌		
FOLFOX	奥沙利铂 + 亚叶酸 + 5- 氟嘧啶	
头颈部癌		
PFT	多稀紫杉醇 + 顺铂 + 5- 氟嘧啶	
骨肉瘤		
HD-MTX	大剂量甲氨蝶呤	
依汶肉瘤，PNET（外周神经源肿瘤）		
EVAIA	阿霉素 + 长春新碱 + 依托泊苷 + 异环磷酰 + 美司钠 + 放线菌素 D	
软组织头瘤		
EORTC	异环磷酰胺 + 阿霉素	
CYVADIC	环磷酰胺 + 阿霉素 + 长春新碱 + 达卡巴嗪	
MAID	阿霉素 + 异环磷酰胺 + 达卡巴嗪	

续表

黑色素瘤		
CVD	顺铂 + 达卡巴嗪 + 长春花碱	
膀胱肿瘤		
MVAC	甲氨蝶呤 + 长春花碱 + 阿霉素 + 顺铂	
睾丸肿瘤		
PEB	顺铂 + 依托泊苷 + 博莱霉素	
PEI	顺铂 + 依托泊苷 + 异环磷酰胺	

（丁茜 译）

参考文献

1. Kuehr T, Thaler J, Woell E. Chemotherapy protocols 2011 www.medizininfo.net, modified.